Bitte bleiben Sie ruhig liegen!

Barbara Meyer-Zehnder · Thierry Girard
(Hrsg.)

Bitte bleiben Sie ruhig liegen!

Alltägliche und ethische Herausforderungen in der Anästhesie

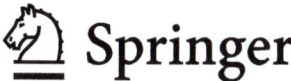

Hrsg.
Barbara Meyer-Zehnder
Department für Anästhesiologie
Universitätsspital Basel
Basel, Schweiz

Thierry Girard
Department für Anästhesiologie
Universitätsspital Basel
Basel, Schweiz

ISBN 978-3-662-69489-3   ISBN 978-3-662-69490-9 (eBook)
https://doi.org/10.1007/978-3-662-69490-9

Die Deutsche Nationalbibliothek verzeichnet diese Publikation in der Deutschen Nationalbibliografie; detaillierte bibliografische Daten sind im Internet über https://portal.dnb.de abrufbar.

© Der/die Herausgeber bzw. der/die Autor(en), exklusiv lizenziert an Springer-Verlag GmbH, DE, ein Teil von Springer Nature 2025
Das Werk einschließlich aller seiner Teile ist urheberrechtlich geschützt. Jede Verwertung, die nicht ausdrücklich vom Urheberrechtsgesetz zugelassen ist, bedarf der vorherigen Zustimmung des Verlags. Das gilt insbesondere für Vervielfältigungen, Bearbeitungen, Übersetzungen, Mikroverfilmungen und die Einspeicherung und Verarbeitung in elektronischen Systemen.
Die Wiedergabe von allgemein beschreibenden Bezeichnungen, Marken, Unternehmensnamen etc. in diesem Werk bedeutet nicht, dass diese frei durch jede Person benutzt werden dürfen. Die Berechtigung zur Benutzung unterliegt, auch ohne gesonderten Hinweis hierzu, den Regeln des Markenrechts. Die Rechte des/der jeweiligen Zeicheninhaber*in sind zu beachten.
Der Verlag, die Autor*innen und die Herausgeber*innen gehen davon aus, dass die Angaben und Informationen in diesem Werk zum Zeitpunkt der Veröffentlichung vollständig und korrekt sind. Weder der Verlag noch die Autor*innen oder die Herausgeber*innen übernehmen, ausdrücklich oder implizit, Gewähr für den Inhalt des Werkes, etwaige Fehler oder Äußerungen. Der Verlag bleibt im Hinblick auf geografische Zuordnungen und Gebietsbezeichnungen in veröffentlichten Karten und Institutionsadressen neutral.

Planung/Lektorat: Anna Kraetz
Springer ist ein Imprint der eingetragenen Gesellschaft Springer-Verlag GmbH, DE und ist ein Teil von Springer Nature.
Die Anschrift der Gesellschaft ist: Heidelberger Platz 3, 14197 Berlin, Germany

Wenn Sie dieses Produkt entsorgen, geben Sie das Papier bitte zum Recycling.

Geleitwort 1

Ethik, Kommunikation und Teamarbeit in allen Bereichen der Medizin, wo Anästhesiefachpersonal beteiligt sein kann, davon handelt dieses Buch. Es ist kein Fachbuch. Und doch: Man könnte, sollte, sogar «müsste» es einfach lesen! Wieso? Weil hier Themen behandelt werden, mit denen sich Fachpersonen aus Medizin und Pflege, Anästhesie und Chirurgie, Patienten und sogar nichtbetroffene Laien immer wieder beschäftigen. Es sind Themen, von denen man hört oder liest, Stoff, mit dem man, gewollt oder ungewollt, berieselt wird. Aber selten werden diese wichtigen und zutiefst menschlichen Aspekte einer Behandlung durch Pflegende und Ärzteschaft der Anästhesie aus so unterschiedlichen Perspektiven umfassend bearbeitet. Es ist ein Buch aus der Praxis für die Praxis. Die Autoren sind wirkliche Experten im Meistern der Herausforderungen, die beschrieben werden, und keine Schreibtischtäter. Als Praxisbuch ist das Buch auch für interessierte Laien lesenswert. Denn es ist besser, man holt sich Informationen zu Grenzsituationen in der Rettungs- und Notallmedizin oder bei Interventionen im Operationssaal oder sonst wo im Spital aus diesem Buch als aus realitätsfernen Fernsehserien, die mittlerweile via Streamingdienste neben dem Fernsehprogramm auch alle Computer bis zu den Mobiltelefonen infiltriert haben. So kann das Buch helfen, komplexe Interaktionen und Entscheide unter Zeitdruck besser zu verstehen. Fachpersonen werden beim Lesen entdecken, dass es Aspekte und Blickwinkel in Spannungsfeldern zwischen Ethik in hochdringlichen Situationen, Kommunikation und interdisziplinärer und interprofessioneller Teamarbeit gibt, an die sie bisher kaum gedacht haben, und die ihnen deshalb nicht bewusst waren. Weiter werden die Fachpersonen entdecken können, dass es Methoden gibt, die den Beteiligten helfen, in schwierigen Situationen richtige, ethisch fundierte und teambasierte Entscheide zu treffen. Das Entscheidende dabei ist, dass der Wille und die Bedürfnisse der Patienten integriert sind. Das hilft, das Vertrauen der Patienten zu stärken, und es hilft dem Fachpersonal, die Entscheide zu tragen und nicht an ihnen zu zerbrechen.

Die Herausgeber sind zu beglückwünschen, dass sie sich an diese wichtige Thematik herangewagt haben. Es ist ihnen zusammen mit allen Autoren ein grosser Wurf gelungen.

Das Buch wird wichtig werden für alle, die menschlich, fachlich und zeitlich kritische und komplexe Situationen besser meistern und damit das Optimum für alle Patienten und das Behandlungsteam erreichen wollen.

Prof. (emer.) Dr. med. Hans Pargger,
ehem. Chefarzt Intensivstation Universitätsspital Basel
ehem. Präsident Klinisches Ethikkomitee, Universitätsspital Basel

Geleitwort 2

Interdisziplinarität ist ein zentrales Element der Anästhesiologie. Ausgehend vom Ziel der Schmerzausschaltung mit Aufrechterhaltung der lebenswichtigen Funktionen, wurden physiologische, pharmakologische und technische Erkenntnisse gewonnen, welche Fortschritte für operative Eingriffe und Interventionen ermöglichten. Die erworbenen Erkenntnisse führten außerdem zu einer Erweiterung des Spektrums des Kernfaches Anästhesie, welches heute im umfassenderen Fach Anästhesiologie zusammen mit der Notfallmedizin, Intensivmedizin, Schmerztherapie und Palliativmedizin eingebunden ist.

Die historische Entwicklung der Anästhesiologie ist also vorwiegend naturwissenschaftlich und technisch geprägt. Die lebenswichtigen Funktionen des Menschen folgen physikalischen, chemischen und physiologischen Gesetzen. Interesse und Verständnis dafür sind unverzichtbar. Personen mit wenig Interesse daran haben zur Anästhesiologie weniger Bezug. Andererseits besteht die Gefahr, dass bei primärer oder ausschließlicher Fokussierung auf Naturwissenschaften und Technik die sozialen Fähigkeiten für die ärztliche medizinische Behandlung und erfolgreiche interprofessionelle Zusammenarbeit mangelhaft sein können. Weiter stellen sich heute Fragen, die sich nicht rein naturwissenschaftlich beantworten lassen: Sollen wir Alles tun, was wir können? Sind die dafür benötigten Investitionen gerechtfertigt? Wann soll eine Behandlung gestoppt werden? Welche medizinischen Maßnahmen wünschen sich Patientinnen, Patienten und welche die Gesellschaft?

Fachpersonal, Studierende der Medizin und Pflegewissenschaften sind heute vermehrt mit derartigen Fragen konfrontiert. Wenn es bei Berufsentscheidungen oder im späteren Alltag darum geht, ob man im primär gewählten Beruf verbleibt, spielt der Umgang mit diesen Fragen im Kontext mit dem Fachkräftemangel eine wichtige Rolle. Ein offener, konstruktiver Umgang gehört zum Spannungsfeld zwischen Naturwissenschaften und Humanität. Die Anästhesiologie kann sich dieser Thematik nicht entziehen. Gesellschaftliche Veränderungen, interdisziplinäres Rollenverständnis, interprofessionelle Zusammenarbeit, fachliche Entwicklungen und finanzieller Druck erfordern eine offene, transparente Auseinandersetzung und Hinterfragen der eigenen Position und des eigenen Wirkens mittels geeigneter Instrumente. Dazu stehen uns im Sinne einer Erweiterung des interdisziplinären Ansatzes speziell auch Erkenntnisse und Erfahrungen aus der Medizinethik zur Verfügung.

Das vorliegende Buch bietet mit dem interdisziplinären Ansatz und seinen Beiträgen mit unterschiedlichsten Blickwinkeln aus dem Spektrum der Anästhesiologie Einblicke, Erfahrungen und Denkanstöße, die eine Erweiterung des Horizonts über naturwissenschaftliche und technische Aspekte hinaus sicherstellen. Angesichts der Bedeutung des Themas wünsche ich dem Buch viel Erfolg, speziell zur Förderung von Erkenntnissen für die zukünftige Entwicklung einer sicheren, modernen und human geprägten Anästhesiologie.

Prof. (emer.) Dr. med. Albert Urwyler,
ehemaliger stellv. Chefarzt Anästhesie, Universitätsspital Basel
ehemaliger Dekan der medizinischen Fakultät der Universität Basel

Inhaltsverzeichnis

1 **Wer, was, warum? – Einführung** 1
Barbara Meyer-Zehnder und Thierry Girard

Teil I Grundlegendes

2 **Grundlagen und Methoden der Medizinethik – mit einem besonderen Augenmerk auf die Anästhesiologie** 9
Jan Schürmann und Manuel Trachsel

3 **Urteilsfähigkeit – Ein Alles-oder-nichts-Konzept?** 27
Charlotte Wetterauer und Stella Reiter-Theil

4 **Wann ist es zu viel? Annäherung an die Begriffe Overuse und Futility** 43
Michelle Salathé und Nikola Biller-Andorno

5 **Nihil nocere versus Nocebo – Schaden beim Helfen vermeiden** 57
Ernil Hansen

Teil II Die Anästhesiologie: Ein Fach mit vielen Facetten

6 **Allrounder oder hochspezialisierter Freak? – Arbeitsbedingungen in der Anästhesie** 73
Barbara Meyer-Zehnder und Thierry Girard

7 **Liebesheirat oder Zweckehe? – Das Verhältnis von Anästhesie und Chirurgie aus unterschiedlicher Perspektive** 83
Barbara Meyer-Zehnder, Christian Schöpflin und Christoph Kettelhack

8 **Mein Wille geschehe – Die Bedeutung des Patientenwillens in der Anästhesie** 99
Miodrag Filipovic

9   Gleich oder nicht gleich? - Behandlung und Betreuung älterer
    Menschen in der Anästhesiologie 111
    Reza Kaviani

**Teil III   Ethische und andere Herausforderungen in verschiedenen
            Arbeitsbereichen der Anästhesiologie**

10 Prähospitale Notfallmedizin tickt anders – Ethische und
    andere Herausforderungen 127
    Wolfgang Ummenhofer

11 Wenn jede Sekunde zählt – Der Schockraum und seine
    Herausforderungen 149
    Marc Lüthy

12 Präoperative Anästhesiesprechstunde – Gelegenheit für
    Assessment, Beratung und Vorbereitung 161
    Saskia Semmlack und Barbara Meyer-Zehnder

13 „Ist der Patient noch relaxiert?" – Arbeitsbedingungen und
    Herausforderungen im Operationssaal 177
    Barbara Meyer-Zehnder und Thierry Girard

14 Tun oder Nicht-Tun? Herausforderung REA-Nein im Operationssaal ... 193
    Barbara Meyer-Zehnder, Simon A. Amacher und Sabina Hunziker

15 Bitte bleiben Sie ruhig liegen! – Probleme und Herausforderungen
    im Aufwachraum 209
    Susanne Tessmer

16 Spezifische Herausforderungen in der Anästhesiepflege 221
    Florian Müller

17 Wo tut es denn wirklich weh? 235
    Wilhelm Ruppen

Teil IV   Systematische Bearbeitung ethischer Herausforderungen

18 Von Null auf Hundert – Stufenschema zur Bearbeitung
    ethischer Herausforderungen 247
    Barbara Meyer-Zehnder

19 Retrospektive Fallbesprechung oder: Was machen wir
    in Zukunft anders? 253
    Barbara Meyer-Zehnder und Florian Müller

Stichwortverzeichnis 265

Autorenverzeichnis

Dr. med. Simon A. Amacher Intensivstation, Departement für Akutmedizin, Universitätsspital Basel, Basel, SchweizAbteilung für Medizinische Kommunikation, Klinik für Psychosomatik, Universitätsspital Basel, Basel, Schweiz

Prof. Dr. med. Dr. phil. Nikola Biller-Andorno Institut für Biomedizinische Ethik und Medizingeschichte, Universität Zürich, Zürich, Schweiz

Prof. Dr. med. Miodrag Filipovic Klinik für Operative Intensivmedizin, HOCH Health Ostschweiz, Kantonsspital St.Gallen, St.Gallen, Schweiz

Prof. Dr. med. Thierry Girard Klinik für Anästhesiologie, Universitätsspital Basel, Basel, Schweiz

Prof. Dr. med. Dr. rer. nat. Ernil Hansen Klinik für Anästhesiologie, Universität Regensburg, Bayern, Deutschland

Prof. Dr. med. Sabina Hunziker Abteilung für Medizinische Kommunikation, Klinik für Psychosomatik, Universitätsspital Basel, Basel, Schweiz

Dr. med. Reza Kaviani Klinik für Anästhesiologie, Universitätsspital Basel, Basel, Schweiz

Prof. Dr. med. Christoph Kettelhack Clarunis Universitäres Bauchzentrum, Universitätsspital Basel, Basel, Schweiz

Dr. med. Marc Lüthy Klinik für Anästhesiologie, Universitätsspital Basel, Basel, Schweiz

Dr. med. Barbara Meyer-Zehnder Klinik für Anästhesiologie, Universitätsspital Basel, Basel, Schweiz

Florian Müller MNS Klinik für Anästhesiologie, Universitätsspital Basel, Basel, Schweiz

Prof. (emer.) Dr. Stella Reiter-Theil ehem. Abteilung klinische Ethik, Universitätsspital Basel, Basel, Schweiz

Prof. Dr. med. Wilhelm Ruppen Klinik für Anästhesiologie, Universitätsspital Basel, Basel, Schweiz

Michelle Salathé lic. iur. MAE Klinisches Ethikkomitee, Universitäre Psychiatrische Kliniken, Basel, Schweiz

Dr. med. Christian Schöpflin Klinik für Anästhesiologie, Universitätsspital Basel, Basel, Schweiz

Dr. sc. med. Jan Schürmann Abteilung Klinische Ethik, Universitätsspital Basel, Universitäre Psychiatrische Kliniken Basel, Universitäre Altersmedizin FELIX PLATTER, Universitäts-Kinderspital beider Basel, Basel, Schweiz

Dr. med. Saskia Semmlack Klinik für Anästhesiologie, Universitätsspital Basel, Basel, Schweiz

Susanne Tessmer Klinik für Anästhesiologie, Universitätsspital Basel, Basel, Schweiz

PD Dr. med. Dr. phil. Manuel Trachsel Abteilung Klinische Ethik, Universitätsspital Basel, Universitäre Psychiatrische Kliniken Basel, Universitäre Altersmedizin FELIX PLATTER, Universitäts-Kinderspital beider Basel, Basel, Schweiz

Prof. (emer.) Dr. med. Wolfgang Ummenhofer Klinik für Anästhesiologie, Universitätsspital Basel, Basel, Schweiz

Dr. iur. Dr. phil. Charlotte Wetterauer Abteilung klinische Ethik, Universitätsspital Basel, Universitäre Psychiatrische Kliniken Basel, Universitäre Altersmedizin FELIX PLATTER, Universitäts-Kinderspital beider Basel, Basel, Schweiz

Wer, was, warum? – Einführung

Barbara Meyer-Zehnder und Thierry Girard

Inhaltsverzeichnis

1.1	Warum wurde dieses Buch geschrieben?..	2
1.2	Wovon handelt dieses Buch und wie ist es aufgebaut?.............................	2
	1.2.1 Herausforderung – Problem...	2
	1.2.2 Anästhesiologie – Anästhesie	3
	1.2.3 Inhalt und Aufbau dieses Buchs...	3
1.3	Wer hat dieses Buch geschrieben?...	5
1.4	An wen richtet sich dieses Buch?...	5
1.5	Was ist in diesem Buch nicht zu finden?..	6
Literatur..		6

Zu Beginn des Buchs müssen die Eckpunkte geklärt werden. Was ist der Inhalt dieses Buchs? Warum braucht es dieses Buch? Für wen wurde es geschrieben? Diese und weitere Fragen sollen hier geklärt werden.

B. Meyer-Zehnder (✉) · T. Girard
Klinik für Anästhesiologie, Universitätsspital Basel, Basel, Schweiz
E-Mail: b.meyer-zehnder@bluewin.ch

T. Girard
E-Mail: thierry.girard@usb.ch

© Der/die Autor(en), exklusiv lizenziert an Springer-Verlag GmbH, DE, ein Teil von Springer Nature 2025
B. Meyer-Zehnder und T. Girard (Hrsg.), *Bitte bleiben Sie ruhig liegen!*,
https://doi.org/10.1007/978-3-662-69490-9_1

1.1 Warum wurde dieses Buch geschrieben?

Wer im Internet in der am häufigsten verwendeten Internetsuchmaschine die Stichworte *ethische Herausforderung, Anästhesie, Anästhesiologie* eingibt und dann auf die wissenschaftlichen Artikel weiterklickt, erhält 1130 Ergebnisse. Die gefundenen Artikel befassen sich häufig mit intensivmedizinischen Fragestellungen, mit Herausforderungen in bestimmten Situationen oder fachlichen Herausforderungen (z. B. seltene Erkrankungen in der Anästhesie, Patientensicherheit in der Anästhesie etc.). Über ethische Herausforderungen der Intensivmedizin wurde in den letzten Jahren viel geforscht und publiziert (z. B. Salomon 2021; Siddiqui et al. 2021; Swetz und Mansel 2013; Wigmore et al. 2013). Es gibt bisher aber keine Buchpublikation, die beschreibt, welche Herausforderungen in den anderen Disziplinen der Anästhesiologie bestehen (s. zur Unterscheidung Anästhesiologie/Anästhesie weiter unten). Diese Lücke will dieses Buch schließen resp. verkleinern.

Einen weiteren Grund, warum dieses Buch geschrieben wurde, liefert die amerikanische Serie „The Good Doctor". Die Serie beschreibt die Entwicklung eines autistischen Arztes, genauer Chirurgen, über sieben Staffeln hinweg. Die Chirurginnen und Chirurgen der Serie, nicht nur der Titelheld, können alles. Sie operieren alles, was man sich vorstellen kann, sind aber auch in der Radiologie an den Geräten, führen interventionelle radiologische Eingriffe durch und betreuen in einer Folge frühgeborene Siebenlinge. Was Anästhesistinnen und Anästhesisten aber wohl am meisten irritiert, ist, dass einerseits Patientinnen und Patienten im Schockraum von chirurgischen Händen intubiert werden und dass andererseits das Anästhesieteam intraoperativ von Chirurgen angewiesen wird, bestimmte Medikamente in instabilen Situationen zu spritzen. So befiehlt beispielsweise ein Chirurg der Anästhesistin über den sehr bescheidenen Vorhang hinweg bei einem von dramatischem Alarmton begleiteten Blutdruckabfall: „Spritzen Sie Adrenalin!". Dieses Buch möchte die Rollenverteilung im Operationssaal und Schockraum klären und zeigen, wie der Alltag der Mitarbeitenden in der Anästhesie aussieht.

1.2 Wovon handelt dieses Buch und wie ist es aufgebaut?

Um diese Frage zu beantworten, müssen erst einige Begriffe geklärt werden, und zwar die Begriffe Herausforderung, Problem, Anästhesiologie und Anästhesie.

1.2.1 Herausforderung – Problem

Wie definiert Duden diese beiden Begriffe? Dort findet man unter dem Stichwort *Herausforderung* mehrere Bedeutungen: Aufforderung zum Kampf, Anlass, tätig zu werden, Provokation. Unter *Problem* ist Folgendes notiert: schwierige Aufgabe, schwer zu beantwortende Frage, komplizierte Fragestellung.

Herausforderungen sind Aufgaben oder Situationen, die Anforderungen an jemanden stellen, aber im Idealfall auch ermöglichen, Fähigkeiten oder Wissen zu erweitern. Sie können als positive, motivierende oder inspirierende Gelegenheiten erlebt werden. Ein Problem wird eher als eine Schwierigkeit oder ein Hindernis erlebt, das das Erreichen eines Ziels behindert. Probleme werden oft als negativ oder hinderlich wahrgenommen und erfordern eine Lösung, um überwunden zu werden.

Zusammengefasst kann man sagen, dass eine Herausforderung eine Aufgabe oder Situation ist, die als Möglichkeit zur Weiterentwicklung und Verbesserung angesehen wird, während ein Problem ein Hindernis darstellt, das gelöst werden muss, um den normalen Ablauf wiederherzustellen.

1.2.2 Anästhesiologie – Anästhesie

Auf Wikipedia ist unter dem Stichwort *Anästhesiologie* folgender Eintrag zu finden:

Die Anästhesiologie, teilweise auch Anaesthesiologie geschrieben, ist ein medizinisches Fachgebiet. Es umfasst die Anästhesie (Schmerzausschaltung) im engeren Sinne (Vollnarkose, Regional- und Lokalanästhesie) einschließlich der Aufrechterhaltung der lebenswichtigen Funktionen während operativer und diagnostischer Eingriffe sowie die Intensivmedizin, die Notfallmedizin und die Schmerztherapie. Als „fünfte Säule" ist inzwischen die Palliativmedizin hinzugekommen. Aufgrund ihrer zahlreichen Schnittstellen mit anderen Fachgebieten ist die Anästhesiologie durch eine hohe Interdisziplinarität gekennzeichnet.

Gemäß dieser Definition, die auch von Fachgesellschaften getragen wird,[1] ist die Anästhesiologie der Überbegriff, das Fachgebiet, und die Anästhesie, zusammen mit anderen, eine der Fachdisziplinen, die das Fachgebiet zusammenfasst.

In der Praxis werden diese beiden Begriffe häufig nicht klar auseinandergehalten, und umgangssprachlich verwendet man vielfach den kürzeren Begriff Anästhesie.

1.2.3 Inhalt und Aufbau dieses Buchs

In den verschiedenen Kapiteln dieses Buchs werden die oben definierten Begriffe, soweit möglich und sinnvoll, auseinandergehalten. Es wird sehr viel häufiger, wie schon ein kurzer Blick auf das Inhaltsverzeichnis zeigt, der Begriff *Herausforderung* verwendet werden. Es soll gezeigt werden, mit welchen ungewöhnlichen, schwierigen und eben herausfordernden Situationen Mitarbeitende der Anästhesie jeden Tag konfrontiert sind, die sie angehen, bearbeiten und verarbeiten müssen, und wie abwechslungsreich und spannend die Arbeit in den verschiedenen Bereich der Anästhesiologie tagtäglich ist.

---

[1] Zum Beispiel https://www.dgai.de/die-dgai/aufgaben-und-ziele.html. Zugegriffen 24. Juni 2024.

Der Inhalt dieses Buchs ist die Anästhesiologie, allerdings wird der Bereich der Intensivmedizin bewusst kaum abgehandelt, weil es dazu, wie weiter oben dargelegt, bereits andere Publikationen gibt.

Das Buch ist in vier Teile aufgeteilt. In Teil I werden einige grundlegende Themen besprochen. Den Anfang macht ein Kapitel, das die Grundlagen der Medizinethik beschreibt, die verschiedenen Ethikansätze verdeutlicht und mit Fallbeispielen illustriert. Weiter geht es mit einem Kapitel über Urteilsfähigkeit, ein Thema, das auch Anästhesistinnen und Anästhesisten betrifft. Was ist Urteilsfähigkeit, wer bestimmt sie? Wer entscheidet bei Urteilsunfähigkeit und was tun, wenn die Stellvertretung nicht angemessen entscheidet? Es folgt ein weiteres wichtiges Grundlagenkapitel zum Thema Overuse und Futility. Nicht selten fragen sich Anästhesieteams in konkreten Einzelsituation: Ist es sinnvoll, was wir da tun? Machen wir zu viel? Teil I wird von einem Kapitel abgerundet, das aufzeigt, dass es nicht nur den Placeboeffekt gibt, sondern dass auch von Nocebo gesprochen wird und dass Worte und unbedachte Handlungen Patientinnen und Patienten verunsichern und im Extremfall auch schaden können.

Teil II beschreibt die Anästhesiologie mit einigen Facetten des Fachs. Zu Beginn des Teils werden die Arbeitsbedingungen in der Anästhesie beschrieben. Was ist ein guter Anästhesist, eine gute Anästhesistin? Welches sind die Schattenseiten? Das nächste Kapitel widmet sich dem Verhältnis zwischen Chirurgie und Anästhesie. Ein Anästhesist und ein Chirurg beschreiben, wie sie das Gegenüber wahrnehmen und was sie sich in der Zusammenarbeit wünschen. Kap. 8 befasst sich mit dem Patientenwillen in der Anästhesie und der Intensivmedizin. Warum wäre es hilfreich, den Patientenwillen vorab zu klären und zu dokumentieren, vor allem vor ausgedehnten Therapien und Operationen? Was ist Advance Care Planning? Abgerundet wird Teil II von einem Kapitel, das Überlegungen anstellt, wie wir betagte Menschen betreuen und welcher Umgang respektvoll ist.

Es folgt Teil III, in dem die Herausforderungen in verschiedenen Arbeitsbereichen der Anästhesie beschrieben werden. Kap. 10 mit dem Titel „Prähospitale Notfallmedizin tickt anders" beschreibt der langjährige ehemalige Leitende Notarzt die Entwicklung der Notfallmedizin und zeigt, dass nur mit einer Teamleistung eine optimale Betreuung und Behandlung erreicht werden kann. Die nächste Station ist der Schockraum, wo auch wieder eine optimale Teamleistung gefragt ist. Jedes Team braucht aber einen Leader, eine Leaderin, der, die die Aufgaben koordiniert und überwacht. Dafür braucht es eine gute Kommunikation. Es wird auch der Frage nachgegangen, wann entschieden werden soll, eine medizinische Maßnahme nicht zu beginnen oder einzustellen. Die präoperative Anästhesiesprechstunde, in der Patientinnen und Patienten vor elektiven Eingriffen anästhesiologisch beurteilt und beraten werden, ist eine wichtige Schnittstelle im operativen Bereich. Müssen diagnostische Maßnahmen ergriffen werden und ist die medikamentöse Therapie gut angepasst? Diese und andere Fragen sollen helfen, Patientinnen und Patienten optimal vorzubereiten, und allenfalls mithelfen bei der Entscheidung, ob eine Operation wirklich durchgeführt werden soll. In einem Operationssaal arbeiten viele verschiedene Berufsgruppen eng zusammen. Welche Herausforderungen gibt es bei den Arbeitsbedingungen? Wie können Patientinnen und Patienten in besonderen Situationen optimal betreut werden? Hin und wieder werden Menschen operiert, die vorher erklärt haben, dass sie bei einem Herz-Kreislauf-Stillstand nicht reanimiert werden wollen. Was heißt das für die perioperative Betreuung? Nach einer Operation folgt fast immer eine Überwachung in einem Aufwachraum. Welche Herausforderungen gibt es dort? Im Bereich der Anästhesie arbeiten nicht nur Ärztinnen und Ärzte, sondern auch sehr viele Pflegende. Welche Ausbildungen haben diese und welchen spezifischen Herausforderungen begegnen sie? Abgeschlossen wird Teil III von einem Kapitel, das von einem erfahrenen Schmerztherapeuten geschrieben wurde. Er gibt darin Einblick in den Alltag und gibt Denkanstöße.

Die ersten drei Teile des Buchs haben das Feld der Anästhesie abgesteckt und aufgezeigt, wie die Arbeitsbedingungen sind und welchen Situationen die Mitarbeitenden begegnen. Teil IV zum Abschluss beschreibt Lösungsansätze resp. einen Weg, wie die Herausforderungen in einem Stufenschema angegangen und bearbeitet werden können. Retrospektive Fallbesprechungen im Team können mithelfen, Handlungsempfehlungen für künftige ähnlich gelagerte Herausforderungen zu entwickeln oder sie im Idealfall zu verhindern.

1.3 Wer hat dieses Buch geschrieben?

Alle an diesem Buch beteiligten Personen sind ausgewiesene Fachleute auf ihrem Gebiet. Viele von ihnen haben am Universitätsspital Basel gearbeitet oder tun es noch, was der Tatsache geschuldet ist, dass die beiden Herausgeber auch fast ihr ganzes Berufsleben über in diesem Krankenhaus gewirkt haben. Das hat vielleicht zur Folge, dass auf den ersten Blick der Eindruck entstehen könnte, dass das Buch auf die Schweiz ausgerichtet ist. Das ist aber in keiner Art und Weise der Fall. Es behandelt Themen, die im ganzen deutschsprachigen Raum, und auch darüber hinaus, relevant sind. Es liefert Anstöße zum Weiterdenken für alle in operativen und interventionellen Fächern Tätige.

1.4 An wen richtet sich dieses Buch?

Dieses Buch kann für viele Personen interessant zu lesen sein und es braucht kein Vorwissen über die Anästhesiologie, um den Inhalt nachvollziehen zu können. Medizinstudierende, die noch nicht genau wissen, in welche Fachrichtung es nach Abschluss des Studiums gehen soll, erfahren bei der Lektüre, was sie bei der Arbeit in der Anästhesie erwartet. Ärztinnen und Ärzte, die schon in der Anästhesie arbeiten, ebenso wie dort tätige Pflegende können Denkanstöße erhalten und Ideen für den Umgang mit den alltäglichen Herausforderungen. Natürlich profitieren auch Mitarbeitende im Rettungswesen von den Inhalten des ganzen Buchs. Was passiert nach unserem Einsatz, wie geht es weiter? Vielleicht möchte auch der eine oder andere Chirurg, Chirurgin etwas über die Denkweise und die Herausforderungen in der Anästhesie erfahren.

1.5 Was ist in diesem Buch nicht zu finden?

Dieses Buch ist kein Lehrbuch über Anästhesiologie. Es werden keine Anästhesieverfahren beschrieben, keine Medikamente genannt, keine Dosierungen erklärt. Dazu gibt es bereits viele sehr gute Publikationen (z. B. Larsen 2012; Rossaint et al. 2019; Wilhelm 2018).

Literatur

Larsen R (2012) Anästhesie und Intensivmedizin für die Fachpflege. Springer, Berlin, Heidelberg
Rossaint R, Werner C, Zwißler B (2019) Die Anästhesiologie. Springer, Berlin, Heidelberg
Salomon F (2021) Praxisbuch Ethik in der Intensivmedizin. MWV, Berlin
Siddiqui S, Zhang WW, Platzbecker K, Douglas MJ, Rock LK, Eikermann M (2021) Ethical, legal, and communication challenges in managing goals-of-care discussions in chronically critically ill patients. J Crit Care 63:231–237
Swetz KM, Mansel JK (2013) Ethical issues and palliative care in the cardiovascular intensive care unit. Cardiol Clin 31(4):657–668
Wigmore TJ, Farquhar-Smith P, Lawson A (2013) Intensive care for the cancer patient – unique clinical and ethical challenges and outcome prediction in the critically ill cancer patient. Best Pract Res Clin Anaesthesiol 27(4):527–543
Wilhelm W (2018) Praxis der Anästhesiologie: konkret, kompakt, leitlinienorientiert. Springer, Berlin, Heidelberg

Teil I
Grundlegendes

Es gibt einige Themen, die fast alle medizinischen Disziplinen betreffen. Medizinethische Grundlagen und die Definition und Bestimmung der Urteilsfähigkeit sind zwei davon. Neben diesen beiden Themen wird in Teil I ein Blick auf das Thema Überversorgung geworfen und unter dem Stichwort Nocebo beschrieben, wie negative Erwartungen den Behandlungserfolg unterlaufen können.

Grundlagen und Methoden der Medizinethik – mit einem besonderen Augenmerk auf die Anästhesiologie

Jan Schürmann und Manuel Trachsel

Inhaltsverzeichnis

2.1	Ethische Entscheidungen in der Medizin	10
2.2	Moral und Ethik	11
2.3	Das ärztliche Berufsethos	12
2.4	Grundtypen des ethischen Argumentierens	12
	2.4.1 Pflichtethik	13
	2.4.2 Folgenethik	14
	2.4.3 Tugendethik	15
2.5	Von der Ethiktheorie zur klinisch-ethischen Praxis	15
	2.5.1 Vier-Prinzipien-Ansatz	16
	2.5.2 Kasuistischer Ansatz	18
	2.5.3 Care-Ethik	18
2.6	Ethische Brennpunkte in der Anästhesiologie – Diskussion von drei Fallbeispielen	19
	2.6.1 Fallvignette 1	19
	2.6.2 Fallvignette 2	21
	2.6.3 Fallvignette 3	22
2.7	Schlussfolgerung und Fazit für die Praxis	23
Leseempfehlung		24
Literatur		24

J. Schürmann (✉) · M. Trachsel
Abteilung Klinische Ethik, Universitätsspital Basel, Universitäre Psychiatrische Kliniken Basel, Universitäre Altersmedizin FELIX PLATTER, Universitäts-Kinderspital beider Basel, Basel, Schweiz
E-Mail: jan.schuermann@usb.ch

M. Trachsel
E-Mail: manuel.trachsel@usb.ch

© Der/die Autor(en), exklusiv lizenziert an Springer-Verlag GmbH, DE, ein Teil von Springer Nature 2025
B. Meyer-Zehnder und T. Girard (Hrsg.), *Bitte bleiben Sie ruhig liegen!*,
https://doi.org/10.1007/978-3-662-69490-9_2

In der Anästhesiologie können moralische Fragen und Konflikte auftreten, die die Qualität der Gesundheitsversorgung beeinträchtigen. Medizinethik ist die methodische und kritische Reflexion solcher Wertkonflikte in der Medizin. Das ärztliche Berufsethos bietet eine erste Orientierung bei moralischen Fragen. Es lassen sich verschiedene Grundtypen ethischen Argumentierens unterscheiden, die auch bei moralischen Fragen in der Medizin Anwendung finden. Darüber hinaus haben sich in der Medizinethik verschiedene Verfahren der ethischen Entscheidungsfindung etabliert. Diese bieten Entscheidungshilfen auch bei typischen Wertkonflikten in der Anästhesiologie, wie z. B. der Ablehnung lebenserhaltender Maßnahmen, dem Festhalten am Behandlungswunsch trotz fehlender medizinischer Indikation oder einer chronischen Schmerzproblematik. Mitarbeitende der Anästhesiologie benötigen neben klinischen Kompetenzen auch eine moralische Grundhaltung und eine ethische Reflexionskompetenz, um mit moralischen Konflikten angemessen umzugehen.

2.1 Ethische Entscheidungen in der Medizin

Die Frage nach der Ethik in der Medizin ist so alt wie die Medizin selbst. Medizinisches Handeln erschöpft sich nicht in der technischen Anwendung biomedizinischen Wissens und klinischer Leitlinien. Der Arzt, die Ärztin muss sein, ihr Wissen und Können auch verantwortungsvoll und zum Wohle der Patientinnen und Patienten einsetzen, d. h., er, sie benötigt eine moralische Grundhaltung, die bei einem Zielkonflikt reflektiert werden muss. Dies hängt mit dem besonderen Charakter der *medizinischen Tätigkeit* zusammen. Die Ärztin bezieht sich in ihrer Tätigkeit nicht primär auf einen Körper oder eine Krankheit, sondern auf einen Menschen, der sich selbst handelnd zu Gesundheit und Krankheit verhält. Der Patient selbst sucht die Ärztin auf, erzählt von seiner Not, baut Vertrauen auf, willigt in die Behandlung ein und trägt zum Erfolg der Behandlung bei. Die Medizin ist im Wesentlichen ein gemeinsames Handeln – eine Praxis. Diese Praxis ist im besten Fall evidenzbasiert und technikgestützt, aber sie lässt sich nicht auf Wissenschaft und Technik reduzieren. Das primäre Ziel der Medizin ist nicht die Erkenntnis oder die (Wieder-)Herstellung eines Organismus, sondern die Gesundheit des menschlichen Individuums. Medizin ist die Praxis der *Gesundheitsfürsorge* – eine gemeinsame Sorge um Gesundheit und Krankheit, als Sorge um den anderen und um sich selbst. Medizinisches Denken fragt danach, wie sich Arzt und Patient in einer bestimmten Situation um die Gesundheit und Krankheit sorgen sollen (mit welchen Mitteln, zu welcher Zeit usw.). Dieses Überlegen kann dabei auf Prävention, Behandlung, Rehabilitation oder Palliation gerichtet sein – dies hängt wesentlich von den Therapie- und Lebenszielen des Patienten, der Patientin ab. Medizinisches Denken ist daher immer ein Dialog über die angemessene Behandlung. Patientenwohl und Patientenwille sind essenzielle Elemente der medizinischen Tätigkeit und deren ethische Reflexion konstitutiver Bestandteil der Medizin.

Das vorliegende Kapitel führt in zentrale Begriffe der Medizinethik ein, erläutert Grundtypen ethischen Argumentierens, stellt zentrale Ansätze der klinischen Ethik vor und wirft anhand der Diskussion von drei klinischen Fallbeispielen einen Blick auf die besonderen Brennpunkte in der Anästhesiologie. Der Beitrag endet mit einigen konkreten ethischen Überlegungen für die Praxis der Anästhesiologie.

2.2 Moral und Ethik

Umgangssprachlich werden Moral und Ethik oft synonym verwendet. In der Fachsprache hat sich jedoch eine klare Unterscheidung durchgesetzt: *Moral* (von lat. moralis = die Sitten betreffend) bezeichnet eine konkrete Form des menschlichen Zusammenlebens und umfasst die gelebten Handlungsregeln, Normen, Wertvorstellungen und Grundhaltungen eines Individuums, einer Gruppe oder einer Gesellschaft. Entsprechend kann zwischen einer persönlichen, gruppenspezifischen oder gesellschaftlichen Moral unterschieden werden. Diese bildet einen Orientierungsrahmen für das Verhalten von Menschen zu anderen Menschen, zu sich selbst und zur Umwelt. *Ethik* ist hingegen die methodische und kritische Reflexion der Moral im Hinblick auf die Differenz von gut und schlecht (Pöltner 2006). Ethik fragt danach, ob wir wirklich gute Gründe für unser moralisches Handeln haben, insbesondere dann, wenn unsere moralischen Überzeugungen fragwürdig oder widersprüchlich sind. Die Kernaufgabe der Ethik ist es daher, moralische Urteile zu begründen und uns so eine Orientierung im Handeln zu ermöglichen.

Es lassen sich verschiedene Formen der Ethik unterscheiden (Höffe 2008). Die *normative Ethik* fragt danach, wie eine Person moralisch handeln soll. Ethik zielt auf rational begründetes, handlungsanleitendes Wissen ab, das selbst in die gelebte moralische Praxis einfließt. Als *angewandte Ethik* bemüht sie sich auch darum, dass dies in einzelnen Handlungsfeldern, etwa in Wissenschaft, Politik, Wirtschaft oder Medizin, gelingt. Die *deskriptive Ethik* hingegen untersucht, wie sich Menschen de facto moralisch verhalten. Die *Metaethik* fragt nach den begrifflichen, erkenntnistheoretischen und metaphysischen Grundlagen der Ethik. Von der Ethik abzugrenzen ist das *Recht*, dessen Normen in einem politischen Entscheidungsprozess festgelegt, demokratisch legitimiert, kodifiziert und sanktionsbewehrt sind.

Die *Medizinethik* ist die methodische und kritische Reflexion von Handlungen, Wertvorstellungen und Haltungen im Bereich der Medizin im Hinblick auf die Differenz von gut und schlecht (Pöltner 2006). Medizinethik ist also keine Sonderethik, sondern die Ethik eines besonderen Handlungsfeldes – der Medizin. Die Medizinethik bildet zusammen mit der Tierethik und der Umweltethik einen Teilbereich der Bioethik. Diese bezeichnet die Reflexion über den verantwortlichen Umgang mit Lebewesen. Als angewandte Medizinethik bemüht sie sich darum, dass medizinethisches Wissen Teil der gelebten medizinischen Praxis wird. Angewandte Medizinethik, die sich auf das Handeln in der klinischen Medizin, d. h. auf die Patientenversorgung und ihre Rahmenbedingungen bezieht, wird als *klinische Ethik* bezeichnet. Klinische Ethik ist also eine praktische Disziplin, die einen strukturierten Ansatz zur Identifizierung, Analyse und Lösung moralischer Probleme in der klinischen Medizin bietet (Jonsen et al. 2022).

2.3 Das ärztliche Berufsethos

Das *ärztliche Berufsethos* (griech. ethos = Charakter, Wesensart, Sitte, Herkommen) ist ein historisch gewachsener, kodifizierter Bestand an Handlungsregeln, Werten und Grundhaltungen des Arztberufes, die in der ärztlichen Ausbildung vermittelt wird. Diese Regeln sind heute in den Berufsordnungen der ärztlichen Standesorganisationen niedergelegt (in der Schweiz die Verbindung der Schweizer Ärztinnen und Ärzte, FMH). Solche Berufsordnungen gibt es inzwischen für fast alle Berufe im Gesundheitswesen, z. B. für Pflegefachpersonen (International Council of Nurses 2021). Die individuelle Aneignung dieser Normen erfolgt als Selbstverpflichtung, etwa in Form eines Gelöbnisses, z. B. des Hippokratischen Eides oder der Genfer Deklaration (World Medical Association 2018).

Auch wenn die historisch überlieferten Kodizes interpretationsbedürftig sind, gibt es doch wesentliche *Elemente* eines ärztlichen Berufsethos (Tröhler und Reiter-Theil 1997). Dazu gehören das Prinzip des Wohltuns *(salus aegroti suprema lex)*, das Prinzip des Nichtschadens *(primum non nocere),* die Tugenden der Ehrlichkeit und Loyalität, das Streben nach fachlicher Kompetenz sowie die ärztliche Schweigepflicht. In den heutigen Kodizes werden diese Prinzipien meist durch das Prinzip der informierten Einwilligung und das Prinzip der Nichtdiskriminierung ergänzt, so z. B. im Internationalen Ethikkodex des Weltärztebundes.[1]

Das ärztliche Berufsethos ist nach wie vor eine wichtige Grundlage für das Vertrauensverhältnis zwischen Arzt und Patient. Für viele *moralische Herausforderungen* der heutigen Medizin bietet es jedoch keine ausreichende Orientierung mehr. Der technologische Fortschritt eröffnet der Medizin neue Handlungsmöglichkeiten, die nicht nur in Grenzbereichen des Lebens (z. B. Gendiagnostik, Xenotransplantation oder Neuro-Enhancement) neue ethische Fragen aufwerfen, sondern das Selbstverständnis des Menschen überhaupt berühren. Der faktische Wertepluralismus, die Vielfalt von Welt- und Wertorientierungen innerhalb liberaler demokratischer Gesellschaften, führt zunehmend zu Wertkonflikten, etwa in Fragen der Lebensqualität oder des guten Sterbens. Die Auswirkungen der Ökonomisierung des Gesundheitswesens – Spezialisierung, Arbeitsteilung, marktwirtschaftliche Organisation – unterminieren das traditionelle Arzt-Patienten-Verhältnis. Aufgrund dieser Transformationsprozesse in der Medizin ist die ethische Reflexion ärztlichen Handelns heute dringlicher denn je.

2.4 Grundtypen des ethischen Argumentierens

Es lassen sich idealtypisch drei Grundtypen des ethischen Argumentierens unterscheiden, die auch in der Medizinethik herangezogen werden können. Die *Pflichtethik* (auch deontologische Ethik, griech. deon = Pflicht) fragt, zu welcher Handlung wir

---

[1] Online unter https://www.wma.net/policies-post/wma-international-code-of-medical-ethics/. Zugegriffen 24. Juni 2024.

verpflichtet sind. Die *Folgenethik* (auch konsequentialistische Ethik, lat. consequentia = Folge) hingegen misst die moralische Qualität einer Handlung an ihren Folgen. Die *Tugendethik* wiederum stellt den Charakter des Handelnden in den Mittelpunkt und fragt, ob die Handlung einer Person mit guten Charaktereigenschaften entspricht. Im Folgenden werden diese drei Grundtypen kurz vorgestellt.

2.4.1 Pflichtethik

Die Pflichtethik geht unter anderem auf den Philosophen der europäischen Aufklärung Immanuel Kant (1724–1804) zurück. Nach der Pflichtethik sind Handlungen dann moralisch gut, wenn sie den *Pflichten* entsprechen und deshalb ausgeführt werden. Kant geht davon aus, dass der Mensch grundsätzlich in der Lage ist, sich in seinem Handeln frei zu entscheiden. In der Autonomie, der Fähigkeit, nach sich selbst auferlegten Gesetzen zu handeln, verortet Kant den Ursprung der Moral. Die moralische Qualität einer Handlung bemisst sich nach Kant daran, ob sie in guter Absicht erfolgt, d. h. unabhängig von den spezifischen Umständen, Interessen oder Folgen einer Handlung, da diese nicht vollständig in unserer Macht stehen. Eine Absicht ist gut, wenn sie allein von der Vernunft bestimmt wird. Die Vernunft sieht von Interessen und Wünschen ab und bestimmt eine Handlungsabsicht allein durch ihre Form, d. h. durch die Form der Selbstgesetzgebung. So kommt Kant zum obersten Grundsatz der Moral, den er *kategorischen Imperativ* nennt, weil er für alle und unbedingt gilt: «*Handle nur nach derjenigen Maxime, durch die du zugleich wollen kannst, dass sie ein allgemeines Gesetz werde*» (Kant 2022). Der kategorische Imperativ kann als formales Prüfverfahren für die moralische Zulässigkeit von Maximen (subjektiven Handlungsgrundsätzen) verstanden werden. Kann ich wollen, dass alle Menschen in meiner Situation nach meiner Maxime handeln, oder würde ein solcher Wille sich selbst widersprechen? Daraus lassen sich nach Kant verschiedene Handlungsgrundsätze als Pflichten ableiten, z. B. die Pflicht, Versprechen zu halten, seine eigenen Fähigkeiten auszubilden, Menschen in Not zu helfen, nicht zu lügen oder sich nicht das Leben zu nehmen (Kant 2022).

Die Vernunft in uns selbst als oberste Instanz der Moral zu achten, bedeutet zugleich, die Vernunft in allen anderen Menschen zu achten. Ich erkenne den anderen als jemanden an, der sich selbst vernünftige Zwecke setzen kann: *Handle so, dass du die Menschheit, sowohl in deiner Person als in der Person eines jeden anderen, jederzeit zugleich als Zweck, niemals bloß als Mittel brauchest* (Kant 2022). Der Mensch darf also nicht vollständig instrumentalisiert werden, da dies seiner Vernunft als Fähigkeit, sich selbst Zwecke zu setzen, und damit seiner Würde widerspricht.

Einen modernen Ansatz der Pflichtethik haben die amerikanischen Philosophen Gert und Clouser entwickelt (Gert et al. 2006). Sie gehen davon aus, dass es ein *öffentliches Moralsystem* gibt, das allen vernünftigen Menschen bekannt ist und von ihnen geteilt wird. Dieses System enthält allgemeine moralische Regeln und Ideale, die von allen vernünftigen Menschen als verbindlich anerkannt werden. Diese Regeln lauten: 1) Nicht töten (einschließlich der Herbeiführung einer dauerhaften Bewusstlosigkeit), 2) keine Schmerzen verursachen (einschließlich psychischer Schmerzen), 3) nicht den Verlust der körperlichen, geistigen oder volitiven Fähigkeiten herbeiführen, 4) nicht der Freiheit berauben, 5) nicht des Vergnügens berauben, 6) nicht täuschen, 7) Versprechen halten, 8) nicht betrügen, 9) das Gesetz befolgen und 10) seine Pflicht tun (Gert et al. 2006). Anders als bei Kant können Verstöße gegen diese Regeln gerechtfertigt sein, wenn es unter den gegebenen Umständen vernünftig wäre, wenn jeder gegen die Regeln verstieße, z. B. weil dadurch ein größerer Schaden abgewendet werden könnte. Nach Gert sind die meisten moralischen Konflikte auf unterschiedliche Interpretationen von Tatsachen zurückzuführen und können bestenfalls auf fachlicher Ebene gelöst werden. Für echte moralische Konflikte, die z. B. auf einer unterschiedlichen Gewichtung von Schaden und Nutzen beruhen, gibt es nach Gert keine einzig richtige moralische Lösung – sie müssen durch eine politische oder rechtliche Entscheidung praktisch gelöst werden.

2.4.2 Folgenethik

Nach der Folgenethik sind allein die *Folgen* einer Handlung für deren moralische Qualität relevant. Unter den konsequentialistischen Ethiktheorien ist die Nutzenethik (Utilitarismus, lat. utilitas = Nutzen), die auf Jeremy Bentham (1748–1832) und John Stuart Mill (1806–1873) zurückgeht, am weitesten verbreitet. Die Nutzenethik geht davon aus, dass alle Menschen nach Glück streben und Leid vermeiden wollen. Glück per se ist demnach intrinsisch gut und damit der Maßstab, an dem Handlungen auf ihren moralischen Wert hin zu messen sind. Dabei sind Glück und Leid nicht nur des Handelnden selbst, sondern aller Betroffenen kurz- und langfristig zu berücksichtigen. Handlungen sind im Utilitarismus also dann moralisch gut, wenn sie dazu tendieren, das *größte Glück für die größte Zahl* zu fördern, d. h. den meisten Nutzen zu bringen (Bentham 2013; Mill 2009).

Ein moderner Vertreter des Utilitarismus ist der australische Philosoph Peter Singer. Im Zentrum von Singers *Präferenz-Utilitarismus* steht das Prinzip der gleichen Interessenabwägung: Moralisch am besten ist die Handlung, die dazu beiträgt, dass insgesamt am meisten Interessen befriedigt werden (Singer 2010). Dabei spielt es grundsätzlich keine Rolle, um wessen Interessen es sich handelt – auch Säuglinge oder Tiere haben Interessen. Aber nur vernünftige und selbstbewusste Lebewesen, die Singer Personen nennt und zu denen er auch höhere Säugetiere wie Menschenaffen und Delphine zählt (nicht aber Säuglinge), haben auch Interessen, die ihre Zukunft betreffen. Daraus leitet Singer die utilitaristisch begründete Regel ab, dass Personen nicht getötet werden dürfen. Nichtpersonale Lebewesen hingegen haben nach Singer nur ein schwaches Lebensrecht. Ein Schwangerschaftsabbruch oder sogar ein früher Infantizid kann demnach unter bestimmten Umständen gerechtfertigt sein, z. B. wenn das Kind an einer schweren Beeinträchtigung leidet und die Eltern an seiner Stelle ein anderes Kind aufziehen. Auch die Tötung auf Verlangen kann moralisch gerechtfertigt sein, wenn eine

Person sich frei dafür entscheidet, sie unerträglich leidet und keine realistische Aussicht auf Besserung besteht (Singer 2010).

2.4.3 Tugendethik

Die Tugendethik geht insbesondere auf Aristoteles (384–322 v. Chr.) zurück und stellt weniger einzelne Handlungen als vielmehr den Charakter der handelnden Person in den Mittelpunkt. *Tugenden* sind Charaktereigenschaften, die es ermöglichen, bestimmte menschliche Tätigkeiten ihrem Zweck entsprechend gut auszuüben und damit zu einem erfüllten menschlichen Leben beizutragen. Nach Aristoteles erkennen wir Tugenden, indem wir die richtige Mitte zwischen zwei extremen, gegensätzlichen Eigenschaften suchen (z. B. Mut als Mitte zwischen Feigheit und Tollkühnheit). Sie sind im Menschen angelegt, müssen aber gefördert und entwickelt werden (Aristoteles 2002). Während Pflicht- und Folgenethik auf Unparteilichkeit zielen, erkennt die Tugendethik rollenspezifische Verpflichtungen an. So sind z. B. in einer Arzt-Patient-Beziehung andere Tugenden gefordert als in einer Mutter-Kind-Beziehung. Ethische Tugenden in der Medizin sind Ehrlichkeit, Empathie, Wohlwollen, Klugheit, Gerechtigkeit, Mut, Mäßigung, Integrität und Zurückhaltung (Pellegrino und Thomasma 1993). Über praktische Klugheit (griech. phronesis) verfügt nach Aristoteles, wer in der Regel durch richtige Überlegung dazu kommt, im Einzelfall und im Hinblick auf das menschlich Gute das Angemessene zu tun (Aristoteles 2002). Was dieses Angemessene ist, bestimmt sich eben in Rückbesinnung auf die Tugenden, auf die der jeweiligen Tätigkeit innewohnenden Zwecke, wie sie etwa im medizinischen Berufsethos festgehalten sind, und auf das, was ein gutes menschliches Leben – oder Sterben – ausmacht (vgl. Conroy et al. 2021).

Eine moderne Variante der Tugendethik ist die *Care-Ethik*, für die die Fürsorge als eine Haltung der Sorge um das gemeinsame Wohlergehen die zentrale menschliche Tugend darstellt (s. Abschn. 2.5.3).

2.5 Von der Ethiktheorie zur klinisch-ethischen Praxis

Im Klinikalltag treten *moralische Konflikte* üblicherweise in Situationen auf, die komplexe, unsichere, dringende oder folgenschwere Entscheidungen erfordern, in der Anästhesiologie z. B. bei einer Ablehnung lebenserhaltender Maßnahmen, bei fortbestehendem Behandlungswunsch trotz fehlender medizinischer Indikation oder bei einer chronischen Schmerzproblematik (van Norman 2011). Solche Konflikte können gravierende Folgen haben, wenn sie nicht angemessen geklärt werden: Behandlungsqualität und Patientensicherheit werden gefährdet, Engagement und Arbeitszufriedenheit von Gesundheitsfachpersonen nimmt ab, Uneinigkeit und Unzufriedenheit aufseiten der Patienten und Angehörigen treten auf, und die Kosten nehmen zu (Brinkert 2010;

Nelson 2009; Nelson et al. 2008). Die Schweizerische Akademie der Medizinischen Wissenschaften hat daher eine Empfehlung zur ethischen Unterstützung in der Medizin veröffentlicht (SAMW 2017). *Ethische Unterstützung* hat das Ziel, Behandelnde, Patientinnen und Patienten, Angehörige oder Institutionen bei der ethischen Entscheidungsfindung in moralisch komplexen Situationen zu unterstützen. Dadurch sollen Patientenrechte, Entscheidungsqualität und Reflexionstiefe, interprofessionelle Zusammenarbeit sowie Transparenz und Nachvollziehbarkeit der Entscheidungen gefördert werden. Die Unterstützung ist diskursiv und konsultativ, d. h., sie orientiert sich an einem argumentativen Diskurs und die Entscheidungsverantwortung verbleibt bei den involvierten Personen.

Gemäß der neuesten Umfrage verfügt in der Schweiz etwa die Hälfte der Krankenhäuser im nationalen Spitalverband H+ über explizite *Ethikstrukturen* (Zentner et al. 2022). Wie die Umfrage zeigt, sind Ethikstrukturen in der Schweiz in Form von Ethikkomitees, Ethikfachpersonen bzw. -abteilungen oder externen Ethikberatungsdiensten institutionalisiert. Zu deren Aktivitäten zählen primär die prospektive und retrospektive Einzelfallberatung (Ethikkonsultation), die Ausarbeitung von institutionellen Ethikrichtlinien, die ethische Beratung der Spitalleitungen sowie die ethische Fort- und Weiterbildung von Gesundheitsfachpersonen (Zentner et al. 2022). In der ethischen Fallberatung kommen verschiedene Methoden zur Anwendung. Drei zentrale Modelle, die auch für die ethische Reflexion der eigenen klinischen Praxis verwendet werden können, werden im Folgenden vorgestellt.

2.5.1 Vier-Prinzipien-Ansatz

Der am weitesten etablierte Ansatz ist der Vier-Prinzipien-Ansatz (auch Prinziplismus, engl. principlism), der auf die amerikanischen Philosophen Tom Beauchamp und James Childress (2019) zurückgeht. Dieser Ansatz sieht vier allgemein akzeptierte *Prinzipien* vor, die auf ein geteiltes Moralsystem zurückgehen: die Prinzipien des Respekts vor der Autonomie, des Wohltuns, des Nichtschadens und der Gerechtigkeit. Für besondere Handlungsfelder gibt es davon abgeleitet auch besondere moralische Regeln, z. B. in der Medizin die Regel der informierten Einwilligung. In Abgrenzung zu Gerts Position liefern diese Normen jedoch nur wohlüberlegte Urteile, die noch einen weiteren Reflexionsprozess durchlaufen müssen, um ethisch gerechtfertigt zu werden. Die Prinzipien und Regeln müssen jeweils für den konkreten Fall spezifiziert werden, d. h., es muss festgelegt werden, wo, wann, warum, wie, mit welchen Mitteln, für wen oder durch wen eine Maßnahme durchgeführt oder vermieden werden soll. Da es keine vorgängige Priorisierung der Prinzipien gibt, müssen sie im Konfliktfall in der konkreten Situation gegeneinander abgewogen werden. Diese Abwägung hat nicht intuitiv, sondern nach guten Gründen zu erfolgen und formale Bedingungen zu erfüllen (z. B. praktische Umsetzbarkeit, keine besseren Alternativen vorhanden, Minimierung negativer Effekte, Unparteilichkeit). Zusammen mit Überzeugungen über Sachverhalte, Annahmen zum moralischen Status (z. B. von Embryos) und Ethiktheorien führen diese spezifizierten und gewichteten Prinzipien und Normen idealerweise zu einem reflexiven Überlegungsgleichgewicht (Beauchamp und Childress 2019).

Das *Prinzip des Respekts vor der Autonomie* (Respect for autonomy) fordert die Anerkennung des Rechts autonomer Patienten, ihre Meinung zu äußern, Entscheidungen zu treffen und auf der Grundlage ihrer Werte und Überzeugungen zu handeln. Das Prinzip beinhaltet nicht nur die Verpflichtung, die autonome Entscheidung zu respektieren, sondern auch die Selbstbestimmungsfähigkeit zu fördern oder zu erhalten sowie Ängste und andere Bedingungen, die autonome Entscheidungen verhindern, zu mildern. Aus diesem Grundsatz lassen sich spezifische Regeln ableiten: die Wahrheit sagen, die Privatsphäre anderer respektieren, vertrauliche Informationen schützen, das Einverständnis des Patienten für Maßnahmen einholen und anderen helfen, wichtige Entscheidungen zu treffen, wenn sie darum bitten. In der ärztlichen Praxis verpflichtet dieses Prinzip die Ärzte, Patienten umfassend aufzuklären und ihre Einwilligung (Informed Consent) einzuholen, mit Patienten in einen gemeinsamen Entscheidungsprozess (Shared Decision Making) über verschiedene Behandlungsoptionen einzutreten, eine zweifelhafte Urteilsfähigkeit zu evaluieren und gegebenenfalls vertretungsberechtigte Personen einzubeziehen.

Das *Prinzip des Nichtschadens* (Nonmaleficence) bezeichnet die Verpflichtung, dem Patienten keinen Schaden zuzufügen. Aus diesem Prinzip lassen sich mehrere moralische Regeln ableiten: nicht töten, keine Schmerzen oder Leiden verursachen, niemanden bevormunden, niemanden beleidigen und niemanden seiner Lebensgüter berauben. Die praktische Umsetzung des Nichtschadensprinzips besteht darin, dass Ärztinnen und Ärzte bei allen Eingriffen und Behandlungen Nutzen und Belastungen gegeneinander abwägen, unverhältnismäßig belastende Maßnahmen vermeiden und die für den Patienten beste Vorgehensweise empfehlen. Dies ist besonders relevant bei schwierigen Entscheidungen am Lebensende über das Vorenthalten oder den Abbruch lebenserhaltender Maßnahmen, die künstliche Ernährung und Flüssigkeitszufuhr sowie die Symptomkontrolle. Die Verpflichtung des Arztes, das Leiden des Patienten durch den Einsatz geeigneter Medikamente, einschließlich Opioide, zu lindern, hat Vorrang vor vorhersehbaren, aber unbeabsichtigten Nebenwirkungen (sog. Prinzip der Doppelwirkung).

Das *Prinzip des Wohltuns* (Beneficence) bezeichnet die Verpflichtung der Ärzte, zum Wohle der Patienten zu handeln. Es umfasst die moralischen Regeln, die Rechte anderer zu schützen, Schaden abzuwenden, Gefahren zu beseitigen, Menschen mit Behinderung zu helfen und Menschen in Not zu retten. Das Prinzip fordert also nicht nur, Schaden zu vermeiden, sondern auch, das Wohlergehen aktiv zu fördern. Das Wohlergehen umfasst dabei nicht nur objektive Güter wie Überleben, Freiheit von Krankheit oder Unversehrtheit, sondern auch die subjektiv empfundene Lebensqualität der Patienten einschließlich Schmerz- und Angstfreiheit, Selbstständigkeit oder Sinnhaftigkeit.

Das *Prinzip der Gerechtigkeit* (Justice) umfasst allgemein die faire und angemessene Behandlung von Menschen. Neben der Verpflichtung, Patienten nicht aufgrund medizinisch irrelevanter Merkmale (z. B. Alter, Geschlecht, Hautfarbe, kultureller Hintergrund, Sprache, Behinderung) zu diskriminieren, ist für die Medizin insbesondere die

Verteilungsgerechtigkeit relevant. Diese bezieht sich auf die faire und angemessene Verteilung der begrenzten Ressourcen im Gesundheitswesen. Es gibt mehrere gültige Grundsätze der Verteilungsgerechtigkeit: die Verteilung an jede Person 1) zu gleichen Teilen, 2) nach Bedarf, 3) nach Dringlichkeit, 4) nach Aufwand, 5) nach Verdienst und 6) nach marktwirtschaftlichem Tausch. Diese Grundsätze schließen sich nicht gegenseitig aus und können in ihrer Anwendung kombiniert werden. In der Praxis kann es schwierig sein, diese Grundsätze auszuwählen, abzuwägen und zu verfeinern. Häufig wird dabei auch Verfahrensgerechtigkeit angestrebt, d. h. die Entwicklung eines transparenten, konsistenten und überprüfbaren Verfahrens zur Verteilung der Ressourcen.

2.5.2 Kasuistischer Ansatz

Der kasuistische Ansatz (lat. casus = der Fall), wie er vom amerikanischen Medizinethiker Albert R. Jonsen und Kollegen entwickelt wurde, basiert auf einer fallorientierten Methode der ethischen Entscheidungsfindung (Jonsen et al. 2022). Kasuisten betrachten einzelne *klinische Fälle,* analysieren deren Besonderheiten und ziehen Analogien zu paradigmatischen Fällen, um zu einer angemessenen Entscheidung zu gelangen. Im Gegensatz zu prinzipienbasierten Ansätzen geht der kasuistische Ansatz von normativen Merkmalen einzelner Fälle aus.

Nach Jonsen et al. ist jeder klinische Fall aus ethischer Sicht durch vier *Themenfelder* charakterisiert: die medizinische Indikation, den Patientenwillen, die Lebensqualität und den Behandlungskontext. Die medizinische Indikation bezieht sich auf die diagnostischen und therapeutischen Maßnahmen, die zur Behandlung des medizinischen Problems in diesem Fall eingesetzt werden; die Patientenpräferenzen geben die Behandlungswünsche der Patientinnen und Patienten oder der vertretungsberechtigten Person an; die Lebensqualität beschreibt die Qualität des Lebens vor und nach der Behandlung und der Behandlungskontext bezieht sich auf das familiäre, soziale, institutionelle, finanzielle und rechtliche Umfeld. Nach dem Verfahren von Jonsen et al. wird nun zunächst ein Fall nach den vier Themenfeldern analysiert, indem die relevanten Informationen gesammelt und sortiert werden. Anschließend werden die Informationen gewichtet, d. h., es wird abgeschätzt, ob und wie stark die Information für eine der diskutierten Handlungsoptionen spricht. Im dritten Schritt formulieren die Behandelnden auf der Grundlage der Analyse und Gewichtung aller relevanten Informationen ein Ergebnis. Dabei wird der Fall und das Ergebnis mit paradigmatischen Fällen verglichen, die in relevanter Hinsicht ähnlich sind.

2.5.3 Care-Ethik

Care-Ethik betont den Wert des *In-Beziehung-Seins* für den Menschen im Gegensatz zu einer einseitigen Orientierung an Autonomie oder Gerechtigkeit. Als Wesen mit Grundbedürfnissen sind Menschen existenziell von anderen Menschen abhängig (z. B. als Kind, als Patient, im Alter). Als soziale Wesen übernehmen Menschen auf verschiedene

Weise Verantwortung für das Wohl anderer Menschen (z. B. als Mutter, als Freund, als Ärztin usw.). *Sorge* (Caring) kann daher als eine menschliche Grundhaltung verstanden werden, die andere Beziehungsformen wie Vertrauen oder Hilfe erst ermöglicht. Der Grundsatz der Care-Ethik besteht darin, fürsorgliche Beziehungen, Vertrauen und Verantwortungsübernahme in verschiedenen Handlungsfeldern zu fördern (Held 2006).

Die amerikanische Politikwissenschaftlerin Joan Tronto unterscheidet fünf *Qualitäten der Sorge* (Tronto 2013): 1) Aufmerksamkeit, als die Fähigkeit, offene Bedürfnisse wahrzunehmen, 2) Verantwortlichkeit, als die Fähigkeit, Verantwortung für das Bedürfnis zu übernehmen und Unterstützung zu organisieren, 3) Sorgekompetenz, als die Fähigkeit, gute und wirksame Sorge zu leisten, 4) Sensibilität, als die Fähigkeit, sich in die Lage des Sorgeempfängers zu versetzen und missbräuchliche Beziehungen zu erkennen, und 5) Pluralität und Solidarität, als die Bereitschaft, Verantwortung zu teilen und Sorgebeziehungen in der Gesellschaft zu stärken. Diese Qualitäten der Sorge gilt es in der medizinischen Praxis zu kultivieren.

2.6 Ethische Brennpunkte in der Anästhesiologie – Diskussion von drei Fallbeispielen

In diesem Abschnitt werden drei klinische Situationen vorgestellt und aus ethischer Perspektive kommentiert. Die erste Fallvignette wurde von den Autoren aus unterschiedlichen realen Fällen konstruiert; die zweite und dritte Fallvignette wurden übersetzt und adaptiert aus publizierter Literatur übernommen (Fall 2: Zaleski und Waisel 2015; Fall 3: van Norman 2015). Die publizierten Fallvignetten stammen aus dem Kontext der US-amerikanischen Gesundheitsversorgung und dürften sich in dieser Zuspitzung in der Schweiz, in Österreich oder in Deutschland nicht zutragen.

2.6.1 Fallvignette 1

Fallbeispiel

Eine 92-jährige pflegebedürftige Patientin kommt aus dem Pflegeheim via Notfall mit einer akuten respiratorischen Insuffizienz bei COVID-19 auf die Intermediate-Care-Station (IMC). Die Patientin leidet zudem an einer schweren neurokognitiven Störung und einer multifaktoriellen Gangstörung mit rezidivierenden Stürzen. Sie ist seit längerer Zeit nicht mehr in der Lage zu kommunizieren und beginnt bei pflegerischen Maßnahmen sofort laut zu schreien. Das Behandlungsteam ist sich einig, dass die Patientin einen hohen Leidensdruck hat. Einziger Angehöriger ist der Sohn, der bis vor wenigen Jahren mit seiner Mutter im selben Haus gelebt hat. Er schätzt die Prognose und die Lebensqualität seiner Mutter besser ein als vom Behandlungsteam angenommen. Er fordert daher, dass alles für seine Mutter getan wird, notfalls auch eine Reanimation und eine Behandlung auf der Intensivstation. Dies sei der mutmaßliche Wille der Patientin. Das Behandlungsteam bezweifelt dies. ◄

Die Patientin leidet schwer und es besteht keine realistische Aussicht auf eine Verbesserung ihrer Lebensqualität. Deshalb ist in dieser Situation eine lebensverlängernde Therapie nicht mehr indiziert, sondern *Palliative Care* im Sinn einer maximalen Linderung der belastenden Symptome; Lebensqualität in der restlichen Lebenszeit wird höher gewichtet als der unbedingte Erhalt des Lebens. Der Sohn ist als einziger Angehöriger der Patientin gemäß Schweizer Erwachsenenschutzrecht (Art. 378 ZGB) bei medizinischen Entscheiden vertretungsberechtigte Person. Er verkennt die Situation jedoch und geht ohne nachvollziehbare Begründung von einer Fehldiagnose aus. Zudem vertritt er durchgehend die Meinung, dass eine Maximaltherapie dem *mutmaßlichen Willen* seiner Mutter entsprechen würde. Dafür kann er jedoch keine glaubhaften Hinweise anführen. Das gesamte Behandlungsteam ist überzeugt, dass der Sohn daher nicht den mutmaßlichen Willen seiner Mutter vertritt. In einer multidisziplinären Ethikkonsultation mit Beteiligung des Rechtsdiensts wird entschieden, auf die *objektiven Interessen* der Patientin abzustellen, in diesem Fall auf eine palliative Behandlung im Sinne einer maximalen Linderung der belastenden Symptome.

Entscheidung nach dem mutmaßlichen Willen
Bei Urteilsunfähigkeit und Fehlen einer hinreichend klaren Patientenverfügung wird ein stellvertretender Entscheid unerlässlich. Bei Patientinnen, die früher urteilsfähig waren, kann gemutmaßt werden, wie die Patientin, wenn sie noch urteilsfähig wäre, wohl entscheiden würde. Dafür können frühere schriftliche Äußerungen, die nicht den Charakter einer Patientenverfügung haben, sowie Berichte über mündliche Äußerungen zur zu entscheidenden Frage, aber auch allgemeinere Anhaltspunkte zu ihren Werthaltungen und Präferenzen dienen (SAMW 2022, S. 32).

Erst wenn es keine Hinweise auf den individuellen mutmaßlichen Willen gibt, kommt eine Orientierung an einem aufgrund objektiver Kriterien vermuteten Willen in Betracht (SAMW 2005, S. 17).

Entscheidung nach dem objektiven Interesse
Für urteilsunfähige Patientinnen, die nie urteilsfähig waren oder über deren mutmaßlichen Willen keinerlei Anhaltspunkte eruierbar sind, steht als Entscheidungsgrundlage in Ermangelung eines subjektiven Urteils lediglich das objektive Interesse der Patientin zur Verfügung. Der Förderung des objektiven Interesses dient diejenige Therapie, die für die spezifische klinische Situation der Patientin bevorzugt medizinisch indiziert ist («Therapie der Wahl») und ihrer individuellen Situation angemessen erscheint. (SAMW 2022, S. 32).

Palliative Care
Unter Palliative Care wird eine umfassende Behandlung und Betreuung von Menschen mit unheilbaren, lebensbedrohlichen oder chronisch fortschreitenden Krankheiten verstanden. Ihr Ziel ist es, den Patienten eine möglichst gute Lebensqualität zu ermöglichen. Dies schließt die Begleitung der Angehörigen mit ein. Leiden soll optimal gelindert werden und entsprechend den Wünschen des Patienten sind auch soziale, seelisch-geistige und religiös-spirituelle Aspekte zu berücksichtigen. (SAMW 2013, S. 6).

2.6.2 Fallvignette 2

> **Fallbeispiel**
>
> Die Patientin ist bei guter Gesundheit. Sie nimmt lediglich ein verschriebenes Medikament (Duloxetin) zur Behandlung einer generalisierten Angststörung. Seit drei Monaten verspürt sie zunehmende Schmerzen beim Anspannen ihrer Muskulatur und beim Heben von Gegenständen. Ein Allgemeinchirurg diagnostiziert eine Leistenhernie und legt einen Termin für eine elektive Hernien-Operation fest. Am Morgen des geplanten Eingriffs wird die Patientin von einem Assistenzarzt in der Anästhesie begrüßt. Der Chirurg hatte die Patientin über die Risiken des Eingriffs aufgeklärt und ihre *informierte Einwilligung* eingeholt. Eine Pflegefachfrau erzählt dem Assistenzarzt jedoch, dass die Patientin große Angst vor dem Sterben habe und die Einwilligung in die Operation kaum über sich gebracht habe. Der Assistenzarzt stellt nun fest, dass es sich um eine sehr ängstliche Frau handelt, die nicht in der Lage ist, in dieser Situation ruhig zu bleiben. Nach dem Gespräch befindet der Assistenzarzt, dass sie eine gute Kandidatin für eine Vollnarkose sei. Angesichts des guten Gesundheitszustandes der Patientin, des geringen Risikos unerwünschter Wirkungen einer Allgemeinanästhesie und ihres derzeitigen Angstzustandes überlegt der Assistenzarzt, ob er die Patientin umfassend über alle möglichen Risiken einer Allgemeinanästhesie einschließlich des minimen Sterberisikos aufklären soll. ◄

Im deutschsprachigen Raum kommt es praktisch nie vor, dass eine Anästhesieaufklärung durch einen Assistenzarzt erst am Tag des geplanten Eingriffs stattfindet (Pramann 2017). Fragen zur Aufklärung, zur Urteilsfähigkeit des Patienten, der Patientin oder zur Freiwilligkeit einer Entscheidung können jedoch auch in der Anästhesiesprechstunde hierzulande auftreten.

Der Assistenzarzt sollte mit der Patientin einen Prozess der *gemeinsamen Entscheidungsfindung* beginnen (engl. shared decision making). Die Aufklärung sollte auf den Geisteszustand und die Präferenzen der Patientin Rücksicht nehmen. Sie darf die Offenlegung bestimmter Informationen ablehnen oder einen Stellvertreter benennen. Eine behutsame Aufklärung könnte der Patientin ihre Ängste nehmen und zu einem von ihr akzeptierten Anästhesieplan führen. Die Berufung auf das «therapeutische Privileg» ist ethisch nicht zu rechtfertigen, da die Aufklärung vermutlich nicht unmittelbar zu einem schweren Schaden führen würde. Die Urteilsfähigkeit der Patientin ist im Gespräch zu evaluieren. Ist die Patientin nicht urteilsfähig und keine stellvertretende Person anwesend, muss der nicht dringliche Eingriff verschoben werden.

Informierte Einwilligung
Die informierte Einwilligung (engl. informed consent) des Patienten ist eine rechtliche und ethische Voraussetzung für jede geplante medizinische Intervention. Es können drei Komponenten informierter Einwilligung unterschieden werden (Faden und Beauchamp 1986): Aufklärung, Freiwilligkeit und Urteilsfähigkeit.

Bei der Aufklärung geht es um die aktive Kommunikation von Informationen zur geplanten Diagnostik oder Behandlung durch die Fachperson. Die Aufklärung ist somit eine Bringschuld und gehört zu den äußeren Faktoren der Willensbildung.

Die Komponente der Freiwilligkeit zählt ebenfalls zu den äußeren Faktoren der Willensbildung. Patienten dürfen nicht zu einer bestimmten Entscheidung gedrängt und es darf kein Druck auf sie ausgeübt werden. Auch alle anderen Formen von Zwang würden eine gültige informierte Einwilligung verunmöglichen.

Bei der dritten Komponente für eine gültige informierte Einwilligung – bei der Urteilsfähigkeit – geht es hingegen um innere Faktoren der Willensbildung. Es geht darum, ob ein Patient mental überhaupt in der Lage ist, informiert einzuwilligen. In Deutschland wird Urteilsfähigkeit deshalb auch als Einwilligungsfähigkeit bezeichnet (s. Kap. 3; SAMW 2019).

Gemeinsame Entscheidungsfindung (engl. shared decision making)
Shared Decision Making (SDM) *«beschreibt eine Art der Kommunikation zwischen Ärzt_innen und Patient_innen, die Patient_innen mehr Kontrolle über Behandlungsentscheidungen ermöglicht und das Informations- und Machtungleichgewicht reduzieren soll. Ziel ist ein kooperativer Prozess, in dem das medizinische Expert_innenwissen von Ärzt_innen und das Erfahrungswissen sowie die persönlichen Ziele, Werte und Präferenzen der Patient_innen ausgetauscht werden und in die Entscheidungsfindung einfließen. Dabei werden beim SDM evidenzbasierte medizinische Handlungsoptionen vor dem Hintergrund der Ziele, Werte und Präferenzen der Patient_innen besprochen und gewichtet»* (Hempeler et al. 2022, S. 393–394) (s. auch Charles et al. 1997; James und Quirk 2017).

2.6.3 Fallvignette 3

> **Fallbeispiel**
> Ein Arzt ist als junger Anästhesist in einem Spital angestellt. Sein erster Patient soll sich einer chirurgischen Resektion eines Abdominaltumors unterziehen. Der behandelnde Chirurg ist ein angesehener und erfahrener Allgemein- und endokriner Chirurg und leitender Arzt. Während der Operation weist er den Anästhesisten an, einen Flüssigkeitsbolus und Elektrolyte zu verabreichen. Der Anästhesist erklärt höflich, dass die Urinausscheidung, das Flüssigkeitsmanagement, der Blutverlust und die arterielle Blutgasanalyse darauf hindeuteten, dass die Flüssigkeits- und Elektrolytwerte im Gleichgewicht seien, und empfiehlt daher, zu diesem Zeitpunkt nichts zu verabreichen. Der Chirurg äußert, dass er noch nie einen Anästhesisten erlebt habe, der seine Autorität so eklatant missachtet. Der nervöse Anästhesist antwortet: «Obwohl es wahrscheinlich keine negativen Folgen hätte, deuten die Werte eindeutig darauf hin, dass Flüssigkeit nicht notwendig ist. Ich habe das Gefühl, dass hier der mögliche Schaden den Nutzen überwiegt.» Sichtlich irritiert antwortet der Chirurg: «Ah, Sie ‹haben das Gefühl›, ja? Und was genau gibt Ihnen das Recht, meine 35-jährige Erfahrung in Frage zu stellen?». Der Anästhesist überlegt sich daraufhin, ob er Flüssigkeit und Elektrolyte verabreichen soll, um seine Stellung bei dem Chirurgen nicht zu gefährden. ◄

Auch eine solche Situation dürfte hierzulande eher selten vorkommen, da neue Kollegen in der Regel von erfahrenen Oberärzten begleitet werden. Fragwürdiges Verhalten aufgrund von Macht- und Hierarchieverhältnissen zwischen Anästhesisten und Chirurgen kann es aber durchaus geben.

In dieser Fallvignette kommen zwei Arten von *professionellem Fehlverhalten* vor: erstens missbräuchliches Verhalten, verbal (z. B. Beleidigungen, Herablassung oder ungerechtfertigte Angriffe auf die Ehrlichkeit, Integrität oder Kompetenz eines anderen) oder sogar physisch (z. B. bedrohlicher, einschüchternder oder verletzender Kontakt, der in den physischen oder psychischen Raum eines anderen eindringt), und zweitens störendes Verhalten, das die klinische Versorgung in einer Weise beeinflusst, die entweder nicht förderlich oder schädlich für den Patienten ist. Professionelles Fehlverhalten beeinträchtigt die Zusammenarbeit, Teamarbeit und Kommunikation, die notwendig sind, um ärztliche Verpflichtungen zu erfüllen. Da ein sinnloser Streit im Operationssaal für die Sicherheit des Patienten womöglich ein größeres Risiko darstellt als die Verabreichung von Flüssigkeiten, könnte letzteres aus ethischer Sicht in der aktuellen Situation dennoch die bessere Option sein. Nach der Operation sollte der Anästhesist den Chirurgen mit seinem Verhalten konfrontieren, entweder persönlich oder via ärztliche Leitung der Anästhesiologie.

Professionelles Fehlverhalten
Unprofessionell und moralisch unangemessen ist das Verhalten von Ärztinnen und Ärzten, wenn es primär durch eigene Bedürfnisse – sei es finanzieller, emotionaler, sexueller oder ideologischer Art – motiviert ist und kein therapeutisches oder diagnostisches Ziel verfolgt (Simon 1992) Dabei ist es unerheblich, ob für die Patientinnen resp. Patienten ein tatsächlicher Schaden entstanden ist (Nadelson und Notman 2002). Unprofessionelles Verhalten kann aus einer bewussten Verletzung berufsethischer Regeln, aus Unkenntnis oder aus Fahrlässigkeit resultieren und ist von Nebenwirkungen oder Komplikationen einer Therapie zu unterscheiden. Manche dieser Verhaltensweisen sind relativ leicht zu erkennen und zu sanktionieren (z. B. Abrechnungsbetrug oder sexueller Missbrauch), bei anderen kann dies deutlich schwieriger sein (z. B. bei emotionalem Missbrauch) (Franke et al. 2022, S. 256).

2.7 Schlussfolgerung und Fazit für die Praxis

Mitarbeitende der Anästhesiologie treffen täglich moralisch relevante Entscheidungen. Sie benötigen daher nicht nur klinische Kompetenzen, sondern auch eine moralische Grundhaltung – etwa Ehrlichkeit, Empathie, Wohlwollen, Integrität. Wenn Grundwerte der Medizin wie Patientenwohl und Patientenwille in Konflikt geraten, benötigen sie darüber hinaus auch eine ethische Reflexionskompetenz, um moralische Konflikte zu erkennen, zu analysieren und angemessen damit umzugehen. Die Begrifflichkeiten der Medizinethik helfen, moralische Fragen sprachlich zu artikulieren und in die Diskussion einzubringen. Konzepte, Prinzipien und Methoden der Medizinethik helfen dabei, Entscheidungen ethisch zu begründen und damit gute Medizin in einem umfassenden Sinn zu praktizieren.

Fazit

- Moralische Konflikte können die Qualität der Behandlung beeinträchtigen und sollten daher ethisch reflektiert werden.
- Medizinische Entscheidungen am Lebensende sind oft komplex und erfordern manchmal schnelles Handeln. Die Behandlungsziele und -entscheidungen sollten jedoch regelmäßig evaluiert und mit Patienten, Patientinnen, Angehörigen und im interprofessionellen Team besprochen werden, auch wenn Meinungsverschiedenheiten bestehen.
- Die ethische Reflexion zielt nicht auf eine moralisch ideale Lösung ab, sondern auf die ethisch am besten zu rechtfertigende Handlungsoption, die angesichts der spezifischen Situation und der verfügbaren Ressourcen erreichbar ist.
- Eine Orientierung an den vier medizinethischen Prinzipien ist dabei hilfreich: Respekt vor der Autonomie, Wohltun, Nichtschaden und Gerechtigkeit. Diese Prinzipien müssen im Einzelfall konkretisiert, gewichtet und gegeneinander abgewogen werden.
- Patienten, Patientinnen und Angehörige können durch moralische Konflikte stark belastet sein; sie sind im Umgang mit diesen Belastungen so gut wie möglich zu unterstützen (z. B. durch Psychologie oder klinische Ethik).
- Bei komplexen moralischen Konflikten kann es hilfreich sein, ethische Unterstützung in Anspruch zu nehmen, z. B. eine klinische Ethikkonsultation.
- Professionelles Fehlverhalten darf nicht toleriert werden, sondern muss offengelegt und in einem geeigneten Rahmen (z. B. im persönlichen Gespräch oder bei einer Compliance-Stelle) besprochen werden.

Leseempfehlung

Biller-Andorno N. Monteverde S, Krones T, Eichinger T (Hrsg) (2021) Medizinethik. Springer Fachmedien, Wiesbaden

Hick C, Gommel M, Ziegler A, Gaidzik P (Hrsg) (2007) Klinische Ethik. Springer, Berlin, Heidelberg

Van Norman GA (2011) Clinical ethics in anesthesiology: a case-based textbook. Cambridge University Press, Cambridge

Literatur

Aristoteles (2002) Die Nikomachische Ethik. Deutscher Taschenbuch Verlag, München

Beauchamp TL, Childress JF (2019) Principles of biomedical ethics. Oxford University Press, New York

Bentham J (2013) Eine Einführung in die Prinzipien der Moral und Gesetzgebung. Verlag Senging, Saldenburg

Brinkert R (2010) A literature review of conflict communication causes, costs, benefits and interventions in nursing. J Nurs Manag 18(2):145–156

Charles C, Gafni A, Whelan T (1997) Shared decision-making in the medical encounter: what does it mean? (or it takes at least two to tango). Soc Sci Med 44(5):681–692

Conroy M, Malik AY, Hale C, Weir C, Brockie A, Turner C (2021) Using practical wisdom to facilitate ethical decision-making: a major empirical study of phronesis in the decision narratives of doctors. BMC Med Ethics 22(1):16

Faden RR, Beauchamp TL (1986) A history and theory of informed consent. Oxford University Press, New York

Franke I, Trachsel M, Riecher-Rössler A (2022) Nulltoleranz für Fehlverhalten. Bull Med Suisses 103(08):256–258

Gert B, Culver CM, Clouser KD (2006) Bioethics: A systematic approach. Oxford University Press, New York, Oxford

Held V (2006) The ethics of care: personal, political, and global. Oxford University Press, New York, Oxford

Hempeler C, Gather J, Haberstroh J, Trachsel M (2022) Shared decision-making bei Patientinnen mit psychischen Störungen oder kognitiven Beeinträchtigungen. Ther Umsch 79(8):393–400

Höffe, Otfried (Hrsg) (2008) Lexikon der Ethik. C.H. Beck, München

International Council of Nurses (2021) Der ICN-Ethikkodex für Pflegefachpersonen. Genf. https://sbk-asi.ch/assets/Dokumente-PDF/03_Pflege_Arbeit/Pflege/2022-ICN-Ethikkodex-fuer-Pflegende.pdf. Zugegriffen 29. Juni 2024

James K, Quirk A (2017) The rationale for shared decision making in mental health care: a systematic review of academic discourse. Ment Health Rev J 22(3):152–165

Jonsen A, Siegler M, Winslade W (2022) Clinical ethics: a practical approach to ethical decisions in clinical medicine. McGraw-Hill Education, New York

Kant I (2022) Grundlegung zur Metaphysik der Sitten. Reclam, Ditzingen, Nördlingen

Mill JS (2009) Utilitarismus. Felix Meiner Verlag, Hamburg

Nadelson C, Notman MT (2002) Boundaries in the doctor-patient relationship. Theor Med Bioeth 23(3):191–201

Nelson WA (2009): Ethical uncertainty and staff stress. Moral distress has negative consequences for healthcare organizations. Healthc Exec 24(4):38–39

Nelson WA, Weeks WB, Campfield JM (2008) The organizational costs of ethical conflicts. J Healthc Manag 53(1):41–52

Pellegrino ED, Thomasma DC (1993) The virtues in medical practice. Oxford University Press, New York

Pöltner G (2006) Grundkurs Medizin-Ethik. Facultas Verlag, Wien

Pramann O (2017) Einwilligung des Patienten: Rechtliche Details, die Ärzte kennen sollten. Dtsch Aerztebl International 114(38):2

Schweizerische Akademie der Medizinischen Wissenschaften (SAMW) (2005) Recht der Patientinnen und Patienten auf Selbstbestimmung. https://www.samw.ch/dam/jcr:f3a09643-1766-4e21-9d5b-8da8878b69ae/grundsaetze_samw_recht_patientinnen_selbstbestimmung_2005.pdf. Zugegriffen 8. Juni 2024

Schweizerische Akademie der Medizinischen Wissenschaften (SAMW) (2013) Palliative Care. https://www.samw.ch/dam/jcr:d7ae1138-0213-481b-9023-6583bed2de12/richtlinien_samw_palliative_care.pdf. Zugegriffen 8. Juni 2024

Schweizerische Akademie der Medizinischen Wissenschaften (SAMW) (2017) Ethische Unterstützung in der Medizin. https://www.samw.ch/dam/jcr:879a4eb1-415e-4668-ad77-ab37d9335aa8/empfehlungen_samw_ethische_unterstuetzung.pdf. Zugegriffen 8. Juni 2024

Schweizerische Akademie der Medizinischen Wissenschaften (SAMW) (2019): Urteilsfähigkeit in der medizinischen Praxis. https://www.samw.ch/dam/jcr:f280a76e-f5d9-4a83-b80d-5debe56507ae/richtlinien_samw_urteilsfaehigkeit.pdf. Zugegriffen 8. Juni 2024

Schweizerische Akademie der Medizinischen Wissenschaften (SAMW) (2022) Umgang mit Sterben und Tod. https://www.samw.ch/dam/jcr:86702794-093d-41e5-b080-42519580ed25/richtlinien_samw_sterben_und_tod.pdf. Zugegriffen 8. Juni 2024

Simon RI (1992) Clinical psychiatry and the law. American Psychiatric Press, Washington

Singer P (2010) Praktische Ethik. Reclam, Stuttgart

Tröhler U, Reiter-Theil S (1997) Ethik und Medizin, 1947–1997: Was leistet die Kodifizierung von Ethik? Wallstein Verlag, Göttingen

Tronto JC (2013) Caring democracy. Markets, equality, and justice. New York University Press, New York

Van Norman GA (2011) Clinical ethics in anesthesiology: a case-based textbook. Cambridge University Press, Cambrigde

Van Norman GA (2015) Abusive and disruptive behavior in the surgical team. AMA J Ethics 17(3):215–220

World Medical Association (2023) International Code of Medical https://www.wma.net/policies-post/wma-international-code-of-medical-ethics/. Zugegriffen 8. Juni 2024

Zaleski KL, Waisel DB (2015) Withholding information from an anxiety-prone patient? AMA J Ethics 17(3):209–214

Zentner A, Porz R, Ackermann S, Jox R (2022) Klinische Ethik in der Schweiz: Stagnierend vor der Pandemie? Schweiz Ärzteztg 103(03):54–58

Urteilsfähigkeit – Ein Alles-oder-nichts-Konzept?

Charlotte Wetterauer und Stella Reiter-Theil

Inhaltsverzeichnis

3.1 Einführung: Die Urteilsfähigkeit als Schwelle zwischen Selbst- oder Fremdbestimmung 28
3.2 Rechtlicher Hintergrund: Die Urteilsfähigkeit als Entscheidungskriterium 28
3.3 Definition der Urteilsfähigkeit 29
3.4 Beurteilung der Urteilsfähigkeit 29
    3.4.1 Wann findet eine Beurteilung statt? 29
    3.4.2 Wie sieht eine Beurteilung aus? 29
    3.4.3 Wie lautet das Ergebnis der Beurteilung? 30
    3.4.4 Wer beurteilt die Urteilsfähigkeit? 31
    3.4.5 Subjektive Beeinflussung der Beurteilenden 33
3.5 Wiederherstellung der Urteilsfähigkeit 33
3.6 Vorgehen und Konsequenzen bei Urteilsunfähigkeit 34
    3.6.1 Die Patientenverfügung 34
    3.6.2 Stellvertretung 35
    3.6.3 Einbezug urteilsunfähiger Patientinnen und Patienten nach Art. 377 Abs. 3 ZGB 39
3.7 Fünf Leitfragen für einen angemessenen Umgang mit Urteils(un)fähigkeit in der medizinischen Praxis 40
Literatur 40

C. Wetterauer (✉)
Abteilung klinische Ethik, Universitätsspital Basel, Universitäre Psychiatrische Kliniken Basel, Universitäre Altersmedizin FELIX PLATTER, Universitäts-Kinderspital beider Basel, Basel, Schweiz
E-Mail: charlotte.wetterauer@usb.ch

S. Reiter-Theil
ehem. Abteilung klinische Ethik, Universitätsspital Basel, Basel, Schweiz
E-Mail: s.reiter-theil@unibas.ch

© Der/die Autor(en), exklusiv lizenziert an Springer-Verlag GmbH, DE, ein Teil von Springer Nature 2025
B. Meyer-Zehnder und T. Girard (Hrsg.), *Bitte bleiben Sie ruhig liegen!*,
https://doi.org/10.1007/978-3-662-69490-9_3

Die Frage, ob ein Patient, eine Patientin urteilsfähig ist oder nicht, begleitet Mitarbeitende der Anästhesiologie tagtäglich. Es ist deshalb wichtig, ein Verständnis für die rechtlichen Aspekte zu haben. Dieses Kapitel definiert Urteilsfähigkeit im rechtlichen Sinn, beschreibt die Beurteilung, fragt, wer die Beurteilung durchführen soll, und listet Probleme bei der Beurteilung und bei Stellvertreterentscheiden auf. Dabei ist die rechtliche Lage in der Schweiz die Grundlage.

3.1 Einführung: Die Urteilsfähigkeit als Schwelle zwischen Selbst- oder Fremdbestimmung

Die Urteilsfähigkeit[1] spielt in der medizinischen Praxis eine bedeutende Rolle. Sie ist Entscheidungskriterium dafür, ob Patient:innen[2] ihr Recht auf Selbstbestimmung ausüben und selbst rechtswirksam in eine medizinische Maßnahme einwilligen können oder ob vielmehr ihr Schutzbedürfnis in den Vordergrund rückt und eine Patientenverfügung greift oder eine Stellvertretungsperson entscheidet. Zwischen Selbstbestimmung und Schutzbedürfnis bewegen sich auch die Normen des 2013 in der Schweiz in Kraft getretenen Erwachsenenschutzgesetzes, welches regelt, wie im Falle von Urteilsfähigkeit bzw. Urteilsunfähigkeit konkret vorzugehen ist.

Für ethische Fragestellungen in diesem Spannungsfeld kann die Urteilsfähigkeit praktische Hilfestellung bei der Abwägung der ethischen Prinzipien des Respekts vor der Autonomie von Patient:innen einerseits und der Fürsorge andererseits bieten (Wetterauer 2024; Trachsel et al. 2014). Die Praxis der klinischen Ethikberatung spiegelt die Häufigkeit und Komplexität der ethischen Herausforderungen wider, welche im Zusammenhang mit einer Einschätzung von Urteilsfähigkeit verbunden sind (Reiter-Theil und Schürmann 2016; Montaguti et al. 2019; Meyer-Zehnder et al. 2021).

3.2 Rechtlicher Hintergrund: Die Urteilsfähigkeit als Entscheidungskriterium

Rechtlich gesehen stellt die medizinische Behandlung einen Eingriff in die Persönlichkeitsrechte dar (Hrubesch-Millauer und Bruggisser 2014; Gassmann 2017; Wyss 2018). Ein Eingriff in die körperliche Integrität von Patient:innen erfolgt erst dann rechtmäßig, wenn er auf einem die Widerrechtlichkeit ausschließenden Rechtfertigungsgrund beruht (BGE 117 Ib 197, E. 2a); Sprecher 2011). Wichtigster Rechtfertigungsgrund ist die Einwilligung der Betroffenen nach vorheriger Aufklärung (Wyss 2018; Sprecher 2011;

---

[1] In anderen Rechtsordnungen auch «Entscheidungsfähigkeit».
[2] Sofern in den folgenden Ausführungen aus Gründen der Lesbarkeit die männliche Form verwendet wird, sind damit stets die Angehörigen aller Geschlechter gemeint.

Aebi-Müller 2013). Allerdings können nur urteilsfähige Patient:innen ihre Rechte selbst wahrnehmen, im Falle von Urteilsunfähigkeit können ihre Handlungen in der Regel rechtlich keinerlei Wirkung entfalten (Fankhauser 2018).

3.3 Definition der Urteilsfähigkeit

Bei der Urteilsfähigkeit handelt es sich nicht um einen medizinischen, sondern um einen gesetzlich vorgegebenen Rechtsbegriff (Monsch 2012; SAMW 2019). In Art.16 Zivilgesetzbuch (ZGB) ist die Urteilsfähigkeit durch den Gesetzgeber definiert: *Urteilsfähig im Sinne dieses Gesetzes ist jede Person, der nicht wegen ihres Kindesalters, infolge geistiger Behinderung, psychischer Störung, Rausch oder ähnlicher Zustände die Fähigkeit mangelt, vernunftgemäss zu handeln.*

Ein wichtiger Grundsatz für die Beurteilung ist demnach, dass das Vorliegen eines im Gesetz genannten Umstandes, wie eine psychische Störung oder geistige Behinderungen, für sich allein nicht ausreicht, um die Urteilsfähigkeit abzusprechen. Es bedarf zusätzlich eines darauf basierenden Mangels an Fähigkeit, vernunftgemäss zu handeln (Fankhauser und Bleichenbacher 2021). Insofern ist für jeden Einzelfall eine wertende Ermittlung der Urteilsfähigkeit erforderlich (Bucher und Aebi-Müller 2017; SAMW 2019).

3.4 Beurteilung der Urteilsfähigkeit

3.4.1 Wann findet eine Beurteilung statt?

Praktisch findet die Beurteilung bzw. das Feststellen der Urteilsfähigkeit bzw. Urteilsunfähigkeit nicht durch eine juristische Person, sondern in der medizinischen Praxis – meist als formloser Prozess implizit während des Patientengesprächs – statt (Hermann et al. 2014). Eine systematische Beurteilung der Urteilsfähigkeit wird dann erforderlich, wenn aus bestimmten Gründen Zweifel am Vorliegen der Urteilsfähigkeit bestehen (SAMW 2019). Aus der Negativumschreibung des Gesetzestextes („Urteilsfähig… ist jede Person, der nicht… die Fähigkeit mangelt, …") ergibt sich, dass üblicherweise von Urteilsfähigkeit ausgegangen wird, die Urteilsfähigkeit also aktiv abgesprochen werden muss (vgl. BGE 24 III 5, E. 1b); Hausheer und Aebi-Müller 2020).

3.4.2 Wie sieht eine Beurteilung aus?

Neben dem Vorliegen einer objektiven Ursache (Kindesalter, geistige Behinderung, psychische Störung, Rausch oder ähnlicher Zustand) muss bei der Beurteilung der Urteilsfähigkeit geprüft werden, ob eine signifikante Einschränkung der mentalen Fähigkeiten vorliegt (Mangel an Fähigkeit, vernunftgemäß zu handeln). Für die Prüfung, ob solch eine Einschränkung vorliegt, haben sich in der medizinischen Praxis vier Kriterien etabliert. Wird ein Kriterium als nicht erfüllt angesehen, so ist die Urteilsfähigkeit abzusprechen. Die vier Kriterien sind (vgl. z. B. SAMW 2019):

1. Erkenntnisfähigkeit: Fähigkeit, die für die Entscheidung relevanten Informationen zumindest in den Grundzügen zu erfassen;
2. Wertungsfähigkeit: Fähigkeit, der Entscheidungssituation vor dem Hintergrund der verschiedenen Handlungsoptionen eine persönliche Bedeutung beizumessen;
3. Willensbildungsfähigkeit: Fähigkeit, aufgrund der verfügbaren Informationen und eigener Erfahrungen, Motive und Wertvorstellungen einen Entscheid zu treffen;
4. Willensumsetzungsfähigkeit: Fähigkeit, diesen Entscheid zu kommunizieren und zu vertreten.

3.4.2.1 Hilfsmittel bei der Beurteilung

In der wissenschaftlichen Literatur und klinischen Praxis existieren zahlreiche Ansätze, die Kompetenz der Evaluierenden im Beurteilungsprozess zu fördern. Hierfür stehen in der Praxis Instrumente wie transparente Kriterienkataloge und Gesprächsleitfäden zur Verfügung. Bei den etablierten Instrumenten zur Evaluation der Urteilsfähigkeit handelt es sich in der Regel um strukturierte oder semistrukturierte Interviews (SAMW 2019). Aber auch Beurteilungshilfen wie das U-Doc-Formular können Hilfe bei der Beurteilung der Urteilsfähigkeit bieten.[3]

3.4.3 Wie lautet das Ergebnis der Beurteilung?

3.4.3.1 Schwarz-Weiß-Entscheid

Bei der Prüfung, ob es Patient:innen aufgrund einer der in Art. 16 ZGB genannten Gründe nicht möglich ist, vernunftgemäß zu handeln, muss die beurteilende Person einen Schwarz-Weiß-Entscheid treffen (Aebi-Müller 2013). Der Gesetzgeber geht davon aus, dass die Urteilsfähigkeit binär ist, also entweder vorliegt oder nicht. Die in der medizinischen Praxis geläufige *eingeschränkte* Urteilsfähigkeit kennt der Gesetzgeber nicht; er kennt lediglich eingeschränkte kognitive Fähigkeiten, die jedoch wie eben erwähnt zu einer eindeutigen Kategorisierung führen müssen (Wetterauer 2024).

In der medizinischen Praxis scheint jedoch gerade in dieser eindeutigen Kategorisierung der kognitiven Fähigkeiten der Patient:innen die Schwierigkeit zu liegen (vgl. Wetterauer 2024). Insbesondere bei betagten Personen kann es zur Verminderung

---

[3] Der Dokumentationsbogen wurde als Teil des vom Schweizerischen Nationalfonds geförderten Forschungsprojekts «Assessing decision-making incapacity at the end of life» am Institut für Biomedizinische Ethik und Medizingeschichte der Universität Zürich entwickelt und evaluiert. Abrufbar unter https://familienrecht.lexia.ch/de/artikel/034skes441723/anhang-3-u-doc-formular-zur-evaluation-und-dokumentation-der-urteilsfahigkeit#title-168 (zugegriffen 9. Juni 2024).

der Konzentrationsfähigkeit kommen, die Reflexionsfähigkeit sowie die Möglichkeit, sich auszudrücken, können schwanken. Schwankungen können etwa durch Verwirrtheit, aber auch Fatigue oder rasche Ermüdbarkeit ausgelöst werden (SAMW 2019). Aber auch Patient:innen mit Demenz und anderen Hirnleistungsstörungen können typische Schwierigkeiten für die Beurteilung der Urteilsfähigkeit aufweisen. Zum einen können die Übergänge zwischen einer leichten kognitiven Beeinträchtigung und einer Demenz fließend sein, die kognitiven Fähigkeiten können zum anderen aber auch fluktuieren (Monsch 2012). Bei Patient:innen mit psychischen Störungen können je nach Art der Störung unterschiedliche mentale Fähigkeiten mehr oder weniger lang beeinträchtigt sein, sodass die Beurteilung dadurch erhebliche Schwierigkeiten bereiten kann (SAMW 2019; Appelbaum und Grisso 1988).

Bei der Prüfung, wie viel der oben genannten vier Fähigkeiten bei der Patientin bzw. dem Patienten vorliegen und wie viel für das Bejahen der Urteilsfähigkeit vorliegen müssen, geht es bildlich gesprochen um folgende Frage: Wenn die kognitiven Fähigkeiten fluktuierend oder graduell sind, welchen Grad der Skala müssen Patient:innen erreichen, damit sie als urteilsfähig oder urteilsunfähig eingestuft werden? Eine Wertetabelle existiert hierfür nicht, weshalb es vielmehr der Zuschreibung der Evaluierenden bedarf (Wetterauer 2024).

In diesem Kontext ist auch zu überlegen, ob die Urteilsfähigkeit gezielt an einem sehr strengen Maßstab zu messen ist, weil es um sehr bedeutsame Entscheidungen geht, oder gerade umgekehrt an einem sehr tiefen Maßstab, damit Patient:innen möglichst lang selbst entscheiden können (Aebi-Müller 2013; Aebi-Müller et al. 2016).

3.4.3.2 Relativität der Urteilsfähigkeit

Ein weiterer Aspekt ist, dass sich die Feststellung der Urteilsfähigkeit nach dem Prinzip der Relativität der Urteilsfähigkeit auf einen ganz konkreten Entscheid bezieht. Die Urteilsfähigkeit kann daher etwa zu einem bestimmten Zeitpunkt für einen Entscheid mit geringer Tragweite und Komplexität noch gegeben sein, für einen Entscheid mit höherer Tragweite und Komplexität hingegen nicht mehr (vgl. Trachsel et al. 2014; SAMW 2019). Die korrekte Frage nach der Urteilsfähigkeit muss also immer um eine konkrete Fragestellung, für welche medizinische Maßnahme die Urteilsfähigkeit genau beurteilt wird, ergänzt werden (vgl. Wetterauer 2024).

3.4.4 Wer beurteilt die Urteilsfähigkeit?

Eine wichtige Frage ist, wer als die für die Beurteilung der Urteilsfähigkeit zuständige Person anzusehen ist und damit entscheidet, ob Patient:innen für die konkret vorzunehmende Maßnahme für urteilsfähig oder urteilsunfähig zu befinden sind.

In der Literatur lässt sich oftmals keine Angabe über die Zuständigkeit finden. Möglicherweise deshalb, weil auf der Hand zu liegen scheint, dass dies der behandelnde

Arzt bzw. die behandelnde Ärztin ist.[4] Doch wer ist der behandelnde Arzt bzw. die behandelnde Ärztin?

> **Beispiel**
>
> (vgl. Wetterauer 2024)
> Ein Patient befindet sich bei seinem Hausarzt (behandelnder Arzt) in Behandlung. Dieser stellt den Indikationsverdacht für eine Operation und überweist den Patienten für die Abklärung in die Sprechstunde des Facharztes (behandelnder Arzt). Dieser stellt die Indikation für eine Operation. Er bespricht das weitere Vorgehen mit dem Patienten und meldet ihn für das Aufklärungsgespräch in der präoperativen Sprechstunde an. Eine Woche später führt ein anderer Facharzt der Abteilung (behandelnder Arzt) das präoperative Aufklärungsgespräch durch. Wenige Tage später wird der Patient durch die Chefärztin der Abteilung (behandelnde Ärztin) operiert. Im Rahmen der präoperativen Anästhesiesprechstunde hatte der Patient auch Kontakt mit dem hierfür zuständigen Narkosearzt (behandelnder Arzt). Direkt vor und während der Operation betreute ihn eine Oberärztin der Abteilung Anästhesie (behandelnde Ärztin). ◄

Dieses Beispiel zeigt, dass eine Reihe von Personen in der Rolle des *behandelnden Arztes bzw. der behandelnden Ärztin* in die Vornahme einer medizinischen Maßnahme involviert sein können. Da die Urteilsfähigkeit jedoch im Hinblick auf die Einwilligung für eine konkret vorzunehmende Maßnahme relevant ist, ist derjenige der behandelnden Ärzte bzw. Ärztinnen für die Beurteilung bzw. Feststellung der Urteilsfähigkeit als zuständig anzusehen, der bzw. die die Einwilligung des Patienten bzw. der Patientin für die konkret in Frage stehende Maßnahme einholt. Dies gilt beispielsweise für die Einholung der Einwilligung zu einer Operation gleichermaßen wie für die Einwilligung in die Narkose (Wetterauer 2024). Fallen Aufklärung und Behandlungsentscheid auseinander, so muss die Urteilsfähigkeit sowohl zum Zeitpunkt der Aufklärung als auch zum Zeitpunkt des Behandlungsentscheids vorhanden sein (Aebi-Müller 2014).

Damit ist jedoch nicht sichergestellt, dass derjenige der behandelnden Ärzte bzw. Ärztinnen auch die Person ist, welche für die Evaluation am besten geeignet ist oder die meiste Kenntnis über die Fähigkeiten des Patienten bzw. der Patientin hat. Im Gegenteil: Zum Beispiel bei der Einholung einer Operationseinwilligung kann es sich, wie oben im Fallbeispiel gezeigt, lediglich um eine Momentaufnahme der Fähigkeiten des Patienten bzw. der Patientin handeln. Sofern Zweifel an der Urteilsfähigkeit bestehen, kann es für die Beurteilung deshalb erforderlich sein, Informationen anderer Fachpersonen (unter Einhaltung der Schweigepflicht), etwa eines Kollegen oder einer Hausärztin, welche den

---

[4] Eindeutiger bei der Frage, ob eine Patientenverfügung rechtsgültig verfasst wurde: Hier obliegt – gestützt auf den Wortlaut von Art. 372 Abs. 2 ZGB («Die Ärztin oder der Arzt entspricht der Patientenverfügung …») - dem behandelnden Arzt, der die Patientenverfügung anwendet, die Zuständigkeit der Beurteilung (vgl. Wyss 2018).

Patienten bzw. die Patientin schon länger kennen, einzuholen. Auch die Unterstützung durch ein psychiatrisches Konsil kann ggf. angezeigt sein (Wetterauer 2024).

Nicht weniger relevant ist die Frage nach der Zuständigkeit der Beurteilung der Urteilsfähigkeit, sobald es sich um medizinische Maßnahmen handelt, die nicht durch Ärzte oder Ärztinnen durchgeführt werden. Neben ärztlichen Maßnahmen können etwa im Rahmen eines stationären Aufenthaltes z. B. auch pflegerische, physiotherapeutische oder logopädische Maßnahmen eine Rolle spielen (Wetterauer 2024). Für die Vornahme solcher Maßnahmen kann auch das Fachpersonal anderer medizinischer Disziplinen für die Beurteilung der Urteilsfähigkeit von Patient:innen zuständig sein. Insofern können verschiedene im medizinischen Bereich tätige Fachpersonen in ihrem klinischen Alltag mit der Evaluation der Urteilsfähigkeit von Patient:innen befasst und entsprechend ihren Kompetenzen für das Vorgehen und das Ergebnis der Evaluation verantwortlich sein (SAMW 2019).

Die Evaluationsbeiträge anderer medizinischer (nicht ärztlicher) Fachpersonen können darüber hinaus auch für ärztlich vorzunehmende Maßnahmen von ganz erheblicher Bedeutung und ggf. von ärztlicher Seite einzuholen sein. Oftmals kennen z. B. Pflegefachpersonen Patient:innen besser als Ärzte und Ärztinnen, da sie mehr Zeit mit ihnen verbringen. Sie können ggf. wichtige Hinweise über die für die Urteilsfähigkeit relevanten Fähigkeiten der Patient:innen geben und so zu einer umfassenden Beurteilung beitragen (Wetterauer 2024).

3.4.5 Subjektive Beeinflussung der Beurteilenden

Da es bei der Beurteilung der Urteilsfähigkeit einer Zuschreibung der Evaluierenden bedarf, ist zusätzlich zu beachten, dass hierbei auch das Urteilsvermögen der Evaluierenden eingeschränkt sein kann (SAMW 2019).

3.5 Wiederherstellung der Urteilsfähigkeit

Um dem Selbstbestimmungsrecht von Patient:innen größtmöglich nachzukommen, muss – wann immer möglich – die Urteilsfähigkeit wiederhergestellt werden (Wetterauer 2024). Hierfür ist zunächst das Ausschließen oder Vermindern von Störfaktoren sowie Hilfestellung für die Entscheidungsfindung für Patient:innen anzubieten (Trachsel et al. 2014; SAMW 2019). Beispielsweise kann eine an die Situation adaptierte Kommunikation erforderlich sein, um einer geschwächten, betagten oder von Einschränkungen der kognitiven Fähigkeiten betroffenen Person die Entscheidungsfindung zu erleichtern und damit die vorhandenen Beeinträchtigungen unter Umständen wirksam aufzufangen. Manchmal genügt es schon, die optimale Tageszeit für Aufklärung und Behandlungsentscheid zu wählen (Aebi-Müller 2014; SAMW 2019). Auch kann das Hinzuziehen von Übersetzer:innen oder anderen Drittpersonen Erleichterung bringen (Trachsel et al. 2014 m.w.H.).

3.6 Vorgehen und Konsequenzen bei Urteilsunfähigkeit

Ist ein Patient oder eine Patientin urteilsunfähig, kann er bzw. sie nicht mehr selbst rechtswirksam in eine medizinische Maßnahme einwilligen oder sie ablehnen, sein bzw. ihr Schutzbedürfnis tritt dann in den Vordergrund. Das schweizerische Erwachsenenschutzgesetz regelt, wie im Fall von Urteilsunfähigkeit vorzugehen ist.

3.6.1 Die Patientenverfügung

Nach Art. 370 ff. ZGB kann eine urteilsfähige Person für sich selbst im Voraus Entscheidungen treffen. In einer Patientenverfügung kann zum einen verbindlich festgelegt werden, welchen konkreten medizinischen Maßnahmen die Person im Fall ihrer Urteilsunfähigkeit zustimmt oder nicht zustimmt, zum anderen kann eine Person bestimmt werden, welche im Fall der Urteilsunfähigkeit entscheidet. Beide Arten von Verfügungen können auch kombiniert werden (Büchler und Michel 2020; Aebi-Müller 2014). Mithilfe einer Patientenverfügung kann das Selbstbestimmungsrecht von Patient:innen durch ihre antizipierten und rechtlich verbindlichen Anordnungen zu medizinischen Maßnahmen auch über die Zeit der eigenen Urteilsfähigkeit hinaus gewahrt werden (Fassbind 2021; Boente 2015; Gassmann 2017; Wyss 2018).

3.6.1.1 Gültigkeit und Rechtswirkung

Die Patientenverfügung muss von einer urteilsfähigen Person verfasst worden sein (Geiser 2013). Sie ist schriftlich zu errichten, zu datieren und zu unterschreiben. Solange Patient:innen urteilsfähig sind, können sie die Patientenverfügung jederzeit widerrufen.

Die Patientenverfügung kommt zum Tragen, wenn Patient:innen für die in Frage stehende Entscheidung nicht mehr urteilsfähig sind. Die Patientenverfügung stellt eine vorweggenommene Einwilligung dar, welche als Rechtfertigungsgrund für einen medizinischen Eingriff genügt (Fassbind 2012). Aufgrund der Relativität der Urteilsfähigkeit ist dabei für jede einzelne Maßnahme zu prüfen, ob Urteilsfähigkeit oder Urteilsunfähigkeit vorliegt. Der Patientenverfügung wird entsprochen, es sei denn, sie verstößt gegen gesetzliche Vorschriften oder es bestehen begründete Zweifel, dass sie auf dem freien Willen beruht oder noch dem mutmaßlichen Willen der Person entspricht (Boente 2015). Dabei ist allerdings zu beachten, dass kein Anspruch auf die Vornahme medizinisch nicht indizierter Therapien besteht (Botschaft Erwachsenenschutz 2006; Aebi-Müller 2014; Fassbind 2012; Gassmann 2017; Wetterauer 2024).

In Notfällen sowie bei der Behandlung psychischer Störungen im Rahmen einer fürsorgerischen Unterbringung kommt der Patientenverfügung von Gesetzes wegen eine eingeschränkte Bedeutung zu (Fassbind 2012).

3.6.1.2 Schwierigkeiten in der medizinischen Praxis im Rahmen von Patientenverfügungen

Die Patientenverfügung kann einen wesentlichen Beitrag für die Patientenselbstbestimmung bedeuten. Gleichwohl ist sie kein Garant für eine reibungslose Entscheidungsfindung (Wetterauer 2024).

Grundsätzlich stellt sich für das Instrument der Patientenverfügung die Frage, inwieweit Betroffene beim Verfassen derselben in der Lage waren, die nun konkret eingetretene Situation zu antizipieren (Aebi-Müller 2014). Es ist anzunehmen, dass es schwierig ist, sich in einer Phase der (relativen) Gesundheit in die Grenzsituation einer schweren Erkrankung oder des eigenen Sterbens zu versetzen und vorab zu entscheiden, welchen medizinischen Maßnahmen man in dieser Situation zustimmen und welche man ablehnen würde (SAMW 2013; Büchler und Michel 2013; Ziegler 2018; Aebi-Müller 2013; Büchler und Michel 2020). Allerdings ist auch davon auszugehen, dass Ersteller:innen einer Patientenverfügung durchaus in der Lage sind, in Ausübung ihrer Autonomie grundlegende Entscheidungen zu treffen, beispielsweise in Bezug auf eine würdevolle Beendigung ihres Lebens. Genauso kann eine Person – sei es aus der eigenen Erfahrung oder der anderer (nahestehender) Personen – wissen, welche Behandlung auf sie zukommt und welchen Umgang sie für sich wünscht (Botschaft Erwachsenenschutz 2006; Wetterauer 2024).

Unsicherheiten können in der Praxis auch dadurch hervorgerufen werden, dass das Gesetz keine Vorschrift über die Form des Inhalts enthält und dieser frei formuliert werden kann. Ebenso wenig ist eine fachkundige Hilfe beim Ausfüllen der Patientenverfügung vorgeschrieben. In der Praxis können getroffene Anweisungen in einer Patientenverfügung deshalb zu wenig konkret sein, als dass sich daraus ein konkretes medizinisches Vorgehen ableiten ließe (BASS-Studie 2014; Aebi-Müller 2014; Wetterauer 2024).

Bei der Anwendung von Patientenverfügungen ist auch zu berücksichtigen, dass sich Behandlungspräferenzen und Vorstellungen von der Sinn- und Werthaftigkeit des Lebens verändern und sich ggf. begründete Zweifel auftun können, ob die Ausführungen der Patientenverfügung den Wünschen des Patienten bzw. der Patientin nicht mehr gerecht werden (Wetterauer 2024).

3.6.2 Stellvertretung

Hat eine urteilsunfähige Person keine Patientenverfügung erstellt, so stellen die vom Gesetz für die Vertretung bei medizinischen Maßnahmen getroffenen Vertretungsregelungen die Rechte und den Schutz Urteilsunfähiger sicher (Guillod und Hertig Pea 2013). Die zur Vertretung berechtigten Personen vertreten urteilsunfähige Patient:innen nach ihrem mutmaßlichen Willen und Interessen. Einen wichtigen Aspekt in diesem Zusammenhang stellt auch die Einbeziehung der urteilsunfähigen Patient:innen selbst dar (Art. 377 Abs. 3 ZGB). Insoweit wird das „Alles-oder-Nichts-Konzept" der Urteilsfähigkeit aufgeweicht (Aebi-Müller 2017).

3.6.2.1 Wer ist die vertretungsberechtigte Person?

Nach Art. 377 Abs. 1 ZGB erstellt der behandelnde Arzt bzw. die behandelnde Ärztin unter Beizug der bei medizinischen Maßnahmen zur Vertretung berechtigten Person einen Behandlungsplan. Damit die vertretungsberechtigte Person an Stelle des urteilsunfähigen Patienten bzw. der urteilsunfähigen Patientin ihren «Informed Consent» zur geplanten Behandlung erteilen oder verweigern kann, ist sie über die Diagnose und Behandlung sowie Behandlungsalternativen umfassend aufzuklären (Aebi-Müller 2014; Chatagny 2013).

Für die zur Vertretung berechtigten Personen stellt das Gesetz in Art. 378 Abs. 1 ZGB eine Kaskade auf. Hiernach sind verschiedene Personen der Reihe nach berechtigt, die urteilsunfähige Person zu vertreten. Konkret sind dies:

1. Die in einer Patientenverfügung oder in einem Vorsorgeauftrag bezeichnete Person;
2. der Beistand oder die Beiständin mit einem Vertretungsrecht bei medizinischen Maßnahmen;
3. wer als Ehegatte, eingetragene Partnerin oder eingetragener Partner einen gemeinsamen Haushalt mit der urteilsunfähigen Person führt oder ihr regelmäßig und persönlich Beistand leistet;
4. die Person, die mit der urteilsunfähigen Person einen gemeinsamen Haushalt führt und ihr regelmäßig und persönlich Beistand leistet;
5. die Nachkommen, wenn sie der urteilsunfähigen Person regelmäßig und persönlich Beistand leisten;
6. die Eltern, wenn sie der urteilsunfähigen Person regelmäßig und persönlich Beistand leisten;
7. die Geschwister, wenn sie der urteilsunfähigen Person regelmäßig und persönlich Beistand leisten.

Die in Art. 378 ZGB geregelte Vertretungskaskade ist abschließend (Guillod und Hertig Pea 2013). Das bedeutet, dass andere als die genannten Personen wie z. B. ein guter Freund nur dann zur Entscheidung berufen sind, wenn sie entweder durch den Patienten bzw. die Patientin mittels Vorsorgeauftrag oder Patientenverfügung ermächtigt oder durch die Erwachsenenschutzbehörde als Beistand bzw. Beiständin eingesetzt wurden. Besteht unabhängig davon Kenntnis über die Behandlungswünsche, können diese Personen für die Bestimmung des mutmaßlichen Willens von Bedeutung sein, insbesondere in dringlichen Fällen, in denen die zuständige Vertretungsperson nicht fristgerecht erreicht werden kann (Aebi-Müller 2014).

Mit einer gesetzlich vorgesehenen Vertretungsperson soll für medizinische Maßnahmen auch ohne eine Patientenverfügung und ohne Einschreiten der Erwachsenenschutzbehörde gewährleistet sein, dass die persönlichen Bedürfnisse der urteilsunfähigen Person durch Beachtung ihres mutmaßlichen Willens und ihrer Interessen sichergestellt werden (Reusser 2018).

3.6.2.2 Wie entscheidet die vertretungsberechtigte Person?

Die Vertretungsperson ist in ihrem stellvertretenden Behandlungsentscheid nicht frei. Eine Patientenverfügung kann Weisungen an eine vertretungsberechtigte Person enthalten, denen grundsätzlich Folge zu leisten ist (Aebi-Müller 2014).

Hat der Patient bzw. die Patientin sich nicht in einer Patientenverfügung geäußert, entscheidet die Vertretungsperson nach seinem bzw. ihrem mutmaßlichen Willen und Interessen, Art. 378 Abs. 3 ZGB.

Die Vertretungsperson ist angehalten, so zu entscheiden, wie es der Patient bzw. die Patientin im Zustand der Urteilsfähigkeit selbst tun würde (SAMW 2019; Aebi-Müller 2014). Der mutmaßliche Wille von Patient:innen stützt sich insbesondere auf frühere Willensäußerungen oder Werthaltungen, die sie durch ihre Lebensführung zum Ausdruck gebracht haben (Fassbind 2021; Aebi-Müller 2014). Der mutmaßliche Wille kann dabei von einem objektiv vorzuziehenden medizinischen Vorgehen abweichen, hat aber im Hinblick auf das Selbstbestimmungsrecht der Patient:innen Vorrang (Aebi-Müller 2014). Mit «den Interessen» der urteilsunfähigen Person meint das Gesetz die objektiven Interessen, das bedeutet, die in der konkreten Behandlungssituation medizinisch gebotenen Maßnahmen (Botschaft Erwachsenenschutz 2006; Aebi-Müller 2014). Erst wenn kein mutmaßlicher Wille zu eruieren ist, ist auf die objektiven Interessen zurückzugreifen (Sprecher 2011; NEK 2011).

3.6.2.3 Dringliche Fälle, Art. 379 ZGB

Nach Art. 379 ZGB ergreift in dringlichen Fällen der Arzt bzw. die Ärztin die medizinischen Maßnahmen nach dem mutmaßlichen Willen und den Interessen der urteilsunfähigen Person und schließt damit die gesetzliche Vertretung aus (Fankhauser 2010).

Dringliche Situationen kommen in der klinischen Praxis häufig vor, insbesondere da der Begriff der Dringlichkeit keineswegs nur auf Notfallbehandlungen im engeren Sinne beschränkt ist (Eichenberger und Kohler 2018; Aebi-Müller 2014). Zum einen kann damit die Notfallsituation gemeint sein, in der die Zeit nicht ausreicht, die Vertretungsberechtigung abzuklären oder die vertretungsberechtigte Person zu erreichen. Zum anderen kann sich die Dringlichkeit auch dann ergeben, wenn die Vertretungsberechtigung objektiv unklar ist und eine medizinische Maßnahme zum Wohl des Patienten bzw. der Patientin nicht aufgeschoben werden darf (Botschaft Erwachsenenschutz 2006; Fankhauser 2016; Gassmann 2017). In einer dringlichen Situation wird sich oftmals keine Zeit finden lassen, den mutmaßlichen Willen des Patienten bzw. der Patientin zu erkunden, sodass die objektiven Interessen des Betroffenen im Vordergrund stehen dürften (Aebi-Müller 2014).

3.6.2.4 Schwierigkeiten in der medizinischen Praxis im Rahmen von Stellvertreterentscheidungen

Im Rahmen von Stellvertreterentscheiden können insbesondere zwei Konstellationen auftreten, in denen der Autonomie bzw. dem Schutzbedürfnis von Patient:innen nicht ausreichend nachgekommen wird.

Zum einen kann es zu Vertreterentscheidungen kommen, obwohl Patient:innen die Urteilsfähigkeit nicht abgesprochen wurde (dies entweder, weil es keine ausreichende Grundlage gab, sie abzusprechen oder weil die Urteilsfähigkeit erst gar nicht geprüft wurde). Zu Vertreterentscheidungen bei noch urteilsfähigen Patient:innen kann es vor allem dann kommen, wenn nahe Angehörige eng in die Behandlungsplanung involviert sind und dann im Arzt-Patienten-Gespräch als vertretungsbefugt behandelt werden, etwa weil es z. B. bei betagten Patient:innen für die Ärzt:innen bequemer oder einfacher ist, allein mit den Vertretungspersonen zu kommunizieren und so zu schnelleren Ergebnissen zu kommen. In diesen Fällen besteht die Gefahr, dass sich die Behandlung zu sehr nach den Wünschen der Angehörigen richtet und den Patient:innen selbst zu wenig Gelegenheit gegeben wird, sich zu äußern. Dies kann nicht nur Schaden in dem Sinne bedeuten, dass Hinweise auf die Wünsche der urteilsunfähigen Patient:innen missachtet werden, sondern auch die Würde der Personen nicht gewahrt wird.

Zum anderen kann es aber auch dazu kommen, dass ein erforderliches Schutzbedürfnis von Personen nicht ausreichend beachtet wird. Das kann insbesondere dann der Fall sein, wenn Patient:innen nicht mehr urteilsfähig sind, aber keine vertretungsberechtigte Person vorhanden oder greifbar ist. Zu deren Fürsorge müsste entweder eine Vertretungsperson ausfindig gemacht oder ggf. die Errichtung einer Beistandschaft in die Wege geleitet werden. Da dies mit zusätzlichem Aufwand verbunden ist, kann es vorkommen, dass hierauf verzichtet wird und eine für die anstehende Entscheidung urteilsunfähige Person weiterhin als urteilsfähig behandelt und eine Einwilligung von ihr eingeholt wird. Möglicherweise stimmt sie einem Behandlungsvorgehen zu, dessen Bedeutung sie nicht mehr überschauen kann. Die Konsequenz hieraus kann sein, dass sich die Behandlung danach richtet, was der Arzt bzw. die Ärztin als das medizinisch präferierte Vorgehen ansieht und wozu der urteilsunfähige Patient bzw. die urteilsunfähige Patientin zustimmt (Wetterauer 2024).

Aus rechtlicher Sicht kann das Einholen der Einwilligung von der «falschen» Person, sprich entweder von urteilsunfähigen Patient:innen oder aber von der konkret nicht einwilligungsbefugten gesetzlichen Vertretungsperson Folgen haben. Selbst eine fachgerecht ausgeführte Behandlung kann eine Disziplinarbuße sowie ggf. zusätzlich zivil- und strafrechtliche Sanktionen nach sich ziehen (Aebi-Müller 2014; Gassmann 2017).

Eine weitere generelle Schwierigkeit im Rahmen von Vertreterentscheiden kann die Ermittlung des mutmaßlichen Willens und der Interessen der Patient:innen sein. Zum einen kann es herausfordernd sein, zu bestimmen, was der Patient bzw. die Patientin selbst entscheiden würde, zum anderen kann es aber auch schwierig sein, ein medizinisch indiziertes Vorgehen, insbesondere bei mehreren Optionen, zu bestimmen.

3.6.3 Einbezug urteilsunfähiger Patientinnen und Patienten nach Art. 377 Abs. 3 ZGB

Auch im Fall der Urteilsunfähigkeit darf nicht über Patient:innen hinweg entschieden werden und sie sind – soweit möglich – in die Entscheidungsfindung einzubeziehen (Aebi-Müller 2016a 2017). Gerade weil das Gesetz bei der Bestimmung der Urteilsfähigkeit keine graduellen Abstufungen kennt und so den Persönlichkeitsrechten urteilsunfähiger Patient:innen nicht vollständig nachzukommen vermag, ist die Mitberücksichtigung urteilsunfähiger Patient:innen gefordert (Fankhauser 2016; Sprecher 2011; Aebi-Müller 2017). Bei der Partizipation urteilsunfähiger Patient:innen muss neben dem Grundgedanken der Selbstbestimmung auch dem Erfordernis des Schutzbedürfnisses nachgekommen werden. Ein ablehnendes Verhalten der Patient:innen darf daher nicht etwa in ein generelles Vetorecht umgewandelt werden. Da den Patient:innen aufgrund ihrer Urteilsunfähigkeit das Recht abgesprochen wurde, den Entscheid über die Behandlung zu treffen, würde mit der Einräumung eines generellen Vetorechts ein wesentlicher Teil des Schutzzwecks unterlaufen (Aebi-Müller 2016b).

Auf der anderen Seite muss aber auch berücksichtigt werden, ob die nun urteilsunfähigen Patient:innen durch ihren natürlichen Willen nicht zum Ausdruck müssen bringen können, was sie aktuell möchten. Ob sich z. B. ein schwacher Lebenswille und eine veränderte Sichtweise auch nach Eintritt der Urteilsunfähigkeit glaubwürdig manifestiert haben, obschon sich der Patient bzw. die Patientin im Vorfeld für eine andere Behandlung ausgesprochen hatte. Dies hat zur Folge, dass jeweils im Einzelfall genau untersucht werden muss, inwieweit die Ablehnung von Patient:innen, also ihr jetzt im urteilsunfähigen Zustand geäußerter Wille, als Hinweis auf ihren mutmaßlichen Willen in der heutigen Gesamtbetrachtung gedeutet werden kann (Wetterauer 2024). Hierzu gehört etwa auch die Prüfung, ob die Ablehnung nicht z. B. auf Angst vor der Maßnahme beruht (Guillod und Hertig Pea 2013) und damit weniger geeignet erscheint, sie als Manifestation einer veränderten Sichtweise zu bewerten. In dieser Situation ist es primär erforderlich, durch verstärkte Einbindung der Patient:innen ihre Ängste zu mindern.

Das Partizipationsrecht umfasst jedoch weitaus mehr als die soeben beschriebene Prüfung, inwieweit Widerstandsbekundungen von Patient:innen für die Bestimmung ihres mutmaßlichen Willens herangezogen werden können. Vielmehr muss ihnen eine ihren Fähigkeiten und Bedürfnissen angepasste Beteiligung am Entscheidungsprozess ermöglicht werden (Sprecher 2011). Eine entsprechende Partizipation bedeutet, dass urteilsunfähige Patient:innen generell das Recht auf Information, das Recht, an Entscheidungsprozessen teilzuhaben, sowie das Recht auf Mitbestimmung bei der Ausgestaltung der medizinischen Behandlung haben (Fankhauser 2010, 2016; Gassmann 2017; Sprecher 2011). Die Einbeziehung umfasst auch die Aufklärung der Patient:innen. Zwar ist die vertretungsberechtigte Person der Adressat der Aufklärungspflicht als solcher nach Art. 377 Abs. 2 ZGB, jedoch gebietet es allein schon die Pflicht zur Achtung der Menschenwürde, dass auch die urteilsunfähige Person Aufklärung erfährt (Boente 2015).

Durch entsprechende Umsetzung des Partizipationsrechts wird dem medizinethischen Autonomieverständnis und dem ethischen Prinzip der Hilfeleistung nachgekommen. Der Patient bzw. die Patientin wird so weit in die Entscheidungsfindung einbezogen, dass er bzw. sie die Möglichkeit hat, Teil des Entscheidungsprozesses zu sein. Dadurch kann zugleich Schaden vermieden werden, der durch eine Verletzung der Gefühle des Patienten bzw. der Patientin zustande käme. Anhand der gewonnenen Erkenntnis kann auf die persönlichen Bedürfnisse und Fähigkeiten der urteilsunfähigen Person eingegangen werden, und die Person wird individuell und situativ angepasst beteiligt. Patient:innen werden durch ihre aktive Einbeziehung darin unterstützt, geplante Behandlungen in ihrem Ablauf nachvollziehen und verstehen zu können, wodurch sie die Möglichkeit haben, sich auf die geplante Behandlung einzustellen (Reiter-Theil und Wetterauer 2019). Aber auch für das Behandlungsteam sind die Einbeziehung und die gemeinsame Behandlungsplanung eine wichtige Hilfestellung, da die Entscheidung dann Ausdruck eines Prozesses ist, bei dem alle Beteiligten beachtet und gehört wurden (Wetterauer 2024).

3.7 Fünf Leitfragen für einen angemessenen Umgang mit Urteils(un)fähigkeit in der medizinischen Praxis

Angesichts der Herausforderungen der Überprüfung der Urteilsfähigkeit erscheint es sinnvoll, den Behandelnden eine Hilfestellung anzubieten. In der medizinischen Praxis sind aus rechtlicher Sicht insbesondere folgende Punkte zu beachten. Die Antworten können den Weg zu einer kompetenten Problemlösung weisen.

1. Ist der Patient bzw. die Patientin für die in Frage stehende Maßnahme sichtlich urteilsfähig oder urteilsunfähig oder ist eine systematische Beurteilung der Urteilsfähigkeit erforderlich?
2. Wer ist für die Beurteilung der Urteilsfähigkeit zuständig (bin ich es selbst)?
3. Kann ich die Beurteilung selbst kompetent vornehmen oder benötige ich Hilfe (z. B. ein psychiatrisches Konsil)?
4. Welche rechtlichen Konsequenzen folgen? Wer entscheidet bei Urteilsunfähigkeit?
5. Gibt es präventive Maßnahmen zur Förderung der Selbstbestimmung und Beachtung eines Schutzbedürfnisses, die ergriffen werden können (z. B. das Erstellen einer Patientenverfügung einer noch urteilsfähigen Person)?

Literatur

Aebi-Müller RE (2013) Perpetuierte Selbstbestimmung? Einige vorläufige Gedanken zur Patientenverfügung nach neuem Recht. ZBJV 149(2):150–178

Aebi-Müller RE (2014) Der urteilsunfähige Patient – eine zivilrechtliche Auslegeordnung. Jusletter 22

Aebi-Müller RE (2016a) Zur Bedeutung der Urteilsfähigkeit im Erwachsenenschutzrecht. In: Fountoulakis C, Affolter-Fringeli K, Biderbost I, Steck D (Hrsg) Kindes- und Erwachsenenschutzrecht – Expertenwissen für die Praxis. Schulthess Verlag, Zürich, S 31–44

Aebi-Müller RE (2016b) Gesetzliche Vertretung. In: Fountoulakis C, Affolter-Fringeli K, Biderbost I, Steck D (Hrsg) Kindes- und Erwachsenenschutzrecht – Expertenwissen für die Praxis. Schulthess Verlag, Zürich, S 107–146

Aebi-Müller RE, Fellmann W, Gächter T, Rütsche B, Tag B (2016) Arztrecht. Stämpfli, Bern

Aebi-Müller RE (2017) Handlungsfähigkeit und Erwachsenenschutz – Versuch einer Klärung. In: Fankhauser R, Reusser RE, Schwander I (Hrsg) Brennpunkt Familienrecht – Festschrift für Thomas Geiser zum 65. Geburtstag. DIKE Verlag, Zürich, S 1–22

Appelbaum PS, Grisso T (1988) Assessing patients' capacities to consent to treatment. N Eng J Med 319(25):1635–1638

Arnet R, Breitschmid P, Jungo A (2016) Handkommentar zum Schweizer Privatrecht, Bd I. Schulthess Verlag, Zürich, Personen- und Familienrecht inkl. Kindes- und Erwachsenenschutzrecht

BASS-Studie (2014) Projekt «Selbstbestimmung am Lebensende im Schweizer Recht: Eine kritische Auseinandersetzung mit der rechtlichen Pflicht, selber entscheiden zu müssen». https://www.unilu.ch/fileadmin/fakultaeten/rf/aebi/dok/SNF_67_Lebensende/NFP_67_Schlussbericht.pdf. Zugegriffen 9. Juni 2024

Boente W (2015) Art. 372 u. 377 ZGB. Zürcher Kommentar – Der Erwachsenenschutz. Die eigene Vorsorge und Maßnahmen von Gesetzes wegen. Schulthess Verlag, Zürich

Botschaft zur Änderung des Schweizerischen Zivilgesetzbuches (Erwachsenenschutz, Personenrecht und Kindesrecht), BBl 2006, 7001 ff. https://www.fedlex.admin.ch/eli/fga/2006/899/de. Zugegriffen 9. Juni 2024

Bucher E, Aebi-Müller RE (Hrsg) (2017) Die natürlichen Personen, Art. 11–19d ZGB. Rechts- und Handlungsfähigkeit. Stämpfli Verlag, Bern

Büchler A, Häfeli C, Leuba A, Stettler M (Hrsg) (2013) Kommentar zum Familienrecht – Erwachsenenschutzrecht. Stämpfli, Bern

Büchler A, Michel M (2020) Medizin – Mensch – Recht. Eine Einführung in das Medizinrecht der Schweiz. Schulthess Verlag, Zürich

Chatagny N (2013) Droits et devoirs de porteurs/euses de mandats tutélaires en cas d'atteinte à l'intégrité corporelle (interventions médicales), ZVW 2003, S 61 ff

Eichenberger T, Koller P (2018) Art. 377 und 379 ZGB. In: Geiser T, Fountoulakis C (Hrsg), Basler Kommentar, Zivilgesetzbuch I. Helbling und Lichtenhahn, Basel

Fankhauser R (2010) Die gesetzliche Vertretungsbefugnis bei Urteilsunfähigen nach den Bestimmungen des neuen Erwachsenenschutzrechts. BJM 5:239–266

Fankhauser R (2016) Art. 377 u. 379 ZGB. In: Arnet R, Breitschmid P, Jungo A. Handkommentar zum Schweizer Privatrecht, Band I, Personen- und Familienrecht inkl. Kindes- und Erwachsenenschutzrecht. Schulthess Verlag, Zürich

Fankhauser R (2018) Art. 16 ZGB. In: Geiser T, Fountoulakis C (Hrsg) Basler Kommentar, Zivilgesetzbuch I. Helbling Lichtenhahn Basel

Fankhauser R, Bleichenbacher A (2021) Art. 16 ZGB. In: Fassbind P. Erwachsenenschutz. Orell Füssli, Zürich

Fassbind P (2021) Art. 377 ZGB. In: Kren Kostkiewicz J, Wolf S, Amstutz M, Fankhauser R (Hrsg) Schweizerisches Zivilgesetzbuch. Orell Füssli, Zürich

Gassmann J (2017) Art. 372, 377/378 u. 379/380 ZGB. In: Büchler A, Jakob D (Hrsg) Kurzkommentar ZGB. Helbling Lichtenhahn, Basel

Geiser T (2013) Art. 360 ZGB. In: Büchler A, Häfeli C, Leuba A, Stettler M (Hrsg), Kommentar zum Familienrecht – Erwachsenenschutzrecht. Stämpfli Verlag, Bern

Guillod O, Hertig Pea A (2013) Art. 377 ZGB. In: Büchler A, Häfeli C, Leuba A, Stettler M (Hrsg) Kommentar zum Familienrecht – Erwachsenenschutzrecht. Stämpfli Verlag, Bern

Hausheer H, Aebi-Müller RE (2020) Das Personenrecht des Schweizerischen Zivilgesetzbuches. Stämpfli, Bern

Hermann H, Trachsel M, Mitchell C, Biller-Andorno N (2014) Medical decision-making capacity: knowledge, attitudes, and assessment practices of physicians in Switzerland. Swiss Med Wkly 144(4142):w14039

Hrubesch-Millauer S, Bruggisser D (2014) Gedanken zu pflegerischen Anordnungen in einer Patientenverfügung. Pflegerecht 3(1):16–26

Meyer-Zehnder B, Barandun Schäfer U, Wesch C, Reiter-Theil S, Pargger H (2021) Weekly internal ethical case discussions in an ICU – Results based on 9 years of experience with a highly structured approach. Crit Care Explor 3(3):e0352

Monsch AU (2012) Die Beurteilung der Urteilsfähigkeit, insbesondere bei Menschen mit Demenz. In: Wolf S (Hrsg) Das neue Erwachsenenschutzrecht – insbesondere Urteilsfähigkeit und ihre Prüfung durch die Urkundsperson. Schriften INR: Vol. 13, Stämpfli Verlag, Bern

Montaguti E, Schürmann J, Wetterauer C, Picozzi M, Reiter-Theil S (2019) Reflecting on the reasons. Pros and cons coercive measures for patients in psychiatric and somatic care: the role of clinical ethics consultation. A pilot study. Front Psychiatry 10:441

Nationale Ethikkommission im Bereich Humanmedizin (NEK) (2011) Stellungnahme «Patientenverfügung.». https://www.nek-cne.admin.ch/inhalte/Themen/Stellungnahmen/NEK-CNE_Patientenverfuegung.pdf. Zugegriffen am 9. Juni 2024

Reiter-Theil S, Schürmann J (2016) The 'big five' in 100 clinical ethics consultation cases. Bioethica Forum 9(2):60–70

Reiter-Theil S, Wetterauer C (2019) Ethics of the therapeutic alliance, shared decision-making and consensus on therapy goals. In: Trachsel M, Tekin S, Biller-Andorno N, Gaab J, Sadler JZ (Hrsg) The Oxford handbook of psychotherapy ethics. Oxford University Press, S 271–287

Reusser R (2018) Art. 360–456. In: Geiser T, Fountoulakis C (Hrsg) Basler Kommentar, Zivilgesetzbuch I. Helbling Lichtenhahn, Basel

Schweizerische Akademie der Medizinischen Wissenschaften (SAMW) (2019): Urteilsfähigkeit in der medizinischen Praxis. https://www.samw.ch/dam/jcr:f280a76e-f5d9-4a83-b80d-5debe56507ae/richtlinien_samw_urteilsfaehigkeit.pdf. Zugegriffen 8. Juni 2024

Schweizerische Akademie der Medizinischen Wissenschaften (SAMW) (2013) Patientenverfügungen. https://www.samw.ch/dam/jcr:3a742a98-a9be-4656-a525-b66ca038afd4/richtlinien_samw_patientenverfuegung.pdf. Zugegriffen 9. Juni 2024

Sprecher F (2011) Patientenrechte Urteilsunfähiger. Veto- und Partizipationsrechte Urteilsunfähiger in medizinischen Angelegenheiten und ihre (spezialgesetzliche) Regelung im schweizerischen Recht. FamPra.ch:270–301

Trachsel M, Hermann H, Biller-Andorno N (2014) Urteilsfähigkeit: Ethische Relevanz, konzeptuelle Herausforderung und ärztliche Beurteilung. Schweiz Med Forum 14(11):221–225

Wetterauer C (2024) Urteils(un)fähigkeit in der Patientenversorgung aus der Perspektive der Klinischen Ethikkonsultation: Erwachsenenschutzrechtliche Regelungen im Spannungsfeld von Autonomie und Fürsorge. Stämpfli, Bern

Wyss R (2018) Art. 370 u. 372 ZGB. In: Geiser T, Fountoulakis C (Hrsg) Basler Kommentar, Zivilgesetzbuch I. Helbling Lichtenhahn, Basel

Ziegler L (2018) Sterben in Würde – Wertekonflikt zwischen dem Recht auf Leben und dem Recht auf Sterben – Selbstbestimmungsrecht am Lebensende. In: Vasella J, Morand AS (Hrsg) Werte im Recht – Das Recht als Wert. Schulthess Verlag, Zürich, S 79–114

Wann ist es zu viel? Annäherung an die Begriffe Overuse und Futility

4

Michelle Salathé und Nikola Biller-Andorno

Inhaltsverzeichnis

4.1	Overuse	44
	4.1.1 Top-5-Listen mit unnötigen Behandlungen	45
	4.1.2 Health Technology Assessment (HTA)	46
4.2	Futility	46
	4.2.1 Drei Kategorien medizinischer Entscheidungen	47
	4.2.2 Futility und Indikation	49
4.3	Überversorgung und Futility in der Anästhesiologie?	50
	4.3.1 Shared Decision Making	50
	4.3.2 Interdisziplinäre Indikationsstellung	52
	4.3.3 Klärung des Behandlungsziels	52
4.4	Schlussbemerkung	53
Literatur		54

In der Medizin stellt man sich immer wieder die Frage: „Ist das sinnvoll, was wir hier machen?" In diesem Kapitel werden Begriffe wie Overuse und Futility definiert und ausgehend von der Indikationsstellung für einen Eingriff und dem Behandlungsziel werden verschiedene Aspekte der Thematik beleuchtet und diskutiert.

M. Salathé (✉)
Klinisches Ethikkomitee, Universitäre Psychiatrische Kliniken, Basel, Schweiz

N. Biller-Andorno (✉)
Institut für Biomedizinische Ethik und Medizingeschichte, Universität Zürich, Zürich, Schweiz
E-Mail: biller-andorno@ibme.uzh.ch

© Der/die Autor(en), exklusiv lizenziert an Springer-Verlag GmbH, DE, ein Teil von Springer Nature 2025
B. Meyer-Zehnder und T. Girard (Hrsg.), *Bitte bleiben Sie ruhig liegen!*,
https://doi.org/10.1007/978-3-662-69490-9_4

4.1 Overuse

Overuse (Überversorgung) – zu diesem Thema sind in den letzten Jahren verschiedene Analysen und Empfehlungen erschienen. Der Schweizerische Bundesrat forderte in seinem Bericht «Gesundheit 2020» die Reduktion von unwirksamen und ineffizienten Leistungen, Medikamenten und Verfahren, um die Qualität zu steigern und die Kosten zu senken. Eine im Rahmen des Nationalen Forschungsprogramms «Gesundheitsversorgung» (NFP 74) durchgeführte Studie[1] zeigt große regionale Unterschiede innerhalb der Schweiz in der Häufigkeit bestimmter elektiver Eingriffe und Operationstechniken, die nur teilweise durch Faktoren wie Alter, Geschlecht, sozioökonomische Faktoren oder Begleiterkrankungen erklärt werden können. Die Studie kommt zum Schluss, dass nicht in erster Linie medizinische Gründe für die Indikationsstellung ausschlaggebend waren, sondern Faktoren wie der Patientenwunsch oder die persönliche Präferenz des Arztes.

Die Beurteilung, welche medizinischen Leistungen bei welchen Indikationen als Überversorgung gelten und wie häufig diese auftritt, ist allerdings methodisch anspruchsvoll und nur für bestimmte Leistungen möglich. In einem Grundlagenpapier (Gerber et al. 2016) behandelt die Abteilung Daten, Demographie und Qualität (DDQ/SAQM) der FMH (Verbindung der Schweizer Ärztinnen und Ärzte) Überversorgung als Qualitätsproblem und stellt verschiedene Lösungsansätze zur Diskussion. Als Überversorgung definiert sie eine Behandlung, die für die Patientin keinen Nutzen hat oder deren Risiken den potenziellen Nutzen übersteigen. Unnötige Untersuchungen und Behandlungen können gemäß DDQ/SAQM auch aus Überdiagnosen resultieren. Überversorgung verletzt die KVG-Grundsätze (Krankenversicherungsgesetz) der Wirksamkeit und Zweckmäßigkeit und beeinträchtigt die Qualität der medizinischen Versorgung. Die DDQ/SAQM stellt Überversorgung daher in einen engen Zusammenhang mit der Indikationsstellung. Das bundesdeutsche Positionspapier «Überversorgung in der Intensivmedizin: erkennen, benennen, vermeiden» (Michalsen et al. 2021) geht von einer weitergehenden Definition aus. Als Überversorgung werden Behandlungen bezeichnet, die nicht angemessen sind, weil sie zu keiner für den Patienten bedeutsamen Verbesserung der (Über-)Lebensdauer oder Lebensqualität führen, mehr Schaden als Nutzen verursachen und/oder vom Patienten nicht gewollt werden. Hier wird also der Patientenwille explizit einbezogen, sodass jenseits von medizinischen Gegebenheiten Überlegungen zur Sinnhaftigkeit aus der Perspektive der einzelnen Patientin in den Fokus rücken.

Um Überversorgung gezielt angehen zu können, werden verschiedene Lösungsansätze diskutiert. Zwei dieser Ansätze werden im Folgenden beschrieben.

---

[1] Vgl. Variations in preference-sensitive care and controversial medical procedures in Switzerland: https://www.nfp74.ch/de/0ueutujUgqW2UJ0P/projekt/projekt-aujesky. Zugegriffen 9. Juni 2024.

4.1.1 Top-5-Listen mit unnötigen Behandlungen

In Anlehnung an die „Choosing wisely"-Kampagne der American Board of Internal Medicine (ABIM) Foundation[2] hat 2014 auch die Schweizerische Akademie der Medizinischen Wissenschaften (SAMW) dieses Thema aufgegriffen.[3] 2017 wurde der breit abgestützte Trägerverein «smarter medicine – Choosing Wisely Switzerland» gegründet.[4] In Folge haben mehrere Fachgesellschaften Top-5-Listen mit unnötigen Behandlungen veröffentlicht und diese, um auch die Patienten in den Dialog einzubinden, laienverständlich kommuniziert (Clarfeld und Amstad 2020). Die Schweizer Gesellschaft für Chirurgie hat die Liste des American College of Surgeons sowie weiterer Akteure übernommen.[5] Die Liste nennt auch Interventionen, die unter Anästhesie durchgeführt werden, wie z. B. die axilläre Dissektion bei Brustkrebs sowie Darmkrebs-Früherkennungstests in definierten Konstellationen. Die Schweizer Gesellschaft für Anästhesie und perioperative Medizin (SSAPM) führt auf ihrer Top-5-Liste folgende fünf Punkte an:

1. Die Indikationsstellung für einen Eingriff mit erwartet hoher perioperativer Morbidität/Mortalität und terminalem Leiden sollte im Vorfeld gemeinsam mit allen beteiligten Fachrichtungen und in Absprache mit dem Patienten (Shared Decision Making) erfolgen, um eine möglichst objektive Entscheidung zu treffen.
2. Falls das Hämoglobin ≥70 g/l und eine allfällige Blutung kontrolliert ist, sollte eine Transfusion vermieden werden – dies gilt ausschließlich für Patienten und Patientinnen ohne relevante Systemerkrankung.
3. Verzicht auf eine routinemäßige präoperative Diagnostik (Labor, EKG, Thorax-Röntgen), wenn Patienten keine relevante Systemerkrankung aufweisen.
4. Eine perioperative Hypothermie soll durch aktives, perioperatives Wärmemanagement vermieden werden.
5. Patienten sollten vor der Operation ambulant abgeklärt und optimiert werden: Korrektur einer bestehenden Anämie, körperliche Fitness, adäquate Ernährung, Rauchstopp, Reduktion des Alkoholkonsums sowie Erleichterung der Möglichkeit für Same Day Surgery (Eintritt am Operationstag).

Es bedarf eines breit abgestützten Konsensverfahrens innerhalb der Fachdisziplin, basierend auf wissenschaftlichen Studien, um Top-5-Listen verschiedener medizinischer Fachrichtungen zu erstellen. Mittlerweile gibt es über 20 solcher Listen. Neu sind auch Listen von nicht ärztlichen Gesundheitsberufen geplant; die Physiotherapie hat dies bereits umgesetzt.

---

[2] Vgl. www.choosingwisely.org. Zugegriffen 24. Juni 2024.
[3] Vgl. www.samw.ch. Zugegriffen 24. Juni 2024.
[4] Vgl. www.smartermedicine.ch. Zugegriffen 24. Juni 2024.
[5] Vgl. https://www.smartermedicine.ch/de/top-5-listen/chirurgie. Zugegriffen 24. Juni 2024.

4.1.2 Health Technology Assessment (HTA)

Einen Beitrag zur Vermeidung von Überdiagnostik oder Übertherapie können sog. HTA-Verfahren leisten. Diese Verfahren beschäftigen sich mit Fragestellungen, die für Patientengruppen oder auch generell für alle Patientinnen beantwortet werden können. Dabei wird beispielsweise untersucht, ob eine Intervention für eine Altersgruppe keinen Nutzen bringt oder einer Gruppe mit bestimmten Komorbiditäten mehr schadet als nutzt.

Für die Sichtung und Bewertung verfügbarer Evidenz wurden Methoden, Strukturen und Prozesse entwickelt. Das Swiss Medical Board als breit aufgestellte Einrichtung mit unabhängigen Fachexpertinnen hat die Schweiz von 2009 bis 2022 maßgeblich beim Aufbau von Health Technology Assessment unterstützt.[6] So stellen z. B. Berichte zum Vergleich von Operation vs. konservative Behandlung von Diskushernien (2015), zur bariatrischen Chirurgie vs. nicht operative Behandlung bei Adipositas und Übergewicht (2016) oder zur operativen und nicht operativen Behandlung von Rissen der Rotatorenmanschette des Schultergelenks (2019) Einschätzungen zu Wirksamkeit, populationsbezogener Zweckmäßigkeit und Wirtschaftlichkeit in transparenter Form zur Diskussion. Diese Einsichten bilden die evidenzbasierte Grundlage für individuelle Entscheidungen. Oftmals stehen jedoch mehrere Behandlungsmöglichkeiten mit verschiedenen Vor- und Nachteilen zur Auswahl und nicht nur eine einzelne medizinische Maßnahme. In bestimmten gesundheitlichen Ausgangssituationen geht es darum zu diskutieren, ob es noch sinnvoll ist, eine Behandlung anzubieten.

4.2 Futility

Futility bedeutet im medizinischen Kontext, dass eine Behandlung wirkungs- oder aussichtslos ist. In diesem Sinn sind unnötige Behandlungen immer auch «futile» Behandlungen. Futility ist jedoch umfassender und knüpft eher an die Definition von Überversorgung der Deutschen Gesellschaft für Intensivmedizin an. Die Entscheidung für eine Indikationsstellung sollte sich auf objektive Fakten (Evidenz und Erfahrungswissen) stützen; gleichzeitig wird sie immer auch von Haltungen und Präferenzen sowohl der Behandelnden als auch der Patientinnen beeinflusst sein. Die Futility-Debatte beschäftigt sich insbesondere mit der Gewichtung dieser Einflussfaktoren und mit der Frage, wer befugt ist, diese Wertungen vorzunehmen. Dabei spielt die medizinische Expertise einerseits und die Patientenautonomie andererseits eine entscheidende Rolle. Was gilt, wenn die Bewertungen des Outcomes seitens Medizin und Patienten im Widerspruch stehen? Zur grundlegenden Reflexion des Begriffs und um Orientierung für die Praxis zu geben, veröffentlichte die SAMW 2021 die Empfehlungen „Wirkungslosigkeit und Aussichtslosigkeit – zum Umgang mit dem Konzept der Futility", die nachfolgend wiedergegeben werden.

---

[6]Vgl. Swiss Medical Board (https://www.swissmedicalboard.ch/index.php?id=27&no_cache=1), Zugegriffen 24. Juni 2024.

4.2.1 Drei Kategorien medizinischer Entscheidungen

Die Empfehlungen der SAMW (2021) kommen zum Schluss, dass das Konzept der Futility trotz kritischer Einwände tauglich ist. Dies liegt darin begründet, dass es auf Werte und Ziele Bezug nimmt, die für eine angemessene und qualitativ hochwertige Medizin von maßgeblicher Bedeutung sind. Dazu gehört die Prüfung medizinischer Optionen unter Berücksichtigung der verfügbaren Evidenz; die Ausrichtung therapeutischer Bemühungen und des Behandlungsziels auf den informierten Patientenwillen sowie die Reflexion eigener möglicher Voreingenommenheit der behandelnden Personen für oder gegen eine bestimmte Behandlungsoption, wobei eine Abstimmung im interprofessionellen Team erfolgen sollte. Dem Dialog kommt bei der Feststellung der Indikation also eine zentrale Rolle zu. Es lassen sich jedoch drei Kategorien unterscheiden, die fließend ineinander übergehen (s. Abb. 4.1).

Die Kategorie *Medizin entscheidet* beschreibt die Wirkungslosigkeit, wenn das angestrebte Therapieziel nicht mehr erreicht werden kann. Die physiologische Wirkungslosigkeit kann empirisch festgestellt werden. Unwirksame Therapien sind immer auch aussichtslos, können also nicht dazu beitragen, das vom Patienten angestrebte übergeordnete Therapieziel zu erreichen; umgekehrt kann eine Therapie wirksam sein und dennoch aussichtslos (s. Tab. 4.1). In solchen Situationen sollen medizinische Fachpersonen (Biller-Andorno et al. 2021) entscheiden können, dass eine Behandlung nicht mehr angeboten wird (z. B. ECMO bei einem Patienten mit infauster Prognose). Die Entscheidung bezieht sich auf den medizinischen Sachverhalt und muss auf fachlicher Expertise beruhen. In dieser Konstellation wird ein gesellschaftlicher Konsens vorausgesetzt, der den medizinischen Fachpersonen die notwendigen Kompetenzen zuspricht.

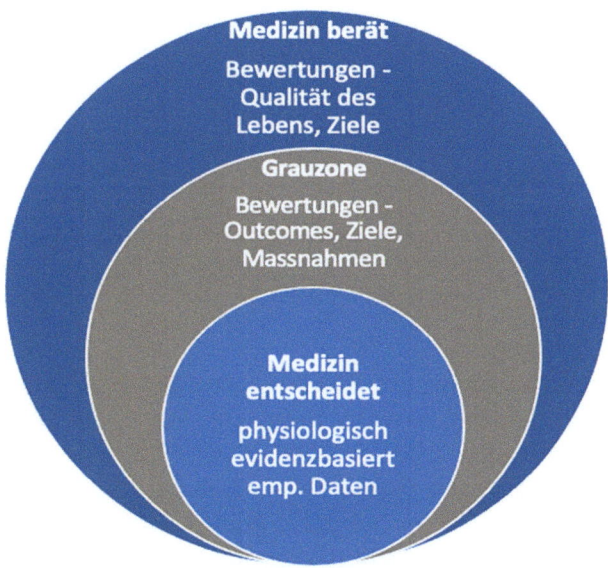

Abb. 4.1 Futility und Entscheidungen in der Medizin (SAMW 2021)

Tab. 4.1 Futility (SAMW 2021)

Wirkungslosigkeit		Aussichtslosigkeit	
Unwirksam	Wahrscheinlich unwirksam	Wahrscheinlich aussichtslos	Aussichtslos
Spezifisches Therapieziel kann mit Behandlung nicht erreicht werden, d. h. kein Therapieerfolg möglich (z. B. antibakterielle Behandlung einer viralen Infektion)	Wahrscheinlichkeit eines spezifischen Therapieerfolgs unklar oder gering, allenfalls wenig bedeutsamer Effekt in Aussicht (z. B. Verschreibung von Digoxin bei therapierefraktärer Herzinsuffizienz)	Selbst falls Behandlung potenziell wirksam, besteht geringe Aussicht, das vom Patienten gewünschte übergeordnete Therapieziel (z. B. Heilung, Weiterleben bei akzeptabler Lebensqualität) zu erreichen (z. B. experimentelle Chemotherapie bei fortgeschrittenem metastasiertem Tumorleiden mit geringer Aussicht auf Verlängerung der Überlebenszeit um wenige Monate)	Selbst falls Behandlung potenziell wirksam, kann das vom Patienten gewünschte übergeordnete Therapieziel (z. B. Heilung, Weiterleben bei akzeptabler Lebensqualität) nicht erreicht werden (z. B. Wiederbelebung nach mehrminütiger Unterbrechung der Sauerstoffzufuhr bei Patientin mit COPD im Endstadium)
Nicht indiziert (oder kontraindiziert, falls schädlich)	**Fraglich indiziert («potentially inappropriate»)** Für Indikation ist Prüfung der Zweckmäßigkeit erforderlich → Bewertung des Verhältnisses von Größe und Wahrscheinlichkeit des Nutzens, Risiken und negativen Effekten durch den Patienten Für Erstattungsfähigkeit (im Bereich der obligatorischen Krankenversicherung) ist Prüfung der Wirtschaftlichkeit erforderlich → Bewertung der Kosteneffektivität (Health Technology Assessment)		**Nicht indiziert** (oder kontraindiziert, falls schädlich)
In allen Situationen bleibt der Dialog mit dem Patienten bezüglich der übergeordneten und der spezifischen Therapieziele und der zur Verfügung stehenden Behandlungsoptionen zentral. Wenn die Indikation fraglich ist, ist der Patient in den Entscheidungsprozess einzubeziehen (Shared Decision Making)			

Oftmals sind solche Situationen bereits auf übergeordneter Ebene, z. B. durch fachspezifische Richtlinien, geregelt. Auch in einer solchen Ausgangslage bleibt der Dialog mit der Patientin und den Angehörigen zentral. Es ist insbesondere wichtig, Patientinnen und Angehörigen den Hintergrund der Entscheidung zu erklären.

Kategorie *Medizin berät*: Die Wirksamkeit ist prinzipiell gegeben. Es kann dennoch nicht automatisch angenommen werden, dass die Intervention dem Willen und den Wünschen des

Patienten entspricht. Medizinische Fachpersonen zeigen der Patientin (oder deren Vertretungspersonen) die individuelle Prognose auf, erörtern die Behandlungsoptionen, deren Chancen und Risiken und schlagen eine Behandlung oder alternative Behandlungsmöglichkeiten vor. Die Patientin entscheidet, ob sie der Behandlung zustimmen, sie ablehnen oder zwischen verschiedenen Behandlungsalternativen wählen möchte. Dabei steht das Recht auf Selbstbestimmung im Vordergrund. Zu berücksichtigen ist, dass Patienten jederzeit Behandlungen ablehnen, jedoch grundsätzlich nicht bestimmte Behandlungen einfordern können.

Zwischen diesen beiden Szenarien befindet sich eine Grauzone, in der die Wirksamkeit mit gewissen Einschränkungen gegeben und/oder Nutzen und Risiken der Intervention unterschiedlich gewichtet werden können. In dieser Situation sollte die Einschätzung der empirischen Daten auch von Werten geprägt sein. Es stellt sich die Frage, ob einem Patienten das Recht auf eine Behandlung zugesprochen werden sollte, die in den letzten 50, 99 oder 100 Fällen wirkungslos war oder ob eine solche Therapie in den Bereich von «Medizin entscheidet» fällt und gar nicht erst angeboten werden sollte. In diesen Situationen geht es meist darum, gemeinsam mit der Patientin zu klären, ob die Behandlung trotz geringer Erfolgsaussichten gewünscht wird (Medizin berät). Wo die Toleranzgrenze für einen ausreichend wahrscheinlichen therapeutischen Erfolg («quantitative futility», quantitative Sinnlosigkeit) oder einen ausreichend bedeutsamen therapeutischen Effekt («qualitative futility», qualitative Sinnlosigkeit) liegt, ist letztlich eine normative Entscheidung. Dabei ist zu berücksichtigen, dass die Auswirkungen der Behandlung nicht nur für Patienten, Angehörige oder das Behandlungsteam relevant sind, sondern auch – besonders im Falle sehr teurer Therapien – erhebliche Opportunitätskosten mit sich bringen können: Das Geld, das in Behandlungen mit fragwürdigem oder grenzwertigem Nutzen fließt, steht für anderes nicht mehr zur Verfügung. Dabei ist die Frage relevant, ob die Ressourcen aus dem Bereich der obligatorischen Krankenversicherung stammen oder ob es sich um den Einsatz privater Mittel handelt, die ansonsten der öffentlichen Gesundheitsversorgung nicht zur Verfügung stünden.

4.2.2 Futility und Indikation

Die Begriffe *Wirkungslosigkeit*, *Aussichtslosigkeit* und *(fehlende) Indikation* stehen in einem engen Zusammenhang. Die Tab. 4.1 verschafft hierzu einen Überblick.

Wirksamkeit wird hier als physiologische Wirksamkeit im Sinne der WZW-Kriterien (Wirksamkeit, Zweckmäßigkeit und Wirtschaftlichkeit) verstanden. Hingegen bezieht sich Aussichtslosigkeit auf das Therapieziel, das von der (urteilsfähigen) bzw. für die (nicht urteilsfähige) Patientin verfolgt wird. Das Konzept entspricht also dem der Zweckmäßigkeit nach WZW. Bei therapeutischen Interventionen, die wirkungslos oder aussichtslos sind, entfällt die Grundlage für eine Indikation. Im Gegenteil können sie kontraindiziert sein, wenn sie nicht nur keine Wirkung zeigen, sondern auch noch schaden. Eine Intervention wird erst dann als indiziert betrachtet, wenn sie nicht nur wirksam, sondern auch zweckmäßig ist. Um die Zweckmäßigkeit im Einzelfall zu bewerten, müssen Größe und Wahrscheinlichkeit des Nutzens im Verhältnis zu den Risiken und negativen Auswirkungen abgewogen werden. Dabei spielt eine entscheidende Rolle, wie die Patientin positive und negative Effekte gewichtet.

4.3 Überversorgung und Futility in der Anästhesiologie?

Die Anästhesiologie erfüllt eine Querschnittsfunktion für die klinische Medizin, insbesondere für die operativen Fächer. Unnötige operative Eingriffe resultieren auch in der Anästhesiologie in Überversorgung. Dabei sollten solche unnötigen Interventionen gar nicht zur Diskussion stehen. Für die Angemessenheit operativer Maßnahmen in der Anästhesie können HTA-Berichte oder Top-5-Listen als wertvolle Referenz und Argumentationshilfe im interdisziplinären Austausch dienen. Schwerer fällt die Einschätzung bei komplexen aussichtslosen und wirkungslosen Behandlungen, in denen dies aus rein fachlicher Sicht nicht eindeutig feststellbar ist, unabhängig von Präferenzen der Patienten. Es ist wichtig, auch in solchen Fällen eine objektive Perspektive zu wahren. Die SSAPM weist in ihrer Top-5-Liste darauf hin, dass das Risiko für eine erhöhte postoperative Morbidität und Mortalität bei zunehmendem Lebensalter von über 70 Jahren steigt. Zudem geht das Alter mit eingeschränkter funktioneller Kapazität (Frailty) einher. Frailty beschreibt eine erhöhte Verletzlichkeit gegenüber Stressoren, z. B. Operationen, die mit einem vermehrten Risiko von Komplikationen einhergehen. Hier befinden wir uns im Bereich der Grauzone. Die Indikationsstellung für den Eingriff sollte vorab interdisziplinär durch alle beteiligten Fachrichtungen gestellt werden und in Absprache mit der Patientin/dem Patienten im Rahmen einer gemeinsamen Entscheidungsfindung (Shared Decision Making) erfolgen.

4.3.1 Shared Decision Making

Der Shared-Decision-Making-Prozess stellt die Interaktion zwischen Patienten und Arzt in den Mittelpunkt. Die Patientin äußert ihre Präferenzen und Wünsche, während die Ärztin versucht, diese mit den verfügbaren Therapieoptionen abzugleichen. Wenn die Präferenzen für bestimmte Behandlungen jedoch nicht mit verantwortbaren medizinischen Interventionen vereinbar sind, muss darauf nicht weiter eingegangen werden (Medizin entscheidet). Grundlage dieser Interaktionen sind ausgiebige Diskussion über Wünsche, Bedenken und Erwartungen bezüglich einer Behandlung sowie das therapeutische Ergebnis.

Die Schwierigkeiten bei der gemeinsamen Entscheidungsfindung sind bekannt (Selby et al. 2022; Cheetham et al. 2022). Es fehlt den medizinischen Fachpersonen oft die Zeit und das Training. Allerdings könnten neue, digitale Unterstützungssysteme dazu beitragen, solchen Problemen vorzubeugen. Sie führen die Nutzenden gezielt durch verschiedene Anwendungen, wie z. B. eine Patientenverfügung, ermöglichen die Gestaltung von Schnittstellen für die Einsichtnahme von Angehörigen usw. Darüber hinaus erleichtern sie Dokumentation, Ablage und Aktualisierung von Daten (Biller-Andorno und Biller 2021; Biller und Biller-Andorno 2023). Patienten können sich beispielsweise mithilfe einer App gezielt auf die anstehende Entscheidung vorbereiten – unterstützt durch Information, die in einer für sie ansprechenden Weise aufbereitet ist. Sie können ihre (vorläufige) Entscheidung dann mit ihrer Ärztin besprechen und diese kann sie auf fehlerhafte Annahmen oder Missverständnisse aufmerksam machen. Im Nachgang zur ärztlichen Konsultation kann die Patientin schließlich eine Entscheidung treffen und diese in der App dokumentieren und dem Behandlungsteam zugänglich machen. Das Design solcher Applikationen ist anspruchsvoll, denn die Anforderungen an Nutzerfreundlichkeit, Gestaltung von Schnittstellen mit den Versorgungsteams und die Berücksichtigung besonderer Bedürfnisse verschiedener Zielgruppen sind hoch. Im Rahmen der Digitalisierungsinitiative der Zürcher Hochschulen (DIZH) wird aktuell ein Digital Health Design Living Lab aufgebaut, dass diese wichtigen Herausforderungen in Forschung und Entwicklung aufgreift.[7]

Darüber hinaus wird künstliche Intelligenz (KI) zunehmend für die Aufbereitung personalisierter Informationen, automatisierte Überprüfungen von Entscheidungen (z. B. auf Konsistenz) bis hin zur Prädiktion des wahrscheinlich zu erwartenden Willens (z. B. in Bezug auf eine Reanimation) eingesetzt (Ferrario et al. 2023; Biller-Andorno et al. 2021). Der Einsatz von KI in diesem sensiblen Bereich wirft jedoch zahlreiche ethische Fragen auf, die in der Literatur seit einigen Jahren diskutiert werden (Biller-Andorno und Biller 2019). Dennoch ist zu erwarten, dass smarte Tools einen signifikanten Beitrag zur Erleichterung einer effektiven und effizienten gemeinsamen Entscheidungsfindung im Praxisalltag leisten werden.

In der Anästhesieaufklärung werden seit Langem standardisierte Hilfsmittel eingesetzt. Die SSAPM empfiehlt, den Patientinnen möglichst früh, also vor dem Spitaleintritt Merkblätter, Videos und andere Informationsmaterialien (z. B. PC-Programme, Websites) zur Verfügung zu stellen (Stufenaufklärung). Das anschließende mündliche Aufklärungsgespräch sollte dann individuell an den Patienten angepasst erfolgen und spezifische Umstände und Gesichtspunkte berücksichtigen. Für das Aufklärungsgespräch nennt die SSAPM drei Themenschwerpunkte:

- Aufklärung über patientenbedingte Risiken (z. B. Zahnschäden etc.);
- Vorstellung und Erklärung der zur Auswahl stehenden Anästhesieverfahren inkl. deren Ablauf;
- spezifische Risiken der geplanten Maßnahmen sowie der Ablauf nach der Operation (Aufwachraum, Intensivstation etc.).

---

[7] https://dizh.ch/2022/07/08/dhd-living-lab/. Zugegriffen 9. Juni 2024.

Die SSAPM stellt hierzu ein in Zusammenarbeit mit der FMH und der schweizerischen Patientenorganisation verfasstes Musterinformationsblatt zur Verfügung. Weitere Informationen finden sich auf https://www.ssapm.ch.

Trägt der Anästhesist, der einen unnötigen operativen Eingriff begleitet, eine ethische Mitverantwortung? Ist es angebracht, in der Anästhesiesprechstunde den Nutzen einer Intervention in Frage zu stellen, wenn diese bereits geplant ist, mit der Patientin vereinbart wurde und diese sich emotional darauf vorbereitet hat? Würde eine Aufklärung durch die Anästhesistin, die von der Indikationsstellung des interventionell tätigen Facharztes abweicht, die Patientin nicht überfordern und mehr Schaden als Nutzen anrichten? Die SSAPM betont, dass die perioperative Aufklärung den Patienten nicht psychisch belasten oder gar ängstigen sollte. Daher ist es erforderlich, dass die Weichenstellung weitaus früher erfolgt, wie im Folgenden dargelegt wird.

4.3.2 Interdisziplinäre Indikationsstellung

Die Empfehlungen der SAMW zum Umgang mit dem Konzept der Futility schlagen vor, dass Indikationsstellungen in solchen Situationen interdisziplinär und multiprofessionell erfolgen. Dabei sollen die jeweiligen medizinischen Fachspezialisten in die Beurteilung von Wirkungslosigkeit bzw. Aussichtslosigkeit einbezogen werden (vgl. Empfehlung 7.3., S. 60). Die SAMW priorisiert bei zu erwartender hoher perioperativer Morbidität/Mortalität die gemeinsame Entscheidungsfindung zwischen den Fachrichtungen und mit dem Patienten. Die Einschätzung, ob eine Intervention aus fachlicher Sicht (noch) sinnvoll ist, sollte so weit wie möglich auf objektiven Kriterien wie Evidenz und Erfahrungswissen beruhen. Die Einschätzung sollte transparent und nachvollziehbar sein. Bei komplexen Eingriffen und/oder wenn Komplikationen oder ein schlechtes Ergebnis wahrscheinlich sind, sollten strukturierte Prozesse zur interdisziplinären Indikationsstellung verwendet werden. So können beispielsweise Eingriffe fachübergreifend in einer Morbiditäts- und Mortalitätskonferenz besprochen werden, wenn eine Patientin im Score (z. B. GLANCE-Score, Clinical Frailty Scale, ARISCAT-Score, Revised Cardiac Risk Score) sowohl aufgrund der Beurteilungen des Kardiologen als auch des Anästhesisten (eventuell auch unter Einbezug des Intensivmediziners) einen definierten Wert erreicht (s. Kap. 12).

4.3.3 Klärung des Behandlungsziels

Das Festlegen des Behandlungsziels mit der Patientin wird sowohl in den Empfehlungen der SAMW (vgl. Empfehlung 7.1., S. 47) als auch von der SSAPM bei hohem perioperativem Risiko angeraten. Die SSAPM meint dazu (Top-5-Liste, Empfehlung 1): *„Wenn eine sehr hohe perioperative Morbidität/Mortalität besteht, ist eine Diskussion mit dem Patienten über ein wünschenswertes und realistisch erreichbares*

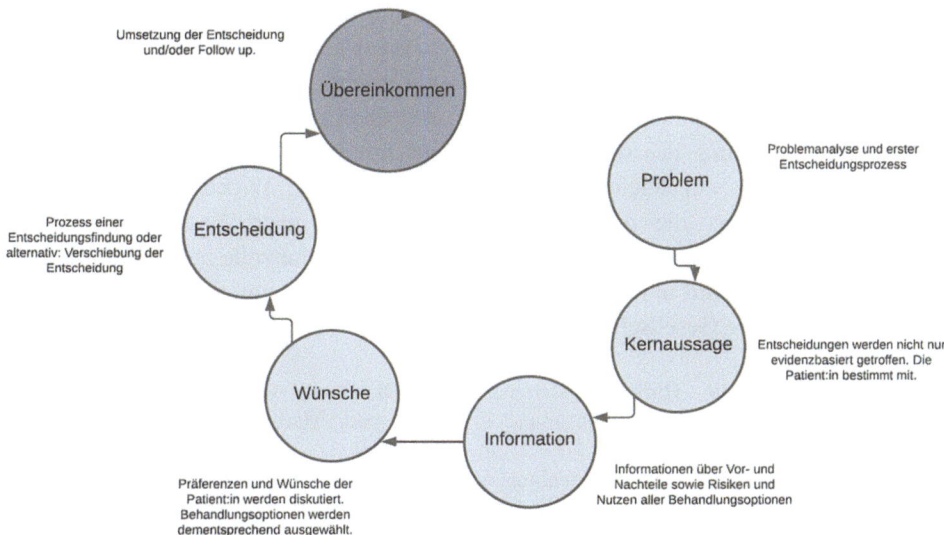

Abb. 4.2 Der Shared-Decision-Making-Prozess (Rosca et al. 2020; Holzer und Biller-Andorno 2022)

therapeutisches Ziel zusammen mit allen an der Behandlung Beteiligten erforderlich. Wichtig ist dabei auch, dass Behandlungsgrenzen wie beispielsweise eine limitierte intensivmedizinische Betreuung klar festgelegt und Alternativen aufgezeigt werden, die auf das Wohl und die Würde des Patienten fokussieren."

Die Lebensumstände und Wünsche des Patienten sind dabei von außerordentlicher Bedeutung (übergeordnetes Therapieziel). Steht für die Patientin eine Lebensverlängerung im Vordergrund, auch wenn sie dafür ein hohes Risiko in Kauf nehmen muss, oder legt sie mehr Wert auf eine für sie erträgliche Lebensqualität? Solche Gespräche sind anspruchsvoll, da der Wissenstand sowie die Bedürfnisse und Befürchtungen des Patienten berücksichtigt werden. In Zusammenarbeit mit den Fachpersonen kann dann entschieden werden, ob die besprochene Behandlungsmethode mit dem übergeordneten Therapieziel und den Präferenzen des Patienten vereinbar ist oder nicht (s. Abb. 4.2).

4.4 Schlussbemerkung

Unser ausgesprochen hoch entwickeltes Gesundheitssystem bietet zahlreiche bewusste und unbewusste Möglichkeiten für eine Überversorgung: Nicht nur ökonomische Treiber, sondern auch unrealistisch hohe Patientenerwartungen und die Sorge vor potenziellen rechtlichen Konsequenzen im Falle einer Unterlassung führen dazu, dass tendenziell eher zu viel unternommen wird. Eine sachliche Debatte über das Spannungsfeld zwischen medizinischer Machbarkeit auf der einen und wünschenswerten sowie sinnvollen

Therapien auf der anderen Seite ist erforderlich, um das Gesundheitssystem vor einer Spirale des unkritischen Machbarkeitsimperativs zu bewahren.

Jeder Franken, jeder Euro, der für Medizin ausgegeben wird, die nicht hilft, fehlt an anderer Stelle, wo er vielleicht Nützlicheres hätte bewirken können. In Zeiten, in denen wir uns der Bedeutung des sorgsamen Umgangs mit knappen Ressourcen immer bewusster werden, ist ein solcher Befund nicht hinnehmbar. Wichtig wäre daher eine umfassende Strategie, die die objektiven Leistungserbringer, Kostenträger, Politik, Öffentlichkeit und Patientinnen zusammenbringt, um eine sinnvolle und vernünftige Medizin zu fördern und auf unnötige Maßnahmen zu verzichten und damit den Nutzen für die Patienten und die Gesellschaft zu maximieren.

Danksagung Wertvolle Hinweise stammen von Dr. med. C. Probst, Fachärztin für Intensivmedizin und Anästhesiologie sowie Prof. Dr. med. Martin Siegemund, Facharzt für Intensivmedizin und Anästhesiologie.

Die Auszüge aus den SAMW-Empfehlungen inklusive die Wiedergabe Abb. 4.1 1 und Tab. 4.1 erfolgen mit Genehmigung der SAMW.

Die Wiedergabe von Abb. 4.2 erfolgt mit Genehmigung der *Therapeutischen Umschau.*

Literatur

Biller-Andorno N, Biller A (2019) Algorithm-aided prediction of patient preferences – an ethics sneak peek. N Engl J Med 381(15):1480–1485

Biller-Andorno N, Biller A (2021) The advance care compass – a new mechanics for digitally transforming advance directives. Front Digit Health 3:753747

Biller-Andorno N, Ferrario A, Joebges S, Krones T, Massini F, Barth P, Arampatzis G, Krauthammer M (2022) AI support for ethical decision-making around resuscitation: proceed with care. J Med Ethics 48(3):175–183

Biller A, Biller-Andorno N (2023) From text to interaction: the digital advance directive method for advance directives. Digit Health 3(9):20552076221147416

Cheetham M, Holzer B, Kleber M, Biller-Andorno N, Meier C (2022) Patientenentscheidungshilfen zur Werteklärung und Präferenzerhebung – Herausforderungen und Entwicklungen. Ther Umsch 79(8):415–424

Clarfeld L, Amstad H (2020) Medizinische Überversorgung: Infografiken für den Patientendialog. Schweiz Ärzteztg 101(2728):838–840

Ferrario A, Gloeckler S, Biller-Andorno N (2023) Ethics of the algorithmic prediction of goal of care preferences: from theory to practice. J Med Ethics 49(3):165–174

Gerber M, Kraft E, Bosshard C (2016) Overuse– unnötige Behandlungen als Qualitätsproblem. Schweiz Ärzteztg 97(7):236–243

Holzer F, Biller-Andorno N (2022) Gemeinsame Entscheidungsfindung als Imperativ der modernen Medizin? Ther Umsch 79(8):365–370

James K, Quirk A (2017) The rationale for shared decision making in mental health care: a systematic review of academic discourse. Ment Health Rev J 22(3):152–165

Michalsen A, Neitzke G, Dutzmann J, Rogge A, Seidlein AH, Jobges S, Burchardi H, Hartog C, Nauck F, Salomon F, Duttge G, Michels G, Knochel K, Meier S, Gretenkort P, Janssens U (2021) Überversorgung in der Intensivmedizin: erkennen, benennen, vermeiden: Positionspapier der Sektion Ethik der DIVI und der Sektion Ethik der DGIIN. Med Klin Intensivmed Notfmed 116(4):281–294

Rosca A, Krones T, Biller-Andorno N (2020) Shared decision making: patients have a right to be informed about possible treatment options and their risks and benefits. Swiss Med Wkly 150:w20268

Schweizerische Akademie der medizinischen Wissenschaften SAMW (2021) Wirkungslosigkeit und Aussichtslosigkeit – zum Umgang mit dem Konzept der Futility in der Medizin. https://www.samw.ch/dam/jcr:8d351e69-bc4e-41c7-b19a-ae56bb7c510e/recommendations_futility_sams_trilingual_2021.pdf. Zugegriffen 9. Juni 2024

Selby K, Durand M-A, von Plessen C, Auer R, Biller-Andorno N, Krones T, Agoritsas T, Cornuz J (2022) Shared decision-making and patient and public involvement: Can they become standard in Switzerland? Z Evid Fortbild Qual Gesundh 171:135–138

Nihil nocere versus Nocebo – Schaden beim Helfen vermeiden

5

Ernil Hansen

Inhaltsverzeichnis

5.1	Negativeinflüsse	58
5.2	Versäumnis von Placebo-Effekten	58
5.3	Fehlen von Bedeutungsübermittlung	59
5.4	Nocebo-Effekte	61
5.5	Negative Erwartungen erkennen und neutralisieren	62
5.6	Negativsuggestionen und Trancezustand	63
5.7	Wege zu einer verträglichen Risikoaufklärung	65
5.8	Vom Umgang mit bewusstlosen Patienten	65
5.9	Quintessenz	68
Literatur		68

Der Placebo-Effekt ist den meisten wohlbekannt. Es gibt aber auch den Nocebo-Effekt, also das Gegenstück dazu. Er beschreibt unerwünschte Wirkungen einer Scheinbehandlung oder einer Interaktion – wenn sie also nicht heilt, sondern Beschwerden verschlimmert oder erst hervorruft. Das Kapitel gibt eine Übersicht über das Thema und geht der Frage nach, ob Patientinnen und Patienten in Allgemeinanästhesie wirklich «nichts mitbekommen».

E. Hansen (✉)
Klinik für Anästhesiologie, Universität Regensburg, Bayern, Deutschland
E-Mail: ernil.hansen@ukr.de

© Der/die Autor(en), exklusiv lizenziert an Springer-Verlag GmbH, DE, ein Teil von Springer Nature 2025
B. Meyer-Zehnder und T. Girard (Hrsg.), *Bitte bleiben Sie ruhig liegen!*,
https://doi.org/10.1007/978-3-662-69490-9_5

5.1 Negativeinflüsse

Medizinische Situationen sind Krisen im Leben eines Patienten: Seine Gesundheit ist gefährdet, die Integrität (Homöostase) eingeschränkt, Symptome wie Schmerz oder Übelkeit beeinträchtigen ihn, der Ausgang ist zeitweise ungewiss, die Situation kann als existenziell bedrohlich empfunden werden. Sehr oft kommt zu der körperlichen Funktionseinschränkung eine Traumatisierung durch die Umstände, durch Negativeinflüsse des medizinischen Umfeldes hinzu. Noch nach Jahren können sich Patienten daran erinnern, an den Wortlaut einer Diagnosestellung oder daran, dass das Belastende gegebenenfalls nicht nur die Krankheit und ihre medizinische Behandlung war, sondern die Behandlung, fehlende Empathie, verletzende Worte, eine beängstigende Umgebung.

Es gibt viele und vielfältige Negativeinflüsse in der Medizin (s. Tab. 5.1), welche nicht selten durch das medizinische Personal ausgelöst werden, die eigentlich doch die „Helfer" sind und auch sein wollen. So ergibt sich das ethische Dilemma, dass Ärzte sich zum einen dem Hippokratischen Prinzip *Primum nihil nocere = vor allem nicht schaden* verpflichtet fühlen, zum anderen aber (wenn auch unbeabsichtigt) genau das tun, nämlich Schaden zufügen: *Nocebo = ich werde schaden* (Colloca und Finniss 2012; Zech et al. 2014; Evers et al. 2018; Hansen und Zech 2019).

5.2 Versäumnis von Placebo-Effekten

Das Gesundheitspersonal hat einen Einfluss auf die Patienten und die Wirkung der Therapie, auch wenn es nicht spricht oder gerade weil es nicht spricht, d. h. bei fehlender Kommunikation. Die schmerzlindernde Wirkung von Metamizol war signifikant und

Tab. 5.1 Ursachen von Negativeinflüssen im medizinischen Umfeld durch fehlende therapeutische Kommunikation

Negativeinflüsse	Erläuterung
Versäumnis von Placebo-Effekten	Keine Kommunikation oder kein Aufbau positiver Erwartung
Negationen	Verneinung oder Verkleinerung löscht nicht starke Worte und Bilder
Falsche Positiv-Kommunikation	Verschweigen, Schönreden, Lügen (Das ist gleich vorbei, tut gar nicht weh)
Nocebo-Effekte	Durch Konditionierung (Eigenerfahrung) oder Negativ-Erwartung
Negativsuggestionen, Unkenntnis der natürlichen Trance	Erhöhte Aufmerksamkeit und Empfänglichkeit für Suggestionen
Fehlende therapeutische Beziehung	Fehlende Kommunikation in Resonanz, verordnete Passivität

deutlich geringer, wenn die intravenöse Anwendung nicht angekündigt wurde (Benedetti 2013). Das Gleiche gilt für andere Analgetika, einschließlich Morphin, von denen wir glauben, dass wir genau wissen, wie sie wirken (Price et al. 2008). Bei der „versteckten" Therapie entfaltet nur das Medikament selbst seine rein pharmakologische Wirkung, während bei der „offenen" Therapie die Erwartung des Patienten den Placebo-Effekt hinzufügt. Dadurch nimmt die therapeutische Wirkung erheblich zu, im Falle von Morphin z. B. auf das Doppelte bis Dreifache. Während Placebo-Effekte klassischerweise durch die Verabreichung eines inerten Arzneimittels oder eine Scheinintervention nachgewiesen werden, ergibt sich der Placebo-Effekt bei der versteckt/offenen Vorgehensweise aus der Differenz zwischen der Wirkung der üblichen Therapie (offen = Medikamenten- und Erwartungseffekt) und der Behandlung ohne Ankündigung (versteckt = alleiniger Medikamenteneffekt) (Finniss und Benedetti 2005). Dabei wird dem Patienten die Therapie nicht vorenthalten, wodurch ein ethisches Problem der Placebo-Forschung umgangen wird.

Starke Placebo-Effekte werden nicht nur für Schmerzmittel, sondern für alle Arzneimittel beschrieben (Hrobjartsson und Gotzsche 2004), ebenso für chirurgische Operationen (Jonas et al. 2015). Insbesondere bei schmerzlindernden Eingriffen wie Bandscheibenoperationen, Knie- oder Schulterarthroskopien und perkutanen Eingriffen wie Stent-Anlage erreicht die Scheinchirurgie über 70 % des Verum-Effekts. Der Placebo-Effekt trägt erheblich zu allen therapeutischen Interventionen bei, also ebenso beim Anlegen eines Verbandes, der Lagerung eines Patienten oder physikalischer Therapie, auch wenn sie bisher noch nicht daraufhin untersucht wurden (Evers et al. 2018). Daher muss die Ankündigung Bestandteil jeder Behandlung sein, selbst bei einem sedierten oder komatösen Intensivpatienten. Placebo-Effekte sind nicht länger nur als störende Einflüsse bei Arzneimittelzulassungsstudien zu sehen, sondern als wesentlicher Bestandteil jeder Therapie, der nicht Homöopathen und Heilpraktikern überlassen werden sollte, sondern in die Hand von Ärzten gehört, die Placebo-Effekte evidenzbasiert weiterentwickeln und einsetzen. Sie sind in der klinischen Anwendung auch nicht an Scheininterventionen zu binden, sondern an Verum-Therapie, d. h. an etablierte Behandlungen (Hansen et al. 2017). Dabei rückt der Therapeut mehr in den Mittelpunkt und jeder Arzt, der seine Intervention nicht mit Äußerungen begleitet, die positive Erwartungen wecken, wird eine verminderte Wirksamkeit beobachten. Vielmehr kann der Verzicht auf Placebo-Effekte und auf die entsprechende Potenzierung der therapeutischen Wirkung als Kunstfehler angesehen werden, denn wenn z. B. die Gabe von Morphin ohne Ankündigung nur die halbe Wirkung entfaltet, entspricht dies einer Unterdosierung und damit einem Behandlungsfehler.

5.3 Fehlen von Bedeutungsübermittlung

In den meisten Studien über Placebo-Effekte ist der genaue Wortlaut nicht angegeben, der aber entscheidende Bedeutung für die erzeugte Erwartung und damit für den Placebo-Effekt und die Wirkungsverstärkung hat. Hier ergibt sich Gestaltungsmöglichkeit und Verbesserungspotenzial. Der wichtigste Faktor für die Erhöhung der Wirksamkeit der Therapie durch begleitende Worte ist die Hinzufügung von Bedeutung zu der übermittelten Information. Mit „Ich gebe Ihnen eine Decke. Ich lege einen Gurt an." wird bei der Narkoseeinleitung Information übermittelt. Erst mit der Formulierung „Ich gebe Ihnen eine Decke, damit Sie es bequem haben. Ich lege Ihnen einen Gurt zu Ihrer Sicherheit an." wird Bedeutung hinzugefügt, und die induzierte positive Erwartung kann einen Placebo-Effekt des Wohlfühlens und der Sicherheit auslösen. So wurde vorgeschlagen, den Begriff *Placebo-Effekt* durch den Begriff *Bedeutungsreaktion* zu ersetzen, weil Menschen nicht auf Placebos, also leere Tablettenkapseln, sondern auf Bedeutungen reagieren, die sie ihnen beilegen (Moerman und Jonas 2002).

Außerdem spielen Bedeutung und positive Erwartungen auch unabhängig von einer bestimmten Intervention eine große Rolle. In einer Grundkommunikation können die allgemeinen Grundbedürfnisse des Patienten angesprochen werden, sei es beim Transport vom Unfallort ins Krankenhaus oder von der Station in die Radiologie, bei einer Magenspiegelung oder bei Operationen in Regionalanästhesie. Die Themen, die behandelt werden sollten, und die Worte, die ein Patient und überhaupt „ein Mensch in Not" braucht, lassen sich aus den psychologischen Grundbedürfnissen (Grawe 2000) und von traumatischen Stressoren ableiten (Wilkinson et al. 2017), d. h. von den Faktoren, die nachweislich Ursache für die Entwicklung einer posttraumatischen Belastungsstörung (PTBS) sind (s. Tab. 5.2). Diese Themen, nämlich Begleitung, Kontakt, Wohlbefinden, Information, Zuversicht, Kontrolle, Anleitung, Respekt, Sicherheit und Heilung, sollten wiederholt und in unterschiedlichen, individuellen Ausdrücken und Worten angesprochen werden. Es sind alle Themen zu adressieren, da man meist einfach nur einen verängstigten und gestressten Patienten vor sich hat und nicht weiß, welcher Stressor besonders gewirkt hat. Begleitung kann z. B. ausgedrückt werden durch „Ich bin für Sie da." Sie kann erweitert werden durch „Wir sind ein ganzes Team, das jetzt für Sie sorgt" und zeitlich ausgedehnt durch „Und wir weichen nicht von Ihrer Seite, bis Sie das gut überstanden

Tab. 5.2 Themen von Bedeutung für Menschen in Not, inkl. Patienten. Abgeleitet von den psychologischen Grundbedürfnissen und Stressoren, die aus der PTBS-Forschung bekannt sind

(Psychologische) Grundbedürfnisse	Traumatische Stressoren	Kommunikation
Bindung und Zugehörigkeit	Verlassenheit sich nicht äußern können	Begleitung Kontakt
Lustgewinn und Unlustvermeidung	Schmerz und Leid	Wohlbefinden
Orientierung und Kontrolle	Chaos Aussichtslosigkeit Ausgeliefertsein Hilflosigkeit	Information Zuversicht Kontrolle Anleitung
Selbstwerterhöhung und -schutz	Entwürdigung Angst, Bedrohung	Achtung Sicherheit
	Verletzung	Heilung

haben" und weitergegeben werden: „Wo wir Sie jetzt hinbringen, werden andere Mitarbeiter übernehmen und für Sie sorgen." Eine Möglichkeit, Achtung wieder zurückzugeben, wenn der Patient durch Respektlosigkeit verletzt wurde, ist, auf den wertvollen Beitrag des Patienten hinzuweisen: „Wissen Sie, das Wesentliche tragen Sie bei, den Puls, den Blutdruck, die Blutgerinnung, die Wundheilung und die Infektionsabwehr. Wir können nur schauen, dass Sie in einem guten Zustand sind, diese wichtigen Aufgaben gut zu erfüllen." Selbst bei schlimmem und aussichtslosem Zustand können die Themen Wohlbefinden, Sicherheit, Heilung und Zuversicht angesprochen werden, weil es nicht um eine erlogene Prognose geht, sondern um die ehrliche Absicht: „Und Sie können zuversichtlich sein, dass wir und auch Ihr Körper alles tun werden für Ihr Wohlbefinden, für Ihre Sicherheit und Ihre Heilung!" Jeder Therapeut muss seine eigenen Worte finden, diese Themen anzusprechen, damit es authentisch ist. Nach einiger Übung kann eine solche positive Kommunikation zur Routine werden, die ohne Aufwand jede ärztliche oder pflegerische Tätigkeit begleitet.

Ein eindrucksvolles Beispiel für eine derartige positive Kommunikation ist das „Kansas-Experiment", bei dem ein einfacher Text während des Transports von Unfallopfern zum Krankenhaus wiederholt vorgelesen zu häufigerem Überleben und einer schnelleren Genesung führte (Jacobs 1991). Dieser vielversprechende Ansatz ist seit 1977 bis heute nicht in weiteren Studien verfolgt und verifiziert worden. Ein weiteres Beispiel für die Wirksamkeit der Kommunikation wesentlicher Bedeutungsthemen ist eine aktuelle multizentrische Studie mit intraoperativen Suggestionen während Allgemeinanästhesie, die postoperativ zu weniger Schmerzen und Übelkeit und zur Einsparung von Medikamenten führten (Nowak et al. 2020, 2022). Mit ihrer Veröffentlichung im *British Medical Journal* und der frei verfügbaren Tondatei[1] könnten mehr Ärzte von der Möglichkeit und Notwendigkeit Notiz nehmen, medizinische Behandlungen mit Kommunikation zu ergänzen und zu verstärken.

5.4 Nocebo-Effekte

Ungünstig für den Patienten ist nicht nur, wenn auf die verstärkende Wirkung positiver Erwartung verzichtet wird, sondern auch wenn negative Erwartung den Therapieerfolg zunichte macht oder Nebenwirkungen induziert oder verstärkt. Entsprechende Nocebo-Effekte sind in der Medizin weit verbreitet (Häuser et al. 2012). Mit unangemessenen Formulierungen können Ankündigungen die therapeutische Wirkung verringern oder aufheben und sogar das Gegenteil des gewünschten Effekts bewirken (Zech et al. 2014, 2015). Zahnärzte, die Lachgas als „sensibilisierend" ankündigten, hoben die schmerzlindernde Wirkung auf. Ein Muskelrelaxans, das als „stimulierendes Mittel" angekündigt

---

[1] https://www.frontiersin.org/articles/10.3389/fpsyg.2022.898326/full#supplementary-material. Zugegriffen 10. Juni 2024.

wurde, erhöhte die Spannung, statt zu entspannen. Ipecac, ein sehr wirkungsvolles Medikament zur Auslösung von Erbrechen für eine Magenentleerung bei Vergiftung, reduzierte Übelkeit und Erbrechen bei schwangeren Frauen, wenn es als Antiemetikum angekündigt wurde. In nahezu jeder placebo-kontrollierten Studie gibt es Nebenwirkungen und Abbrüche von Patienten aufgrund unerträglicher Beschwerden (Howick et al. 2018). Daraus ist abzuleiten, dass kein Placebo-Effekt ohne Nocebo-Effekte zu haben ist, und andererseits, dass ein erheblicher Teil von Patienten, die oft sehr aufwendig und intensivmedizinisch aufgrund von Nebenwirkungen behandelt werden müssen, ihre Probleme gar nicht von der Operation oder Medikamenten selbst haben, sondern von Nocebo-Effekten, die der behandelnde Arzt hervorgerufen hat. Nocebo-Effekte führen nicht zu „eingebildeten" Symptomen oder Krankheiten, sondern sind real. Letztlich ist es unerheblich, ob Leukozyten zur Freisetzung von Zytokinen durch Bakterien in einer infizierten Wunde aktiviert wurden oder durch die Erwartung einer Entzündung (Psychoneuroimmunologie), die Endstrecke ist identisch. Nocebo-Effekte beeinträchtigen auch nicht nur das Wohlbefinden, sie können lebensgefährlich sein. So musste ein junger Mann in sehr schlechtem Zustand in einer Notaufnahme aufgenommen werden. Er hatte in suizidaler Absicht 29 Tabletten eines Antidepressivums geschluckt. Mit moderner Notfallmedizin konnte er gerettet werden. Doch, wo hatte er das Medikament her? Er war Teilnehmer in einer Arzneimittelstudie. Sie wurde entblindet: Er war in der Placebo-Gruppe. 29 Tabletten mit nichts als ein bisschen Stärke hätten ihn fast umgebracht (Häuser et al. 2012).

Eine reiche Quelle für negative Suggestionen, Erwartungen und Nocebo-Effekte stellen die rechtlich und zu Recht vorgeschriebenen Risikoinformationen beim medizinischen Aufklärungsgespräch dar (Zech et al. 2015). Nach der Warnung vor gastrointestinalen Symptomen nach Aspirin war die Inzidenz dieser Nebenwirkung sechsmal höher als ohne Warnung. Die Häufigkeit von erektiler Dysfunktion stieg von 3 % („Medikament für das Herz") auf 16 % („Betablocker") und 31 % („Betablocker mit möglicher Nebenwirkung erektile Dysfunktion") je nach Umfang der gegebenen Information (Silvestri et al. 2003). Klinische Beispiele für ein negatives medizinisches Umfeld, dem Patienten ausgesetzt sind, enthalten unnötigerweise oft sogar direkt Prophezeiungen. „Sie sind ein Risikopatient" wird diesen Patienten für Jahre prädisponieren. „Es würde mich nicht wundern, wenn dies eine Belastung für Sie bleiben wird", „Sie sind eine wandelnde Zeitbombe" (Lown 2004). „Wenn alte Menschen so einen Tinnitus haben, ist das nicht so schlimm, aber in deinem Alter? Da wirst du dich nie daran gewöhnen.", „Wenn Sie denken, der Schmerz war unerträglich, warten Sie nur, bis Sie nach der Operation aufwachen – es wird hundertmal schlimmer sein!" (Hansen und Bejenke 2010; Zech et al. 2014).

5.5 Negative Erwartungen erkennen und neutralisieren

Negative Erfahrungen aus der Vergangenheit (Konditionierung) werden vom Patienten oft auf die Gegenwart extrapoliert („ich bin …", „bei mir ist …") und in die Zukunft („Das wird wieder passieren"), was zu negativen Erwartungen mit Nocebo-Effekten führt und zu einer erhöhten Wahrscheinlichkeit, dass es tatsächlich eintritt (Benedetti 2013; Zech et al. 2015; Hansen et al. 2017). Solche vorbestehenden negativen Programmierungen können erkannt werden, wenn der Patient seinen Zustand und seine Symptome mit dem Wort „immer" beschreibt. „Immer wenn ich morgens aufstehe, habe ich diese schrecklichen Schmerzen im Rücken." Diese negative Erwartungshaltung kann durch ein „verbales Spiegeln" und den Austausch des Wortes „immer" gegen ein „meistens" oder „oft" gebrochen werden: „Aha, ich verstehe, Sie haben oft Rückenschmerzen, wenn Sie morgens aufstehen." Dies lenkt den Fokus weg vom Problem hin zu Ausnahmen und einer Lösung und verändert den therapeutischen Ansatz von problemorientiert zu lösungsorientiert. „Was war anders, als Sie ohne Schmerzen aufgewacht sind?" „Ich war ausgeschlafen." „Dann sollten Sie das öfter machen." Konstruktive W-Fragen mit „wie, was, welche, wodurch?" anstelle von Fragen mit Ja-oder-Nein-Antworten können ein Ansatzpunkt für eine Veränderung sein: „Ich wüsste gerne, was Sie schon an Besserung bemerken konnten" statt „…, ob Sie schon eine Besserung bemerken konnten." Eine andere wirkungsvolle Möglichkeit ist es, die Symptome dort zu lassen, wo sie hingehören, nämlich in der Vergangenheit. „Ich muss nach Narkosen immer erbrechen" spiegeln zu „So, nach Narkosen war Ihnen also bisher meistens übel." Das grundlegende, gemeinsame Prinzip besteht darin, die Idee einer festen Zukunft aufzubrechen und den Blick für alternative Möglichkeiten freizumachen. Ebenso sollte eine selbstauferlegte Einschränkung wie „Ich kann nicht …" mit einem „… noch nicht" durchbrochen werden: „Ich kann mit dem Rauchen nicht aufhören" spiegeln zu „Ich verstehe, Sie haben noch nicht die richtige Strategie gegen Rauchen gefunden." „Das letzte Mal war mir nach der Operation so übel, dass ich mich übergeben musste" bedeutet, dass der Patient erwartet, dass dies auch dieses Mal wieder eintritt. Die Antwort könnte lauten: „Wäre es nicht toll, wenn es dieses Mal anders wäre, und es gibt gute Gründe dafür …" oder „Oh ja, ich habe eine Menge Patienten getroffen, die das auch erzählt haben – und dann eine Narkose ohne Erbrechen hatten." Die Lösung für eine negative Erwartung ist nicht, das Problem zu negieren, zu beschönigen oder zu lügen, sondern den Patienten ernst zu nehmen und die Wahrnehmung für andere Möglichkeiten zu öffnen (Zech et al. 2014). Da jede Option eine gewisse Wahrscheinlichkeit hat, verringert die Beschreibung mehrerer Möglichkeiten die Wahrscheinlichkeit der einen, einzig erwarteten schlechten.

5.6 Negativsuggestionen und Trancezustand

Mit schlechten Vorerfahrungen und negativer Erwartungshaltung und entsprechenden Nocebo-Effekten sind nicht alle Negativeinflüsse erklärt. Ein weiteres wichtiges Erklärungsmodell bezieht sich auf Negativsuggestionen, verbale und nonverbale Signale mit direkten physiologischen Wirkungen und auf die in der Medizin zu wenig bekannte und berücksichtigte Tatsache, dass sich Patienten in Angst- und Stress-Situationen „anders", unvernünftig und wie in Trance verhalten. *„Es ist wichtig zu erkennen, dass sich Patienten vor einer Operation verhalten, als seien sie hypnotisiert"* (Cheek 1962).

Anzeichen eines natürlichen Trancezustands lassen sich bei Patienten in vielen medizinischen Situationen beobachten, die Stress und Angst auslösen. Unter anderem ist dieser veränderte Bewusstseinszustand gekennzeichnet durch eine erhöhte Aufmerksamkeit und eine erhöhte Suggestibilität (Hansen und Bejenke 2010). In diesem Trancezustand sind Patienten hoch fokussiert auf alles, was Bedeutung für sie haben könnte, und sie neigen dazu, jede verfügbare Information auf sich zu beziehen. Das macht Gespräche am Patientenbett über andere Patienten und ihre Erkrankungen so gefährlich. Die Wirksamkeit von Suggestionen und die von ihnen ausgelösten psychischen und körperlichen Reaktionen sind im Trancezustand viel stärker als in der Alltagssituation. Das Wort „Zitrone" induziert einen erhöhten Speichelfluss; in Hypnose kann die Suggestion des Bildes einer Zitrone eine enorme Speichelproduktion und Sekretion auslösen. Dieser Trancezustand ist eine angeborene Schutzreaktion. Die damit verbundene hohe Empfänglichkeit und Empfindsamkeit begünstigt einerseits die Gefahr durch Negativsuggestionen, andererseits aber auch die Anwendung positiver Suggestionen.

Die Wirkungen von Suggestionen können nicht nur angenommen oder subjektiv empfunden werden, sondern objektiv gemessen, quantifiziert und verglichen, z. B. durch Dynamometrie der Armmuskelkraft (Zech et al. 2020). Die negativen Auswirkungen von Sätzen wie „Machen Sie sich keine Sorgen" oder „Sie müssen keine Angst haben" erklären sich aus starken Worten und Bildern, die nicht durch Verneinung gelöscht werden können (Negationen). Beispiele für nonverbale Suggestionen sind die Abfolge von Lampen und Klimaanlagen, die ein Patient erlebt, wenn er im Krankenhaus in strenger Rückenlage transportiert wird. Eine aufrechte Position vermeidet diesen schwächenden Effekt. In ähnlicher Weise wirkt sich die Standard-Überkopfhaltung des Arztes bei der Einleitung einer Anästhesie aus, die die biologisch verankerte Gesichtserkennung verhindert. Eine Einleitung von Angesicht zu Angesicht kann diese Schwächung beseitigen; die Präoxygenierung mit Maske ist genauso von vorne möglich. Ein Poster an der Decke, z. B. mit Meer, kann eine Anregung zur Dissoziation an einen bequemen „sicheren Ort" sein. Im Aufwachraum kann ein Patient stocksteif in seinem Bett liegen nach der Anweisung „Sie können sich ja wieder rühren, wenn Sie Schmerzen haben oder erbrechen müssen", die er wörtlich so verstanden hat, dass er sich erst wieder rühren kann, wenn er das abgeliefert hat. Dass Worte schaden können, ist umfangreich belegt (Zech et al. 2014; Lown 2004; Hansen und Zech 2019). Die Ankündigung der Venenpunktion für eine Blutabnahme mit „Das sticht jetzt" führt zu doppelt so viel Schmerz wie ein „Achtung, ich fang jetzt an" (Ott et al. 2012). Die Anwendung einer Befindlichkeitsskala führte bei Frauen nach Kaiserschnitt im Vergleich zur üblichen Schmerzskala nicht nur zu weniger Schmerzen und Schmerzmittelbedarf, sondern zu einer Beurteilung des Erlebten, nämlich der Geburt ihres Kindes, als „Wundheilung" statt einer „Gewebeschädigung" (Choi et al. 2013). Die wirkungsvolle Nutzung von Trancezustand und Suggestionen für positive Effekte ist mit der Anwendung von Hypnose im medizinischen Bereich eindeutig belegt (Häuser et al. 2016).

5.7 Wege zu einer verträglichen Risikoaufklärung

Risikoinformationen beim medizinischen Aufklärungsgespräch können nicht nur die angesprochenen Nebenwirkungen selbst auslösen oder verstärken, sie können den Kreislauf destabilisieren und Angst und Stress verstärken, beides starke Prädiktoren für ein schlechtes Outcome (Hansen 2014; Zech et al. 2015). Diese Risiken der Aufklärung sind die Begründung für das im Patientenrechtegesetz verankerte Recht auf Nichtwissen. Wie über jede erhebliche Nebenwirkung ist der Patient auch über die Nebenwirkungen der Aufklärung aufzuklären und hat die Möglichkeit, ausdrücklich darauf zu verzichten. Mit dem aktuellen Wissen über Nocebo-Effekte durch die Risikoaufklärung wird von medizinethischer Seite eine verträglichere Durchführung gefordert (Miller und Colloca 2011; Cohen 2014) und es liegen inzwischen zahlreiche Vorschläge dazu vor (Colloca 2017; Evers et al. 2018; Manai et al. 2019). Allerdings sind bisher nur wenige auf ihre Wirksamkeit überprüft und mehrere haben sich als wenig wirksam erwiesen (Barnes et al. 2019). Für ein Vorgehen liegt ein gesicherter Wirksamkeitsnachweis vor: Mittels der oben erwähnten Dynamometrie ergab die Aufklärung über die Risiken Infektion, Allergie, Gefäß- und Nervenverletzung eines Schmerzkatheters eine signifikante Schwächung der maximalen Armmuskelkraft (Zech et al. 2022). Die Schwächung blieb aus, wenn die Risikoinformation zusammen mit den Vorteilen der Behandlung gegeben wurde, nämlich geringere Notwendigkeit für Tabletteneinnahme, bessere Mobilität, mehr Komfort und evtl. ein kürzerer Krankenhausaufenthalt. Weitere Möglichkeiten bei diesem Prinzip, die Nocebo-Effekte durch Placebo-Effekte zu neutralisieren, sind die gleichzeitige Nennung anderer positiver Aspekte wie die Prophylaxe zur Vermeidung möglicher Nebenwirkungen, die Überwachung für das schnelle Erkennen einer sich entwickelnden Nebenwirkung, die Chancen auf eine erfolgreiche Behandlung und Rückbildung der Nebenwirkung und Vorschläge für einen eigenen Beitrag des Patienten zu einem positiven Ergebnis (Hansen und Zech 2019). „Wir werden die Haut an der Stelle des Eingriffs sorgfältig desinfizieren, um eine Wundinfektion zu verhindern" könnte die Risikoaufklärung über Wundinfektion sein. „Das EKG-Monitoring würde uns sofort anzeigen, falls Ihr vorerkranktes Herz eine Arrhythmie entwickelt, sodass wir sofort mit der entsprechenden Behandlung beginnen können." Ein „Wenn Sie die Atemübungen oft machen, die ich Ihnen gezeigt habe, können Sie selbst das Risiko für eine postoperative Lungenentzündung verringern" gibt dem Patienten zusätzlich Kontrollrückgabe und Motivation (Hansen et al. 2020).

5.8 Vom Umgang mit bewusstlosen Patienten

Die oben erwähnte Studie über Suggestionen während Allgemeinanästhesie (Nowak et al. 2020) liefert neben dem Nachweis der Wirksamkeit positiver Worte und dem Aufruf zu therapeutischer Kommunikation während Operationen und allgemein im Umgang mit Patienten einen zusätzlichen, klinisch bedeutsamen und auch medizinethisch wichtigen Aspekt. Die Ergebnisse dieser Studie sind nämlich nicht durch eine unzureichende Narkosetiefe oder durch die Reaktion einiger weniger Patienten erklärbar, wie sie von dem bekannten Phänomen der „intraoperativen Wachheit" zu erwarten sind, nämlich mit einer Inzidenz von 0,2 % für explizite Erinnerungen und 2,0 % für implizite Erinnerung (Mashour und Avidan 2015). Ein Großteil dieser „bewusstlosen" Patienten muss den Text wahrgenommen haben und hat darauf reagiert. Während vorausgegangene Studien über intraoperative Suggestionen (Rosendahl et al. 2016) studiendesignbedingte Schwächen aufwiesen, insbesondere Zweifel an ausreichender Narkosetiefe und Studienpower, war in der genannten Multicenterstudie die Narkosetiefe durchgängig kontrolliert und ausreichend tief. Der Parameter „Erinnerung" hat zu einer Fehleinschätzung des Phänomens der „intraoperativen Wachheit" geführt, weil er wesentlich von Bedeutung geprägt ist. Und was ist an intraoperativen akustischen Signalen wichtig genug, um erinnert zu werden? Eine weitaus höhere Inzidenz des intraoperativen Wachseins wurde in den 1960er-Jahren in Südafrika in den Experimenten nachgewiesen, die heute als unethisch gelten würden (Levinson 1965). Bei 10 Patienten unter Vollnarkose und EEG-kontrollierter Narkosetiefe wurde intraoperativ ein Hypoxiealarm simuliert. „Er hat blaue Lippen! Es gibt Beatmungsschwierigkeiten …". Postoperativ wiederholten 4 der Patienten unter Hypnose die Worte korrekt, während 4 weitere eine Angstreaktion mit Beendigung der Trance zeigten. Die Wahrnehmung lag demnach bei 80 %, vermutlich wegen der hohen lebensbedrohlichen Bedeutung. Patienten haben nach „intraoperativer Wachheit" ein hohes Risiko, eine posttraumatische Belastungsstörung (PTSD) zu entwickeln, was für die große, negative Bedeutung des Erlebten spricht. So könnte, wenn man bei der Inzidenzabschätzung intraoperativer Wahrnehmung auf die Folgen und Erinnerung negativer Suggestionen fokussiert, die Wirkung und der Nutzen positiver Kommunikation während Allgemeinanästhesie völlig fehleingeschätzt und vernachlässigt werden. Statt weiterhin anzunehmen, dass der Patient ja „anästhesiert" (griech. anaisthesia) ist, d. h. ohne Sinnesempfindungen und „eh nichts mitbekommt", sollten wir Geräuschkulisse und unbedachte Gespräche reduzieren (Hansen 2022).

„*BE CAREFUL, THE PATIENT IS LISTENING sollte über der Tür jedes Operationssaals, jedes Aufwachraums, jeder Intensivstation in jedem Krankenhaus eingraviert sein*", meinte David Cheek (Cheek 1966), als er als Erster das Phänomen der „intraoperativen Wachheit" erkannte, was jedoch trotz Erforschung und inzwischen allgemeiner Bekanntheit in der Praxis den Umgang mit den Patienten im Operationssaal oder auf der Intensivstation bisher nicht wesentlich verändert hat. Die Ankündigung von Pflegemaßnahmen wie „Wir waschen Sie jetzt", „Sie werden jetzt gedreht" und Ähnliches, um den Patienten nicht zu erschrecken, hat rein informativen Inhalt und nichts mit einer „therapeutischen Kommunikation" zu tun, bei der die Kommunikation als eine Behandlung mit Worten anzusehen ist (Hansen und Zech 2019). Noch weit weniger als während Narkose kann Bewusstseinszustand und Wahrnehmungsfähigkeit bei „bewusstlosen" Patienten im Koma am Unfallort oder auf der Intensivstation eingeschätzt werden. Für all diese medizinischen Situationen gibt es Hinweise und Berichte über Wahrnehmung bei bewusstlosen Patienten. In einer prospektiven Studie an 344 Patienten, die nach Herz-Kreislauf-Stillstand im Krankenhaus erfolgreich reanimiert worden waren, hatten 18 % eine Todesnäheerfahrung (van Lommel et al. 2001). 24 % von ihnen berichteten von einer „out-of-body experience", d. h. von einem „Dabeisein" bei der kardiopulmonalen Reanimation (CPR) aus einer Beobachterperspektive. In dieser Veröffentlichung im *Lancet* ist u. a. der Fall dokumentiert, dass ein Patient 2 Wochen nach Reanimation und Koma eine Krankenschwester darauf aufmerksam macht, dass sie während der CPR seine Zahnprothese in eine Schublade gelegt hat, was sich als zutreffend erweist. Er berichtet ferner, dass er während der CPR Angst hatte, sie würden abbrechen und er verzweifelt und erfolglos versuchte, auf sich aufmerksam zu machen und um Fortführung zu bitten. Ebenso kann das häufige Auftreten einer posttraumatischen Belastungsstörungen (PTBS) (Gamper et al. 2004) nach CPR als Beleg für eine Wahrnehmung genommen werden, denn wie kann jemanden etwas belasten und traumatisieren, während er ja angeblich tot war, jedenfalls nicht bewusst dabei? Fehlendes Reaktionsvermögen darf auch beim Intensivpatienten nicht mit dem Verlust von Wahrnehmungs- und Empfindungsfähigkeit gleichgesetzt werden. Auch hier ist die Gefahr der Entwicklung einer PTBS hoch und wird durch eine Sedierung eher erhöht als vermindert. Dazu passt, dass Patienten besonders den Kontrollverlust und die Unfähigkeit, sich bemerkbar zu machen und zu kommunizieren, als traumatisierend beschreiben. Regelmäßig werden Intensivmediziner überrascht von den detaillierten Berichten ihrer Patienten nach überstandenem Koma, aus Zeitperioden inkl. künstlichem Koma, in denen eine Wahrnehmung für ausgeschlossen gehalten wurde. Damit ergibt sich insgesamt auch für die Medizinethik die äußerst relevante Frage: Wie geht man mit Bewusstlosen um?

Aus den geschilderten Befunden und dem heutigen neurophysiologischem Wissen kann es nur die Forderung nach einem sorgfältigeren Umgang mit bewusstlosen Patienten geben und nach einer therapeutischen Kommunikation, egal ob der Patient wach oder bewusstlos ist oder erscheint (Hansen 2022). Auch nicht das Abspielen von Tonaufnahmen während Allgemeinanästhesie ist gefragt, sondern vorrangig ein direktes Sprechen mit dem Patienten. Und das gilt auch während einer Reanimation. Selbst wer nicht von Wahrnehmungen bei Bewusstlosen überzeugt ist, sollte zumindest eine Art „Beweislastumkehr" akzeptieren und sich fragen: Was würde ich erleben wollen oder was würde ich hören wollen, wenn ich bewusstlos bin und die geringste Chance bestünde, dass ich doch etwas wahrnehme? Im Zweifel sollte man sich für den wahrnehmenden Patienten einsetzen! Zudem könnte auch die Einschätzung, dass selbst wenn vorhanden, Wahrnehmung und Wirkung von Suggestionen bei Bewusstlosigkeit doch gedämpft sind, ein Irrtum sein. So nutzt Hypnose, eine sehr erfolgreiche Methode der Psychotherapie zur Einwirkung auf unbewusste psychologische und physiologische Funktionen, einen induzierten Trancezustand und eine Zurückdrängung des kritischen Verstandes mit seiner Filter- und Korrektivfunktion, um Suggestionen zur Wirkung zu bringen. Kommunikation mit der Verwendung von Suggestionen kann damit bei „Bewusstlosen" nicht weniger, sondern wichtiger und hilfreicher sein als beim wachen Patienten. „Touching the unconscious in the unconscious" (Hansen 2024).

5.9 Quintessenz

Fazit
- Eine erhöhte Aufmerksamkeit für Negativeinflüsse im medizinischen Umfeld und mehr Wissen über die Auswirkungen von Nocebos und negativen Suggestionen bilden die Grundlage dafür, sie im eigenen klinischen Umfeld zu erkennen, um sie dann vermeiden, stoppen oder neutralisieren zu können.
- Patientinnen und Patienten sollten alle und immer als „wach" behandelt und mit Kommunikation versorgt werden, da Wachheitsgrad und Wahrnehmungsfähigkeit nicht sicher beurteilbar sind

Literatur

Barnes K, Faasse K, Geers AL, Helfer SG, Sharpe L, Colloca L, Colagiuri B (2019) Can positive framing reduce Nocebo side effects? Current evidence and recommendation for future research. Front Pharmacol Mar 6;10:167

Benedetti F (2013) Placebo and the new physiology of the doctor-patient relationship. Physiol Rev 93:1207–1246

Cheek DB (1962) Importance of recognizing that surgical patients behave as though hypnotized. Am J Clin Hypnosis 4:227–236

Cheek DB (1966) The meaning of continued hearing sense under general chemo-anesthesia: a progress report and report of a case. Am J Clin Hypnosis 8(4):275–280

Chooi CS, White AM, Tan SG, Dowling K, Cyna AM (2013) Pain vs. comfort scores, after Caesarean section: a randomized trial. Br J Anaesth 110:780–787

Colloca L, Finniss D (2012) Nocebo effects, patient-clinician communication, and therapeutic outcomes. JAMA 307(6):567–568

Colloca L (2017) Tell me the truth and I will not be harmed: informed consents and nocebo effects. Am J Bioeth 17:46–48

Cohen S (2014) The nocebo effect of informed consent. Bioethics 28(3):147–154

Evers AWM, Colloca L, Blease C, Annoni M, Atlas LY, Benedetti F, Bingel U, Buchel C, Carvalho C, Colagiuri B, Crum AJ, Enck P, Gaab J, Geers AL, Howick J, Jensen KB, Kirsch I, Meissner K, Napadow V, Peerdeman KJ, Raz A, Rief W, Vase L, Wager TD, Wampold BE, Weimer K, Wiech K, Kaptchuk TJ, Klinger R, Kelley JM (2018) Implications of placebo and nocebo effects for clinical practice: expert consensus. Psychother Psychosom 87(4):204–210

Finniss D, Benedetti F (2005) Mechanisms of the placebo response and their impact on clinical trials and clinical practice. Pain 114:3–6

Gamper G, Willeit M, Sterz F, Herkner H, Zoufaly A, Hornik K, Havel C, Laggner AN (2004) Life after death: posttraumatic stress disorder in survivors of cardiac arrest – prevalence, associated factors, and the influence of sedation and analgesia. Crit Care Med 32(2):378–383

Grawe K (2000) Psychologische Therapie. Hogrefe, Göttingen

Hansen E, Bejenke C (2010) Negative und positive Suggestionen in der Anästhesie – Verbesserte Kommunikation mit ängstlichen Patienten bei Operationen. Anaesthesist 59:199–209

Hansen E (2014) Aufklärungsschäden. Z Gesundheitspolitik 4:49–59

Hansen E, Zech N, Meissner K (2017) Placebo/Nocebo: nützlich, schädlich, wie einsetzen bzw. vermeiden? Internist 58(10):1102–1110

Hansen E, Zech N (2019) Nocebo effects and negative suggestions in daily clinical practice – forms, impact and approaches to avoid them. Front Pharmacol Feb 13;10:77

Hansen E, Zech N, Benson S (2020) Nocebo, Aufklärung und Arzt-Patienten-Kommunikation. Nervenarzt 91:691–699

Hansen E (2022) Was ist neu … Patienten hören mit – Kommunikation während Narkose. Anaesthesiologie 71:793–794

Hansen E (2024) Touching the unconscious in the unconscious – Hypnotic communication with unconscious patients. Front Psychol Jun 20;15:1389449

Häuser W, Hansen E, Enck P (2012) Nocebophänomene in der Medizin: Bedeutung im klinischen Alltag. Dtsch Ärztebl 109(26):459–465

Häuser W, Hagl M, Schmierer A, Hansen E (2016) Wirksamkeit, Sicherheit und Anwendungsmöglichkeiten medizinischer Hypnose – Eine systematische Übersicht von Metaanalysen. Dtsch Ärztebl 113(17):290–296

Howick J, Webster R, Kirby N, Hood K (2018) Rapid overview of systematic reviews of nocebo effects reported by patients taking placebos in clinical trials. Trials 19:674

Hrobjartsson A, Gotzsche PC (2004) Is the placebo powerless? Update of a systematic review with 52 new randomized trials comparing placebo with no treatment. J Intern Med 256:91–100

Jacobs DT (1991) Patient communication first responders and EMS personnel. Englewood Cliffs, Brady

Jonas WB, Crawford C, Colloca L (2015) To what extent are surgery and invasive procedures effective beyond a placebo response? A systematic review with meta-analysis of randomised, sham controlled trials. BMJ Open 5:e009655

Levinson BW (1965) States of awareness during general anaesthesia. Brit J Anaesth 37:544–546

Lown B (2004) Die verlorene Kunst des Heilens – Anleitung zum Umdenken, 17. Aufl. Suhrkamp Verlag, Berlin

Manaï M, van Middendorp H, Veldhuijzen DS, Huizinga TWJ, Evers AWM (2019) How to prevent, minimize, or extinguish nocebo effects in pain: a narrative review on mechanisms, predictors, and interventions. Pain Rep 7(3):e699

Miller FG, Colloca L (2011) The placebo phenomenon and medical ethics: rethinking the relationship between informed consent and risk-benefit assessment. Theor Med Bioeth 32(4):229–243

Mashour GA, Avidan MS (2015) Intraoperative awareness: controversies and non-controversies. Br J Anaesth 115(Suppl 1):i20–i26

Moerman DE, Jonas WB (2002) Deconstructing the placebo effect and finding the meaning response. Ann Intern Med 136:471–476

Nowak H, Zech N, Asmussen S, Rahmel T, Tryba M, Oprea G, Grause L, Schork K, Moeller M, Loeser J, Gyarmati K, Mittler C, Saller T, Zagler A, Lutz K, Adamzik M, Hansen E (2020) Effect of therapeutic suggestions during general anaesthesia on postoperative pain and opioid use: multicentre randomised controlled trial. BMJ 371:m4284

Nowak H, Wolf A, Rahmel T, Oprea G, Grause L, Moeller M et al (2022) Therapeutic suggestions during general anaesthesia reduce postoperative nausea and vomiting in high-risk patients – A post hoc analysis of a randomized controlled trial. Front Psychol Jul 15;13:898326

Ott J, Aust S, Nouri K, Promberger R (2012) An everyday phrase may harm your patients: the influence of negative words on pain during venous blood sampling. Clin J Pain 28(4):324–328

Price DD, Benedetti FDG, F, (2008) A comprehensive review of the placebo effect: recent advances and current thought. Annu Rev Psychol 59:565–590

Rosendahl J, Koranyi S, Jacob D, Zech N, Hansen E (2016) Efficacy of therapeutic suggestions under general anesthesia: a systematic review and meta-analysis of randomised controlled trials. BMC Anesth 22;16(1):125

Silvestri A, Galetta P, Cerquetani E, Marrazi G, Patrizi R, Fini M, Rosano GM (2003) Report of erectile dysfunction after therapy with beta-blockers is related to patient knowledge of side effects and is reversed by placebo. Eur Heart J 24:1928–1932

van Lommel P, van Wees R, Meyers V, Elfferich I (2001) Near-death experience in survivors of cardiac arrest: a prospective study in the Netherlands. Lancet 358(9298):2039–2045

Wilkinson S, Dodgson G, Meares K (2017) Predictive processing and the varieties of psychological trauma. Front Psychol Oct 17;8:1840

Zech N, Seemann M, Hansen E (2014) Nocebo-Effekte und Negativsuggestionen in der Anästhesie. Anaesthesist 63:816–824

Zech N, Seemann M, Hansen E (2015) Nocebowirkung durch Aufklärung. Anästhesiol Intensivmed Notfallmed Schmerzther 50:64–69

Zech N, Schrödinger M, Seemann M, Zeman F, Seyfried TF, Hansen E (2020) Time dependent negative effects of verbal and nonverbal suggestions in surgical patients – a study on arm muscle strength. Front Psychol Jul 28;11:1693

Zech N, Schrödinger M, Hansen E (2022) Avoidance of nocebo effects by coincident naming of treatment benefits during the medical interview for informed consent – Evidence from dynamometry. Front Psychol Aug 9;13:923044

Teil II
Die Anästhesiologie: Ein Fach mit vielen Facetten

Bevor die Arbeitsfelder in der Anästhesiologie beschrieben werden, werden allgemeinere Themen in den Blick genommen. Wie sind die Arbeitsbedingungen in der Anästhesie? Was ist die Bedeutung des Patientenwillens für die Anästhesie? Wie ist der gegenseitige Blick des Zweigespanns Anästhesist-Chirurg? Wie gehen wir mit älteren Patientinnen und Patienten um und was sollten wir beachten?

Allrounder oder hochspezialisierter Freak? – Arbeitsbedingungen in der Anästhesie

Barbara Meyer-Zehnder und Thierry Girard

Inhaltsverzeichnis

6.1 Arbeitsbereiche in der Anästhesie 74
6.2 Was ist ein guter Anästhesist, eine gute Anästhesistin? 74
6.3 Schattenseiten der Arbeit in der Anästhesie 76
    6.3.1 Belastung durch unregelmäßige Arbeitszeit und Zeitdruck 76
    6.3.2 Suchterkrankungen in der Anästhesie 77
    6.3.3 Suizid bei Mitarbeitenden der Anästhesie 78
6.4 Ausblick 79
Literatur 80

Die Arbeit eines Anästhesisten, einer Anästhesistin ist hochspezialisiert. Es wird viel mit dem Kopf gearbeitet. Welche Anästhesieform ist im aktuellen Fall am geeignetsten, an was muss gedacht, was muss vorbereitet werden, sind nur einige der Fragen, die man sich täglich mehrmals stellt. Aber auch manuelle Fertigkeit ist gefragt. Es werden die verschiedensten Katheter gelegt, mit Ultraschall werden zum Teil komplexe Blöcke angelegt und manchmal muss sehr schnell gehandelt werden. In diesem Kapitel werden die verschiedenen Arbeitsbereiche angesprochen (in den Kapiteln in Teil III werden diese dann genauer beschrieben), es werden die Fragen bearbeitet, was ein guter Anästhesist, eine gute Anästhesistin ist und was die Schattenseiten dieses faszinierenden Fachs sind.

B. Meyer-Zehnder (✉) · T. Girard
Klinik für Anästhesiologie, Universitätsspital Basel, Basel, Schweiz
E-Mail: b.meyer-zehnder@bluewin.ch

T. Girard
E-Mail: thierry.girard@usb.ch

© Der/die Autor(en), exklusiv lizenziert an Springer-Verlag GmbH, DE, ein Teil von Springer Nature 2025
B. Meyer-Zehnder und T. Girard (Hrsg.), *Bitte bleiben Sie ruhig liegen!*,
https://doi.org/10.1007/978-3-662-69490-9_6

6.1 Arbeitsbereiche in der Anästhesie

Mitarbeitende der Anästhesie arbeiten bei Weitem nicht nur im Operationssaal und machen dort Narkosen. Das ist natürlich ein wichtiger Teil des Arbeitsspektrums der ärztlichen und pflegenden Mitarbeitenden in der Anästhesie. Diese arbeiten aber auch im Aufwachraum, draußen in der Notfallambulanz, im Schockraum, in der Schmerzbehandlung und auf der Intensivstation (IPS). Diese Vielseitigkeit der Anästhesie will dieses Buch in den verschiedenen Kapiteln aufzeigen.

Viele Menschen wissen aber nicht, dass der Arbeitsbereich in der Anästhesie nicht nur im Operationssaal liegt (Baja et al. 2014). Die Autoren fragten knapp 4000 Patientinnen und Patienten von drei Kliniken in der präoperativen Anästhesiesprechstunde nach den Tätigkeitsbereichen der Anästhesie. Nur wenigen Befragten war bekannt, dass die präoperative Sprechstunde (17,5 %), Forschung (13,6 %), IPS (34,6 %), das Schmerzzentrum (20,0 %), der Aufwachraum (37,4 %) und die Rettungsmedizin (17,1 %) auch Arbeitsbereiche der Anästhesie sind.

Vor allem im Operationssaal und teilweise auch in Bereichen außerhalb gilt, dass die Mitarbeitenden der Anästhesie von den Zuweisern abhängig sind und so hauptsächlich Dienstleister sind und nicht im «Rampenlicht» stehen.

Es gibt aber auch, außer auf der IPS, keine Stationsarbeit zu leisten. Man muss keine Berichte diktieren, keine Termine ausmachen und kann sich, außer als Fach- oder Oberarzt, in der Regel um einen Patienten kümmern, ohne dass man gleichzeitig auch noch andere betreuen muss. Nach Abschluss der postoperativen Überwachungsphase wechselt die Zuständigkeit und am Ende eines Arbeitstages ist die Arbeit abgeschlossen.

6.2 Was ist ein guter Anästhesist, eine gute Anästhesistin?

Es ist klar, dass ein guter Anästhesist, eine gute Anästhesistin alle Eigenschaften mitbringen sollte, die einen guten Arzt, eine gute Ärztin generell auszeichnen, wie gute medizinische Kenntnisse, Belastbarkeit, Flexibilität, Einsatzfreude, Sorgfältigkeit, gut zuhören können und vieles mehr (O'Donnabhain und Friedman 2018; Steiner-Hofbauer et al. 2018). In der Anästhesie braucht es noch anderes (Fletcher et al. 2002). Grundsätzlich können fünf Dimensionen der Kompetenzen und Fähigkeiten unterschieden werden (Larsson 2017):

- Theoretisches Wissen: grundlegendes, vertieftes Verständnis von wissenschaftlichen Konzepten und deren Verbindung mit der täglichen klinischen Arbeit
- Praktische Fähigkeiten: Geschicklichkeit und Fähigkeit, klinische Bilder zu erkennen und zu interpretieren
- Nicht technische Fähigkeiten: Teamarbeit und Kommunikation
- Verständnis für die Arbeit: Bewusstsein über verschiedene Aspekte und Rollen in der Anästhesie
- Intuitives Expertenwissen: die Fähigkeit, auf der Basis von Erfahrung schnell und effektiv zu handeln

Ein guter Anästhesist hat theoretische Kenntnisse über die Physiologie und Pathophysiologie, kennt die pharmakologischen Eigenschaften der Medikamente, die er, sie verwendet, kennt die Systeme und Geräte und kann sie auch in hektischen Situationen bedienen. Es braucht die Fähigkeit, individuelle Anästhesiepläne basierend auf der Anamnese, dem aktuellen Zustand des Patienten und der Art des Eingriffs zu erstellen.

Es braucht eine gewisse Geschicklichkeit und Gespür für die manuellen Herausforderungen. Kenntnisse der Anatomie sind unerlässlich beim Legen von Kathetern und ultraschallgestützten Nervenblöcken. Hier gilt wie auch sonst: Übung macht den Meister.

Flexibilität ist immer wieder gefragt. Jeder Patient, jede Situation ist anders. Man muss sich auf wechselnde Gegebenheiten einstellen können und arbeitet, vor allem in größeren Häusern, immer wieder mit anderen Kolleginnen, Chirurgen, Lagerungspflegefachpersonen und anderen Mitarbeitern zusammen.

Die Arbeit im Operationssaal kann sehr stressig sein. Ein guter Anästhesist kann auch unter Druck effektiv arbeiten, behält den Überblick und trifft der Situation angemessene Entscheidungen. Die Fähigkeit, sich schnell an veränderte Situationen anzupassen und flexible Lösungen für unerwartete Herausforderungen zu finden, ist in der dynamischen Umgebung des Operationssaals von großer Bedeutung.

Eine klare und empathische Kommunikation mit Patienten, deren Familien und dem medizinischen Team ist eine weitere wichtige Eigenschaft. Ein guter Anästhesist kann komplexe medizinische Informationen verständlich erklären und Patienten sowie deren Angehörige beruhigen und unterstützen. Die Fähigkeit, sich in die Lage der Patienten hineinzuversetzen, ihre Ängste zu verstehen und darauf einzugehen, ist entscheidend dafür, ob sich Patientinnen und Patienten gut aufgehoben fühlen und sich allenfalls in der ungewohnten Atmosphäre eines Operationstrakts etwas entspannen können.

Die Zusammenarbeit im Operationsteam erfordert Respekt, Offenheit und die Bereitschaft, gemeinsam zum Wohl des Patienten zu arbeiten. Ein guter Anästhesist fördert eine positive Teamdynamik und ist bereit, sein Wissen und seine Erfahrungen zu teilen (Larsson und Holmström 2013).

Nicht zuletzt sollte sich ein guter Anästhesist durch ausgesprochene Ehrlichkeit auszeichnen. Wurde vergessen, bestimmte Befunde zu veranlassen oder Untersuchungen durchzuführen, muss dies offen kommuniziert und korrigiert werden. Ebenso wichtig ist es, Fehler zu erkennen, zu melden und daraus zu lernen (Scheidegger 2005). Zum Beispiel im Rahmen eines Critical Incidence Reporting Systems (CIRS) (Petschnig und Haslinger-Baumann 2017). Eine hohe Aufmerksamkeit und Kenntnisse der Abläufe erlauben es einem guten Anästhesisten, Probleme – wie z. B. Kreislaufveränderungen – zu antizipieren und präventive Maßnahmen zu ergreifen.

Zusammenfassend braucht es also einiges, um ein guter Anästhesist, eine gute Anästhesistin zu sein. Für Einsteiger in das Fach sind die ersten Wochen, wenn nicht gar Monate herausfordernd (Larsson et al. 2006). Es braucht einige Zeit, bis alle Geräte und Medikamente selbstverständlich beherrscht werden, bis das Legen aller Zugänge und peripheren Nervenblockaden mühelos gelingt und man sich zwischendurch etwas entspannen kann. Sind diese Wochen oder Monate aber überstanden und durchschaut man die Abläufe und Aufgabenverteilung im Operationssaal und an allen anderen Arbeitsorten, kann man in einem sehr interessanten, abwechslungsreichen Gebiet arbeiten, in dem man die Wirkung dessen, was man appliziert, unmittelbar sehen und kontrollieren kann.

6.3 Schattenseiten der Arbeit in der Anästhesie

In diesem und vielen anderen Kapiteln dieses Buchs wird gezeigt, wie spannend und abwechslungsreich die Arbeit in der Anästhesie ist. Aber wie vieles im Leben hat auch diese zwei Seiten. Es gibt natürlich auch Belastendes, Schwieriges und weniger Attraktives. Einige dieser Schattenseiten werden in diesem Abschnitt näher beleuchtet: Die Arbeitsbelastung durch Schicht-, Nachtarbeit und Zeitdruck, Suchterkrankungen und Suizidhäufigkeit.

6.3.1 Belastung durch unregelmäßige Arbeitszeit und Zeitdruck

Mitarbeitende der Anästhesie arbeiten fast immer in Schichten, d. h., es sind auch Nacht- und Wochenenddienste zu leisten. Vor allem in kleineren Häusern mit wenigen Mitarbeitenden ergibt das viel Präsenzzeit, allenfalls auch Bereitschaftsdienst. Das kann zu Müdigkeit, Schlafstörungen und Erschöpfung führen (Hanlon et al. 2009; Wong et al. 2018).

Bauer und Groneberg publizierten 2014 eine Studie, in der sie 1321 Klinikärztinnen und -ärzte mit einem webbasierten Fragebogen zur Arbeitszufriedenheit und Wahrnehmung von Stress befragten (Bauer und Groneberg 2014). 47 % der befragten Personen gaben an, in ihrem Alltag Stress zur erleben. Dieser Anteil war bei älteren Mitarbeitenden mit 50,7 % deutlich höher als bei jüngeren mit 36,5 %.

In Österreich wurden 2018 390 Mitarbeitende der Anästhesie zu ihrer Arbeitszeitbelastung, Gesundheit und Arbeitszufriedenheit befragt (Lederer et al. 2018). Jeweils über 70 % der Befragten gaben an, dass sie häufig unter Zeitdruck arbeiten müssen und es Perioden gibt, in denen die Arbeit ein hohes Maß an Konzentration benötigt. 62,4 % beobachten ein hohes Arbeitstempo und fast die Hälfte geben an, nicht immer adäquat Pause machen zu können und nicht genug zu schlafen. Sie loben aber auch, dass sie mit qualitativ hochstehendem Equipment arbeiten und eigene Entscheidungen treffen können.

Aus der Schweiz stammt die neueste Studie, die hier erwähnt werden soll (Gasciauskaite et al. 2024). An der Online-Befragung an 22 deutschschweizerischen Anästhesieabteilungen nahmen 676 Mitarbeitende teil, 389 Ärztinnen und Ärzte und 287 Pflegende. 42 % der Pflegenden und 59 % der Ärzte zeigten ein hohes Risiko für ein Burnout und 9 % resp. 18 % erfüllten die Kriterien für ein Burnout-Syndrom. Folgende Faktoren waren mit Burnout-Symptomen assoziiert: männliches Geschlecht, weniger als 2 oder mehr als 5 Jahre Erfahrung in der Anästhesie und das Gefühl mangelnder Unterstützung.

Aus Deutschland stammen die Resultate einer ebenfalls webbasierten Fragebogenuntersuchung mit jungen, unter 35 Jahre alten Anästhesistinnen und Anästhesisten (Lachmann et al. 2020). 42 % der 390 Befragten arbeiten durchschnittlich zwischen 49 und 59 Stunden pro Woche, 20 % sogar mehr als 60 Stunden. Mehr als zwei Drittel (68 %) müssen mindestens zwei Wochenenden pro Monat Dienst leisten. 31 % nehmen wegen der Arbeitsbelastung Medikamente ein. Mehr als zwei Drittel der Befragten können sich aber auch in hohem oder sehr hohem Maß mit ihrem Beruf identifizieren.

Ärztinnen und Ärzte in der Anästhesie arbeiten also viel, scheinen aber mit der Fachrichtung an und für sich zufrieden zu sein.

6.3.2 Suchterkrankungen in der Anästhesie

Es ist schon sehr lange her, dass ich gegen Ende eines nicht allzu strengen Nachtdiensts noch am Computer saß und der ebenfalls mit mir arbeitende Kollege zu mir trat, um ein bisschen zu schwatzen. Ich wunderte mich über seine etwas verwaschene Sprache und sein verändertes Verhalten, dachte mir aber nichts dabei. Ende eines Nachdiensts halt. Der Groschen fiel, als der Kollege einige Wochen später freigestellt wurde. Ich kann mich auch an zwei andere Anästhesisten, einen Mann und eine Frau, erinnern, bei denen eine Opiatabhängigkeit bestand.

Ärzte generell haben mit 7–8 % eine höhere Langzeitprävalenz von Suchterkrankungen im Vergleich zur Allgemeinbevölkerung mit 5–6 % (Bransi et al. 2020).

Drei Hauptfaktoren spielen bei der Entwicklung einer Sucherkrankung eine Rolle (Maier et al. 2010):

- Persönliche Faktoren wie genetische Disposition, psychische Komorbiditäten
- Soziale Faktoren: Zugänglichkeit zum Suchtmittel, sozialer Status
- Pharmakologische Eigenschaften: Abhängigkeitspotenzial, Wirkprofil, Toleranzinduktion

Anästhesistinnen und Anästhesisten arbeiten täglich mit Medikamenten, die eine Suchterkrankung auslösen können, mit Opiaten, Propofol und Ketamin, und haben also einen leichten Zugang zu diesen Substanzen. Die Frage, wie häufig eine Abhängigkeitserkrankung von i.v.-Medikamenten bei Mitarbeitenden der Anästhesie auftritt, lässt sich nicht so leicht beantworten. Untersuchungen dazu beruhen auf Befragungen (Garcia-Guasch et al. 2012). Es werden Zahlen von bis zu 10 % des Personals mit problematischem Suchtmittelkonsum genannt (Maier und Leclerc-Springer 2012).

Warnzeichen für das Vorliegen einer Suchterkrankung können sein: ungewöhnliche Verhaltensänderung, der Wunsch, allein zu arbeiten, Verzicht auf Pausen, Wunsch nach Extraschichten, frühes Erscheinen und spätes Verlassen des Arbeitsplatzes etc. (Bryson und Silverstein 2008).

Die Folgen einer Suchterkrankung bei Anästhesisten sind gravierend. Sie reichen von der Beeinträchtigung der beruflichen Leistungsfähigkeit über den Verlust des Arbeitsplatzes und der beruflichen Zulassung bis hin zu schwerwiegenden gesundheitlichen Problemen. Es besteht außerdem ein recht hohes Mortalitätsrisiko. Vor allem bei Propofolabhängigkeit besteht eine Mortalität von bis zu 45 % (Fry et al. 2015; Maier et al. 2017). Zudem besteht die Gefahr, dass die Qualität der Patientenversorgung leidet, sollte die Suchtproblematik unentdeckt oder unbehandelt bleiben.

Ärzte mit Substanzgebrauchsstörungen sollten frühzeitig und rasch Zugang zu effektiven und vertraulichen Behandlungsprogrammen erhalten. Es kann aber unter Umständen nicht ganz einfach sein, Betroffene zu einer Therapie zu bewegen. Angst vor Bloßstellung sowie beruflichen und wirtschaftlichen Nachteilen erschweren eine vernunftgesteuerte Reaktion (Mäulen 2013). Die Behandlung von abhängigen Anästhesistinnen und Anästhesisten unterscheidet sich nicht von der anderer Patienten. Sie kann von kurzen Interventionen bis hin zu fortlaufender Überwachung reichen und mehrere Bereiche umfassen, darunter pharmakologische Behandlungen, psychologische Interventionen und Peer-Support.

Ob eine Rückkehr zum gewohnten Arbeitsplatz möglich ist, wird kontrovers diskutiert und hängt von den Gesetzen des jeweiligen Landes, den Richtlinien der medizinischen Einrichtung, der Art und Schwere der Abhängigkeit sowie des Rehabilitations- und Überwachungsprogramms ab (Garcia-Guasch et al. 2012; DeFord et al. 2019). In vielen Ländern gibt es Programme zur Unterstützung von Medizinern mit Suchtproblemen, die eine Rückkehr in den Beruf ermöglichen, vorausgesetzt, der Betroffene hält sich an bestimmte Bedingungen und Überwachungsmaßnahmen. Die Sicherheit der Patienten hat dabei oberste Priorität. Jede Entscheidung über die Rückkehr eines abhängigen Anästhesisten, einer abhängigen Anästhesistin in den Operationssaal muss sorgfältig geprüft werden, um sicherzustellen, dass keine Gefahr für Patienten oder das medizinische Personal besteht.

6.3.3 Suizid bei Mitarbeitenden der Anästhesie

Wir alle kennen Anästhesistinnen und Anästhesisten, die sich das Leben genommen haben. Kennen die Betroffenheit und Traurigkeit, die das auslöst.

Die Suizidrate von Ärzten ist in Deutschland 0,9- bis 3-mal, die von Ärztinnen 1,7- bis 6-mal höher als diejenige der Allgemeinbevölkerung (Mäulen 2010). Innerhalb der Ärzteschaft gibt es Hinweise auf eine überproportionale Betroffenheit der Anästhesisten. Der Beruf des Anästhesisten erfordert eine hohe Konzentration und Präzision, da die Überwachung der vitalen Funktionen von Patienten während Operationen keine Fehler toleriert. Diese ständige Hochspannung, kombiniert mit langen Arbeitszeiten, Schichtarbeit und dem emotionalen Druck, kann zu Burnout, Depressionen und anderen psychischen Erkrankungen führen (Gasciauskaite et al. 2024). Zusätzlich erschwert der direkte Zugang zu potenten Medikamenten, die als Mittel für einen Suizidversuch dienen können, die Situation. Die Methoden eines Suizids sind oft arztspezifisch. Anästhesisten setzen insbesondere Infusionssysteme in Kombination mit Opiaten, Muskelrelaxanzien und Hypnotika ein.

Ein wichtiger Schritt in der Prävention von Suiziden unter Anästhesisten ist die frühzeitige Erkennung von Warnsignalen psychischer Belastungen. Kollegen, Vorgesetzte und das gesamte medizinische Umfeld müssen für diese Signale sensibilisiert werden und wissen, wie sie angemessen reagieren können (Linsmayer 2020). Weiterhin ist der Abbau von Stigmata rund um psychische Erkrankungen im medizinischen Berufsfeld von Bedeutung. Ärzte sollten ermutigt werden, sich Hilfe zu suchen, ohne Angst vor beruflichen oder gesellschaftlichen Konsequenzen.

Unterstützungs- und Interventionsprogramme, die speziell auf die Bedürfnisse von Medizinern zugeschnitten sind, können eine wesentliche Rolle bei der Prävention von Suizid spielen. Diese Programme sollten neben der psychologischen Beratung auch Strategien zum Stressmanagement, zur Bewältigung von Arbeitsbelastungen und zur Verbesserung der Work-Life-Balance bieten. Peer-Support-Gruppen, in denen Ärzte ihre Erfahrungen und Herausforderungen in einem geschützten Rahmen teilen können, sind ebenfalls ein wertvolles Instrument.

6.4 Ausblick

Ein Ausblick auf die weitere Entwicklung des Faches Anästhesie ist tatsächlich nicht einfach. Es wird immer operative Eingriffe geben, welche eine anästhesiologische Betreuung benötigen, auch nehmen die anästhesiologischen Arbeiten außerhalb des Operationssaales – in der sogenannten „weißen Zone" – zu. Somit wird uns als Anästhesistinnen und Anästhesisten die Arbeit kaum ausgehen. Auf der anderen Seite sehen wir einen stark zunehmenden Kostendruck im Gesundheitswesen. In manchen Ländern – wie im Vereinigten Königreich oder in den Vereinigten Staaten von Amerika – werden vermehrt Anästhesieärzte durch Anästhesiepflegepersonen ersetzt, welche ohne ärztliche Supervision arbeiten. Die Anästhesie läuft durchaus Gefahr, die akademische Ausrichtung zu verlieren, zumal Anästhesie als Fach außerordentlich sicher geworden ist und wir somit – scheinbar – problemlos durch nichtärztliches Personal ersetzbar sind. Hierzu sei auf den sehr lesenswerten Beitrag von Sessler verwiesen (Sessler 2024).

Im gleichen Beitrag werden auch weniger düstere Zukunftsoptionen beleuchtet. Unser Fach sollte den Fokus von der intraoperativen auf die perioperative Betreuung erweitern. Nicht nur die präoperative Risikoevaluation, auch die postoperative Betreuung, das Erkennen von Abweichungen vom Idealverlauf und somit Verhinderung schwerer postoperativer Komplikationen könnten in Zukunft durchaus Teil der anästhesiologischen Kompetenz sein. Vor Kurzem wurde die Schweizer Fachgesellschaft von „Schweizerische Gesellschaft für Anästhesie und Reanimation (SGAR)" in „Swiss Society for Anaesthesiology and Perioperative Medicine (SSAPM)" umbenannt. Weniger die englische Bezeichnung, sondern vielmehr die Ausweitung auf den perioperativen Bereich können durchaus zukunftsweisend sein.

Ein weiteres Thema ist die aktuell rasante Entwicklung im Bereich der künstlichen Intelligenz (Artifical Intelligence, AI). Die Komplexität der anästhesiologischen Tätigkeiten lassen eine „Übernahme" durch eine AI als äußerst unwahrscheinlich erscheinen. Viel wahrscheinlicher ist eine Entwicklung, bei welcher AI bestimmte Prozesse analysiert und entweder Empfehlungen abgibt oder auf eine Tendenz hinweist. So werden schon heute Systeme getestet, welche einen baldigen Blutdruckabfall antizipieren und entsprechend warnen können (Michard und Futier 2023). Auch bei einer Risikoevaluation könnte eine AI die Kliniker entlasten. Systeme mit AI werden auch benutzt, um Informationen zusammenzutragen, und es ist durchaus möglich, dass Patientinnen und Patienten in Zukunft eine AI nutzen, um sich über bevorstehende Eingriffe sowie eine notwendige Anästhesie zu informieren. Kürzlich wurden solche Systeme für die Etablierung eines Geburtsplans getestet (Hurley und Kearsley 2024). Die Information war insofern tendenziös, dass keine neutrale Information resultierte, sondern Informationen, welche die Frauen hören wollten. Die Möglichkeit einer geburtshilflichen epiduralen Analgesie wurden nur bei zusatzversicherten Personen angeboten. So informativ solche Systeme auch erscheinen, die Möglichkeit einer falschen oder inkompletten Information oder gar einer gewollten Irreführung muss jedoch in Betracht gezogen werden.

Literatur

Baja J, Welker AS, Beck G, Schleppers A, Fischer M, Weiss C (2014) Berufsbild des Anästhesisten in der Öffentlichkeit. Einfluss von Vorinformation und Vorerfahrungen mit dem Fach. Anaesthesist 63(2):114–121

Bauer J, Groneberg DA (2014) Stress und Berufszufriedenheit im Fachgebiet der stationären Anästhesiologie: Ergebnisse einer webbasierten Befragung. Anaesthesist 63(1):32–40

Bransi A, Winter L, Glahn A, Kahl KG (2020) Abhängigkeitserkrankungen bei Ärzten. Nervenarzt 91(1):77–90

Bryson EO, Silverstein JH (2008) Addiction and substance abuse in anesthesiology. Anesthesiology 109(5):905–917

DeFord S, Bonom J, Durbin T (2019) A review of literature on substance abuse among anaesthesia providers. J Res Nurs 24(8):587–600

Fletcher GC, McGeorge P, Flin RH, Glavin RJ, Maran NJ (2002) The role of non-technical skills in anaesthesia: a review of current literature. Br J Anaesth 88(3):418–429

Fry R, Fry L, Castanelli DJ (2015) A retrospective survey of substance abuse in anaesthetists in Australia and New Zealand from 2004 to 2013. Anaesth Intensive Care 43(1):111–117

Garcia-Guasch R, Roige J, Padros J (2012) Substance abuse in anaesthetists. Curr Opin Anaesthesiol 25(2):204–209

Gasciauskaite G, Lunkiewicz J, Braun J, Kolbe M, Seelandt J, Spahn DR, Nothiger CB, Tscholl DW (2024) Burnout and its determinants among anaesthesia care providers in Switzerland: a multicentre cross-sectional study. Anaesthesia 79(2):168–177

Hanlon JG, Hayter MA, Bould MD, Joo HS, Naik VN (2009) Perceived sleepiness in Canadian anesthesia residents: a national survey. Can J Anaesth 56(1):27–34

Hurley C, Kearsley R (2024) Artificial intelligence in obstetric anaesthesia: an unlikely player? Anaesthesia 79(7):780–781

Lachmann G, Knaak C, Gerken J, Rupp L, Raspe M, Koch P, Barthelmes D, Bitzinger D (2020) Zwischen Leistungserbringung und Burnout: Evaluation der psychosozialen Belastungsfaktoren im Arbeitsleben junger Anästhesisten. Anästh Intensivmed 61(12):556–566

Larsson J (2017) Monitoring the anaesthetist in the operating theatre – professional competence and patient safety. Anaesthesia 72(Suppl 1):76–83

Larsson J, Holmström IK (2013) How excellent anaesthetists perform in the operating theatre: a qualitative study on non-technical skills. Br J Anaesth 110(1):115–121

Larsson J, Rosenqvist U, Holmström I (2006) Being a young and inexperienced trainee anesthetist: a phenomenological study on tough working conditions. Acta Anaesthesiol Scand 50(6):653–658

Lederer W, Paal P, von Langen D, Sanwald A, Traweger C, Kinzl JF (2018) Consolidation of working hours and work-life balance in anaesthesiologists – a cross-sectional national survey. PLoS ONE 13(10):e0206050

Linsmayer D (2020) Suizidalität und Sucht unter Ärzten. Uro-News 24(7):28–31

Maier C, Iwunna J, Soukup J, Scherbaum N (2010) Berufliche Belastungen in der Anästhesiologie – Abhängigkeitssyndrome bei Anästhesisten. Anasthesiol Intensivmed Notfallmed Schmerzther 45(10):648–654

Maier C, Iwunna J, Tsokos M, Mußhoff F (2017) Todesfälle durch Propofolmissbrauch. Anaesthesist 66(2):109–114

Maier C, Leclerc-Springer J (2012) Lebensbedrohliche Fentanyl- und Propofolabhängigkeit. Interview mit einer Überlebenden. Anaesthesist 61(7):601–607

Mäulen B (2010) Jedes Leben zählt. Anaesthesist 59(5):395–400

Mäulen B (2013) Sucht unter Ärzten. In: Badura B, Ducki A, Schröder H, Klose J, Meyer M. (Hrsg) Fehlzeiten-Report 2013. Springer, Berlin, Heidelberg, S 143–150

Michard F, Futier E (2023) Predicting intraoperative hypotension: from hope to hype and back to reality. Br J Anaesth 131(2):199–201

O'Donnabhain R, Friedman ND (2018) What makes a good doctor? Intern Med J 48(7):879–882

Petschnig W, Haslinger-Baumann E (2017) Critical Incident Reporting System (CIRS): a fundamental component of risk management in health care systems to enhance patient safety. Safety Health 3(1):9

Scheidegger, (2005) Kritische Zwischenfälle. Ther Umsch 62(3):169–174

Sessler DI (2024) The gathering storm: the 2023 Rovenstine lecture. Anesthesiology 140(6):1068–1075

Steiner-Hofbauer V, Schrank B, Holzinger A (2018) What is a good doctor? Wien Med Wochenschr 168(15–16):398–405

Wong LR, Flynn-Evans E, Ruskin KJ (2018) Fatigue risk management: The impact of anesthesiology residents' work schedules on job performance and a review of potential countermeasures. Anesth Analg 126(4):1340–1348

7 Liebesheirat oder Zweckehe? – Das Verhältnis von Anästhesie und Chirurgie aus unterschiedlicher Perspektive

Barbara Meyer-Zehnder, Christian Schöpflin und Christoph Kettelhack

Inhaltsverzeichnis

7.1	Ausgangspunkt	84
7.2	Geschichtlicher Rückblick	85
7.3	Warum ist eine gute Zusammenarbeit zwischen Anästhesie und Chirurgie so wichtig?	86
7.4	Gedanken eines Anästhesisten zur Zusammenarbeit zwischen Anästhesie und Chirurgie	86
	7.4.1 Das initiale Aufeinandertreffen	87
	7.4.2 Die Beobachtungs- und Kennenlernphase	87
	7.4.3 Kaffeekonsum, Aufmerksamkeit und Kommunikation	87
	7.4.4 Zu viele Pausen, zu wenig Präsenz und zu langsame Wechselzeiten	88
	7.4.5 Unflexible Narkoseführung	89
	7.4.6 Eine Beziehung auf Augenhöhe und Freundschaft	90
7.5	Interaktion Anästhesie und Chirurgie – aus Sicht der Chirurgie	90
	7.5.1 Gemeinsame Aufgabe	90
	7.5.2 Problemsituationen und Fallbeispiele	91
	7.5.3 Klischees	93
	7.5.4 Interaktion und Kommunikation	94
	7.5.5 Perspektiven	95
Literatur		98

B. Meyer-Zehnder (✉) · C. Schöpflin
Klinik für Anästhesiologie, Universitätsspital Basel, Basel, Schweiz
E-Mail: b.meyer-zehnder@bluewin.ch

C. Schöpflin
E-Mail: hanschristian.schoepflin@usb.ch

C. Kettelhack
Clarunis Universitäres Bauchzentrum, Universitätsspital Basel, Basel, Schweiz
E-Mail: christoph.kettelhack@usb.ch

© Der/die Autor(en), exklusiv lizenziert an Springer-Verlag GmbH, DE, ein Teil von Springer Nature 2025
B. Meyer-Zehnder und T. Girard (Hrsg.), *Bitte bleiben Sie ruhig liegen!*,
https://doi.org/10.1007/978-3-662-69490-9_7

Im Operationssaal arbeiten viele verschiedene Berufsgruppen. Die Zusammenarbeit zwischen den Teams der Anästhesie und der Chirurgie ist besonders eng und soll in diesem Kapitel näher beleuchtet werden. Nach einem geschichtlichen Rückblick auf die Entwicklung der Zusammenarbeit zwischen den beiden Disziplinen wird auf eine neuere Studie eingegangen, die den Einfluss der Zusammenarbeit auf das Outcome von Operationen untersuchte. Danach folgen die persönlichen Gedanken eines Anästhesisten und eines Chirurgen zum Thema.

7.1 Ausgangspunkt

Ausgangspunkt ist eine Anfrage bei ChatGPT. Folgende Frage wurde dem auf künstlicher Intelligenz aufbauenden Dialogsystem gestellt: „Wie gut verstehen sich Anästhesisten und Chirurgen?" Das war die Antwort:

Die Beziehung zwischen Anästhesisten und Chirurgen ist ein wesentlicher Faktor für den Erfolg chirurgischer Eingriffe und die Sicherheit der Patienten. Im Allgemeinen ist diese Beziehung professionell und von gegenseitigem Respekt geprägt, da beide Parteien zusammenarbeiten müssen, um optimale Ergebnisse zu erzielen. Die Dynamik zwischen Anästhesisten und Chirurgen kann jedoch je nach Arbeitsumfeld, Persönlichkeiten und spezifischen Situationen variieren.

Einige Schlüsselelemente, die die Beziehung beeinflussen können, sind:

1. *Kommunikation: Effektive Kommunikation ist entscheidend. Missverständnisse oder Kommunikationsfehler können zu Problemen während oder nach der Operation führen. Eine offene und klare Kommunikation fördert das Verständnis und die Zusammenarbeit.*
2. *Teamarbeit: In einem Operationsteam zu arbeiten, erfordert, dass jedes Mitglied seinen Teil beiträgt und den Beitrag der anderen anerkennt. Die Anerkennung der gegenseitigen Fachkenntnisse und Verantwortlichkeiten fördert ein kooperatives Arbeitsumfeld.*
3. *Respekt: Ein gegenseitiger Respekt vor der Fachkompetenz und den Entscheidungen des anderen ist grundlegend für eine erfolgreiche Zusammenarbeit. Respekt fördert Vertrauen und Anerkennung innerhalb des Teams.*
4. *Professionelle Grenzen: Das Verstehen und Respektieren der professionellen Grenzen und Rollen innerhalb des Operationsteams ist wichtig. Jede Rolle hat ihre spezifischen Verantwortlichkeiten, und das Anerkennen dieser Grenzen ist wesentlich für eine harmonische Arbeitsbeziehung.*
5. *Konfliktmanagement: Konflikte können in jeder Arbeitsbeziehung auftreten, besonders in hochstressigen Umgebungen wie dem Operationssaal. Die Fähigkeit, Konflikte effektiv zu managen und zu lösen, ist daher für eine gute Zusammenarbeit zwischen Anästhesisten und Chirurgen wichtig.*
6. *Aus- und Weiterbildung: Gemeinsame Bildungsinitiativen und interdisziplinäre Schulungen können das Verständnis und die Wertschätzung der jeweiligen Fachgebiete verbessern und dadurch die Zusammenarbeit fördern.*

> *Insgesamt ist die Beziehung zwischen Anästhesisten und Chirurgen komplex und erfordert ein kontinuierliches Engagement beider Seiten, um eine positive und effektive Zusammenarbeit zu gewährleisten. In einem Umfeld, das durch Professionalität, Respekt und offene Kommunikation gekennzeichnet ist, können Anästhesisten und Chirurgen erfolgreich zusammenarbeiten, um die bestmöglichen Ergebnisse für ihre Patienten zu erzielen.*

Diese Antwort von ChatGPT fasst die wichtigsten Punkte der interprofessionellen Zusammenarbeit gut zusammen. Es braucht eine gute Kommunikation, eine auf Respekt und dem Wissen um die jeweiligen Verantwortlichkeiten beruhende Teamarbeit, ein professionelles Konfliktmanagement und stetige Weiterbildung.

Man könnte es sich jetzt einfach machen und feststellen, es ist alles gesagt. Trotzdem soll im Folgenden ein kurzer Blick auf die Entwicklung der Zusammenarbeit der beiden Berufsgruppen geworfen und auf einige interessante Forschungsarbeiten zum Thema eingegangen werden.

7.2   Geschichtlicher Rückblick

In Arztserien, vor allem in amerikanischen, geben Chirurgen dem Anästhesisten, oder häufiger der Anästhesistin, Anweisungen. „Spritzen Sie Adrenalin", heißt es, wenn der Blutdruck zusammenbricht. Zum Teil meinen auch Patientinnen und Patienten, dass das Anästhesieteam dem Chirurgenteam unterstellt ist (Kindler et al. 2002).

Diese Darstellungsweise hat wohl historische Gründe. Vor dem 19. Jahrhundert gab es verschiedene Versuche, Schmerzen während chirurgischer Eingriffe zu lindern, einschließlich der Verwendung von Alkohol, Opium und anderen pflanzlichen Substanzen. Diese Methoden waren jedoch oft unzuverlässig und gefährlich. Ein entscheidender Moment in der Geschichte der Anästhesiologie war die erste erfolgreiche öffentliche Demonstration der Äthernarkose durch den Zahnarzt William T. G. Morton in Boston im Jahr 1846. Dies markierte den Beginn der modernen Anästhesie (Petermann et al. 2021). Kurz darauf folgte die Entdeckung und Anwendung anderer Anästhetika wie Chloroform und Stickoxid (Lachgas), welche die Möglichkeiten chirurgischer Eingriffe erheblich erweiterten. In diesen ersten Jahrzenten waren es meist Chirurgen, die für Narkosen zuständig waren und sie selbst ausführten oder durch Helfer durchführen ließen. Mit der zunehmenden Komplexität chirurgischer Eingriffe und der Entwicklung neuer Anästhetika wurde klar, dass spezialisiertes Wissen in der Anwendung dieser Substanzen notwendig war. Dies führte zur allmählichen Anerkennung der Anästhesiologie als eigenständiges Fachgebiet. Die *American Society of Anesthesiologists* wurde 1931 gegründet, was ein wichtiger Schritt in der Professionalisierung des Fachs war. In den folgenden Jahrzehnten wurden in vielen Ländern ähnliche Fachgesellschaften und spezialisierte Ausbildungsprogramme etabliert.

Sabine Diwo schreibt 2019 in ihrem kurzen Abriss über die Geschichte der Anästhesie stolz diese Sätze (Diwo 2019): „*Heutzutage zählen anästhesiologische Kliniken zu den mitarbeiterstärksten Abteilungen in universitären Krankenhäusern. Ihrer*

Forschung und Entwicklungsarbeit ist es zu verdanken, dass immer mehr betagte und schwerkranke Patienten operiert werden können. Das Risiko, an einer Narkose zu versterben, ist heute kaum größer als das eines Flugzeugabsturzes."

7.3 Warum ist eine gute Zusammenarbeit zwischen Anästhesie und Chirurgie so wichtig?

Um diese Frage zu beantworten, wollen wir eine neue Studie etwas genauer ansehen (Hallet et al. 2023). Die Studie analysierte retrospektiv Daten aus dem kanadischen Gesundheitssystem in Ontario und untersuchte Patienten, die sich zwischen 2007 und 2018 einer komplexen viszeralchirurgischen Operation (Oesophagektomie, Pankreatektomie, Hepatektomie) unterziehen mussten. Die Fragestellung lag auf der Untersuchung des Zusammenhangs zwischen der Vertrautheit des Chirurgie-Anästhesie-Teams und den kurzfristigen postoperativen Ergebnissen. Eingeschlossen wurden 7893 Patientinnen und Patienten.

Die Ergebnisse zeigen, dass jede zusätzliche Operation, die vom gleichen Chirurg-Anästhesist-Team durchgeführt wurde, unabhängig mit einer 5%igen Reduktion der adjustierten Odds-Ratio für schwere Morbidität innerhalb von 90 Tagen nach der Operation verbunden ist. Diese lineare Assoziation deutet darauf hin, dass mit jeder zusätzlichen gemeinsamen Operation eines Zweigespanns die Chancen auf ein besseres postoperatives Ergebnis steigen, ohne dass ein Schwellenwert für den Effekt erkennbar wäre. Zu ähnlichen Ergebnissen kam auch eine amerikanische Studie aus dem Bereich der Herzchirurgie (Awtry et al. 2024).

Teams, die häufig zusammenarbeiten, entwickeln ein gemeinsames Verständnis und Wissen, das zu besseren Leistungen und einer effektiveren Reaktion auf unerwartete Ereignisse führt, was das Outcome für die Patientinnen und Patienten verbessert. Lesenswert ist in diesem Zusammenhang der Artikel von Cooper aus dem Jahr 2018, auf den auch im Folgenden eingegangen wird.

7.4 Gedanken eines Anästhesisten zur Zusammenarbeit zwischen Anästhesie und Chirurgie

Über die Jahre habe ich bei der Zusammenarbeit mit Chirurgen alles, von Freundschaften bis hin zu heftigen Streitereien erlebt. Häufig allerdings erinnert mich die Zusammenarbeit an eine Szene aus einem Tierfilm:

> **Fallbeispiel**
> Ein Zebra grast in der Savanne, während es auf dem Rücken einen Vogel mit sich trägt. Das Zebra ist nicht gerade begeistert von seinem Wegbegleiter, aber es toleriert den Vogel, weil das Zebra weiß, die beiden sind ein Team. Das Zusammenleben ist zwar nicht immer leicht, aber schlussendlich profitieren beide Tiere von

der Beziehung. Der Vogel stillt seinen unersättlichen Hunger, während er dem Zebra störendes Ungeziefer aus dem Fell frisst. Gleichzeitig dient der Vogel dem Zebra als nützliches Warnsystem, denn, auf dem hohen Rücken reitend, hält der Vogel Ausschau und schlägt sofort Alarm, wenn irgendwo eine Gefahr auftaucht. So kann das Zebra mit gesenktem Kopf in Ruhe grasen. ◄

Dieses harmonische Bild der Arbeitsbeziehung zwischen Anästhesisten und Chirurgen ist zwar nicht übertrieben, aber eine solche Beziehung entsteht nicht über Nacht. Vielmehr ist sie das Ergebnis eines länger dauernden Reifeprozesses. Diesen Prozess möchte ich im folgenden Abschnitt näher erläutern.

7.4.1 Das initiale Aufeinandertreffen

Ob es tatsächlich so ist oder ich es nur so empfinde, ist schwer zu sagen, aber beim initialen Zusammentreffen mit Chirurgen stelle ich häufig eine Ungleichheit der Beziehung fest. Der Chirurg dominiert das Verhältnis und stellt Forderungen, während der Anästhesist versucht, diesen Ansprüchen nachzukommen. Dieser Druck ist besonders während der Ausbildungszeit spürbar, aber auch später bemerkt man ihn noch gelegentlich. Dieses Ausloten der Machtverhältnisse (und das zwanghafte Besetzen der Alpha-Position) ist generell kontraproduktiv. Glücklicherweise haben ein verbessertes Sicherheitsbewusstsein sowie das interdisziplinäre Teaching (Simulation), dazu beigetragen, dass dieses Phänomen auch in der Chirurgie immer seltener wird.

7.4.2 Die Beobachtungs- und Kennenlernphase

Nach dem initialen Treffen beginnt eine Beobachtungs- und Kennenlernphase. Während dieser Zeit ist es wichtig zu realisieren, dass beide Disziplinen eine vorgeformte (und nicht immer ausschließlich positive) Meinung des Gegenübers mitbringen. Einige dieser Vorurteile sind hier tabellarisch zusammengefasst (s. Tab. 7.1).

Besonders in der frühen Kennenlernphase müssen sich Anästhesisten überlegen, wie sie mit dieser Voreingenommenheit konstruktiv umgehen. Gerne möchte ich hierzu einige persönliche Überlegungen anstellen und Anregungen zum Umgang mit den oben aufgelisteten Vorurteilen geben.

7.4.3 Kaffeekonsum, Aufmerksamkeit und Kommunikation

Bemerkungen zum exzessiven Kaffeekonsum der Anästhesie sollten wir humorvoll abstreifen. Auch Vorwürfe bezüglich Kommunikation und fehlender Aufmerksamkeit sind

Tab. 7.1 Vorurteile von Anästhesisten und Chirurgen (nach Cooper 2018)

Vorurteile der Chirurgen gegenüber der Anästhesie	Vorurteile der Anästhesisten gegenüber der Chirurgie
Anästhesisten sind mehr darauf bedacht, Kaffee zu trinken, als auf die Bedürfnisse der Patienten zu achten	Chirurgen sind nicht in der Lage, den tatsächlichen Blutverlust zu akzeptieren und zu kommunizieren
Anästhesisten kommunizieren wichtige Informationen häufig schlecht oder gar nicht	Chirurgen unterschätzen regelmäßig die wahre Operationsdauer ihrer Eingriffe
Anästhesisten sind während der Operation häufig abgelenkt und unaufmerksam	Chirurgen verstehen die Bedürfnisse der Anästhesie nicht und verfügen außerhalb ihres Fachgebiets nur über mangelhaftes medizinisches Wissen
Anästhesisten arbeiten langsam und sind für lange Wechselzeiten verantwortlich	Chirurgen sind wenig an einer Verbesserung der perioperativen Sicherheitskultur interessiert
Anästhesisten passen die Narkoseführung nur sehr ungern an spezielle chirurgische Bedürfnisse an	Chirurgen unterschätzen das Komplikationsrisiko ihrer Eingriffe und klären Patienten nicht ausreichend darüber auf

leicht zu kontern, denn wer klar kommuniziert, ist aufmerksam, und wer aufmerksam ist, kommuniziert klar. Es gilt lediglich zu erkennen, welche Informationen für den Chirurgen bei bestimmten Operationen in welcher Phase besonders wichtig sind. Auf diese Weise kann der Anästhesist, während der heiklen Phasen, gezielt und aufmerksam mit dem Chirurgen kommunizieren.

Bei der Kommunikation empfiehlt es sich für beide Parteien, auf Augenkontakt zu achten. Jeder Chirurg und jeder Anästhesist weiß aus eigener Erfahrung, dass ungezielt ausgesprochene Anweisungen oft unbeantwortet bleiben, weil sie vom Gegenüber gar nicht wahrgenommen werden. Solche Kommunikationsfehler können zum einen als Unaufmerksamkeit des Gesprächspartners ausgelegt werden, sie belasten aber auch das Arbeitsverhältnis und können sogar Ursache schwerwiegender Komplikationen sein. Gezielte Kommunikation ist also für eine funktionierende Arbeitsbeziehung in vielen Hinsichten essenziell.

7.4.4 Zu viele Pausen, zu wenig Präsenz und zu langsame Wechselzeiten

Der Vorwurf, Anästhesisten seien nicht ausreichend im Operationssaal anwesend und störten durch ihr ständiges Ablösen, ist in meinen Augen grundsätzlich nachvollziehbar. Am einfachsten widerlegt man diesen Vorwurf natürlich, indem man mehr Zeit im Operationssaal verbringt. Darüber hinaus ist es gelegentlich hilfreich, die chirurgischen Kollegen daran zu erinnern, dass unsere jeweiligen Disziplinen komplett unterschiedliche mentale Anforderungen mit sich bringen und diese Auswirkungen auf den Arbeitsrhythmus haben. Zu Beginn der Operation nimmt der Chirurg ein Werkzeug in die Hand und vertieft sich in eine aktive psychomotorische Aufgabe. Die Überwachungsfunktion des Anästhesisten ist in dieser Phase hingegen eher passiv. Da es bei passiven Aufgaben schwieriger ist, die Konzentration aufrechtzuerhalten, empfinden viele Anästhesisten regelmäßige Pausen als hilfreich und notwendig. Sobald auch die Aufgabe des Anästhesisten von einer passiven zu einer aktiven wechselt, beispielsweise beim Auftreten einer intraoperativen Komplikation, denkt kein Anästhesist mehr an eine Pause. Vielmehr empfinden viele Anästhesisten großen Gefallen an der aktiven Arbeit. Eine nüchterne und rationale Erklärung räumt auf mit der angeblichen Faulheit der Anästhesie und wird in der Regel von chirurgischen Kollegen positiv aufgegriffen.

Der Vorwurf, die Anästhesie sei ein Bremsklotz – also zu langsame Wechselzeiten und schleppende Arbeit – ist nicht schwieriger zu handhaben. Wer sich auf einen Wortwechsel mit dem Chirurgen einlässt, endet mit großer Wahrscheinlichkeit in einem Schwarzer-Peter-Spiel. Das ist kontraproduktiv und fördert die Zusammenarbeit nicht. Wer diese Konfrontation vermeiden möchte, sollte sich, im Falle einer tatsächlichen Verspätung, im Team entschuldigen. Noch besser ist es, wenn der Anästhesist eine mögliche Verzögerung antizipiert und die Kollegen frühzeitig vorwarnt. So kann sich der Chirurg darauf einstellen und die Zeit anders nutzen. Auch ein Chirurg trinkt gerne mal in Ruhe eine Tasse Kaffee.

7.4.5 Unflexible Narkoseführung

Beim Vorwurf, Anästhesisten seien unflexible Spielverderber und nicht in der Lage, die Narkoseführung an wichtige chirurgische Bedürfnisse anzupassen, spielen zwei Aspekte eine wichtige Rolle: der Ausbildungsgrad des Anästhesisten und die Patientensicherheit. Ein erfahrener Anästhesist ist eher in der Lage, von herkömmlichen Vorgehensweisen abzuweichen, während jungen Anästhesisten die dazu notwendige Erfahrung noch fehlt. Es ist absolut in Ordnung, auf Wünsche der Chirurgen einzugehen, jedoch muss die Patientensicherheit jederzeit gewährleistet sein. Wenn diese in Gefahr ist, muss der Anästhesist einschreiten, auch wenn das eventuell die chirurgischen Bedingungen erschwert. Wenn eine solche Situation gut kommuniziert wird, kann das die Arbeitsbeziehung sogar verbessern. Denn die Sicherheit des Patienten hat auch für Chirurgen die allerhöchste Priorität und er kann sich besser auf das Handwerkliche konzentrieren, wenn klar ist, dass der Kollege der Anästhesie aufmerksam ist und sich um die Sicherheit des Patienten kümmert.

In der frühen Beobachtungs- und Kennenlernphase habe ich mit diesen Vorgehensweisen gute Erfahrungen gemacht. Für die Entwicklung einer echten Beziehung auf Augenhöhe, oder gar einer Freundschaft, reichen diese allerdings nicht aus. Im folgenden Abschnitt möchte ich auf die weitere Entwicklung der Beziehung näher eingehen.

7.4.6 Eine Beziehung auf Augenhöhe und Freundschaft

Es klingt vielleicht hart, aber trotzdem halte ich es für wahr: Eine wirklich gute Arbeitsbeziehung zwischen Anästhesisten und Chirurgen entsteht erst dann, wenn sich jeder den Respekt des anderen erarbeitet hat. Dieser Respekt (und eine gegenseitige Wertschätzung) entsteht am besten während der gemeinsamen Bewältigung akuter medizinischer Notfallsituationen. Hier werde ich gemessen und hier messe ich die Kompetenz des anderen. Im Notfall verschwinden Barrieren und niemand sitzt mehr auf dem hohen Ross, wenn er den anderen wirklich braucht. Nichts fördert die Zusammenarbeit mehr als die absolute Notwendigkeit zu kommunizieren. Und kein theoretisches Gerede ersetzt gute klinische Arbeit. Durch solche Stresstests bildet sich Vertrauen in der Beziehung und es gelingt ein respektvolles Miteinander auf Augenhöhe. Darüber hinaus schadet es nicht, auch einmal einen gemeinsamen Kaffee zu trinken, aber kein Kaffee der Welt kann die Wirkung der Notfallsituation ersetzen.

Ist es möglich, dass zwischen Anästhesisten und Chirurgen Freundschaft entsteht? Natürlich ist das möglich, aber eine respektvolle Arbeitsbeziehung ist noch keine Freundschaft. Für eine Freundschaft benötigt es viel mehr als nur gegenseitigen Respekt, z. B. gemeinsame Interessen, beispielsweise ein gemeinsames Forschungsprojekt. Im täglichen Leben schließen wir Freundschaft mit Menschen, die unsere Interessen teilen und mit denen wir uns gerne austauschen. Also, wie auch im normalen Leben, wenn Anästhesisten und Chirurgen Freunde sein sollen, brauchen sie gemeinsame Interessen.

Sonst arrangieren sie sich eher so wie das Zebra und der Vogel.

7.5 Interaktion Anästhesie und Chirurgie – aus Sicht der Chirurgie

Anästhesie und Chirurgie bewegen und begegnen sich in einem hochkomplexen und sehr anspruchsvollem Umfeld. Der eigentliche Operationsprozess ist nur ein Teil der Behandlungskette des Patienten, und Anästhesie und Chirurgie sind auch nur zwei Disziplinen in diesem zunehmend differenzierten Prozess. Die Begriffe Anästhesie und Chirurgie sind darüber hinaus grobe Zusammenfassungen für eine Vielzahl beteiligter Berufsgruppen mit unterschiedlichen Funktionen. Die folgende Beschreibung bezieht sich dennoch hauptsächlich auf eine (undifferenzierte?) ärztliche Sicht, da wir täglich gemeinsam versuchen, unsere Aufgaben zu lösen. Und natürlich ist es auch eine aus der eigenen Entwicklung subjektiv gefärbte Sicht eines Chirurgen.

7.5.1 Gemeinsame Aufgabe

Moderne Chirurgie mit immer komplexeren Eingriffen ist nicht möglich ohne aktive Beteiligung einer Vielzahl von Disziplinen und Berufsgruppen im prä-, peri- und postoperativen Prozess. Als Ärztinnen und Ärzte in der Chirurgie und Anästhesie sind wir Teile dieser Behandlungskette. Die chirurgischen Disziplinen sind dabei als fallführende Disziplinen Hauptverantwortliche für den Gesamtablauf des Behandlungsprozesses. Hierzu gehören auch die Indikationsstellung und die postoperative Betreuung der Patienten.

Im Zentrum einer operativen Behandlung steht der Operationsprozess. Für diesen haben wir gemeinsam die zentrale Aufgabe für die Qualität der Behandlung und die Sicherheit der Patienten. Alle Patientinnen und Patienten müssen Vertrauen und Zuversicht in unsere Behandlungsqualität haben können. Eine operative Behandlung bedeutet für sie etwas Unbekanntes und unter Umständen sogar etwas Bedrohliches. Angesichts dieser Ausgangslage ist es die Aufgabe aller Disziplinen, offenkundige Hindernisse zu vermeiden oder auszuräumen.

Eine enge Interaktion zwischen Disziplinen und Berufsgruppen beruht auf vielfältigen Kommunikationsformen. Verbesserungsmöglichkeiten betreffen sehr häufig Defizite in diesen Belangen. Bei steigendem ökonomischem Druck und mit limitierten personellen Ressourcen kann dies zwar erschwert sein. Aber echte Verbesserungen können sich nur positiv auf den gesamten Behandlungsprozess und die Qualität auswirken und werden somit auch ökonomisch zu rechtfertigen sein.

7.5.2 Problemsituationen und Fallbeispiele

Im ungestörten Routinealltag – der Idealvorstellung aller Prozessplaner – greifen die Rädchen der interdisziplinären Interaktion aller Beteiligten, und damit natürlich vor allem Anästhesie und Chirurgie, reibungslos ineinander. Es gibt dagegen unzählige Faktoren und Situationen, durch die diese idealen Abläufe gestört werden können. Neben einer Verzögerung besteht dabei immer auch die Gefahr, dass das Ergebnis der Operation für den Patienten verschlechtert wird. Daher muss das Anliegen aller Disziplinen und Berufsgruppen darauf ausgerichtet sein, diese Einflüsse zu vermeiden oder bestmöglich zu bewältigen.

Im Folgenden ist eine Reihe von Punkten aufgeführt, die uns fast täglich und bei allen Eingriffskategorien begegnen können. Sie betreffen Aspekte der Planung und Organisation und auch Aspekte der unerwarteten Ereignisse. Beteiligt an der Entstehung dieser Probleme sind nie immer nur die „Anderen".

1. Gerade in der Anästhesie besteht präoperativ in der Regel kein persönlicher Kontakt des bei der Operation involvierten Teams zu den Patientinnen und Patienten. Für die Patienten kann dies einen Vertrauensverlust bedeuten. Eine präoperative Anästhesiesprechstunde mit gut strukturierten Abläufen ist heute in den meisten Institutionen etabliert. Um einen Informationsverlust und damit verbundene mögliche Behandlungsprobleme zu vermeiden, ist eine Professionalisierung dieser „Institution" essenziell.

2. Ein intraoperativer Personalwechsel – egal aus welchem Grund – führt zu einem Informationsverlust. In der heutigen Arbeitswelt sind diese Wechsel jedoch Realität. Personalwechsel laufen oft im Hintergrund (oder hinter dem Vorhang) ab, nicht in jedem Fall wird das Gesamtteam informiert. Dies wäre in vielen Fällen eine unnötige Unterbrechung oder Ablenkung. Aber neue oder unbekannte Teammitglieder haben ein Informationsdefizit. Auch können sie möglicherweise weniger Vertrauen genießen. Auf ärztlicher Seite bestehen diesbezüglich Unterschiede zwischen Anästhesie und Chirurgie. Personalwechsel während eines Eingriffes sind auch bei längeren Operationen noch immer seltener in den chirurgischen Disziplinen. Die Verantwortung für einen Eingriff wird kaum delegiert oder abgegeben. Dazu kommt eine noch immer verbreitete Ansicht des Durchhaltevermögens: „Gute Chirurgen brauchen keine Pause."
Es darf allerdings nicht außer Acht gelassen werden, dass gerade erfahrene Chirurgen gelegentlich während eines Eingriffes zu anderen Operationen wechseln müssen, um dort auftretende Probleme zu lösen. Dies ist für fast alle Teammitglieder verständlich und wird akzeptiert. Problematischer ist dagegen ein Unterbruch durch andere Termine, Sitzungen oder Sprechstunden.
3. Die hauptverantwortlichen Chirurginnen oder Chirurgen sind zu Beginn eines Eingriffes nicht immer bereits präsent. Wenn das anwesende Team keine ausreichenden Befugnisse besitzt, um den Eingriff kompetent zu beginnen, führt dies zu Verzögerungen. Dies kann die Interaktion des Teams – und damit auch die Patientensicherheit – beeinflussen.
4. Fehlende oder unzureichende Informationen zum Eingriff erschweren die Beurteilung der erforderlichen Maßnahmen. Dies kann die korrekte Lagerung, das Monitoring oder auch die postoperative Überwachung betreffen. Kurzfristige Team- oder Programmänderungen können diese Situationen begünstigen. Auch die korrekte Einschätzung der zu erwartenden Operationszeit ist ein häufiger Konfliktgrund. Gerade hier gibt es sogar bewusst falsche (oder idealisierte) Angaben, um Operationen im Programm durchzudrücken oder abzusetzen.
5. Unterbrechungen des optimalen Arbeitsablaufes sind bei vielen Operationen zu verzeichnen. Hierzu zählen vielfach Störungen von außen (Telefonate). Instrumente oder Medikamente müssen besorgt werden, oder Befunde müssen anhand der vorliegenden Diagnostik überprüft werden. Viele dieser Faktoren werden durch unzureichende Vorbereitung innerhalb des Teams aus allen Berufsgruppen verursacht. Bei intraoperativem Befundwechsel oder bei kritischen Situationen müssen gelegentlich zusätzliche Ressourcen oder erfahrenere Kolleginnen oder Kollegen herangezogen werden.
6. Vor allem bei größeren Operationen gibt es erwartete kritische Phasen. Als Beispiele können Resektionen mit kalkuliertem größerem Blutverlust, Gefäßabklemmungen mit Kreislaufinstabilität, Kanülierungsphasen oder Ein-Lungen-Beatmungen bei Thoraxeingriffen genannt werden. Hierzu zählen auch befundabhängige Komplikationen, wie z. B. eine septische Einschwemmung mit Dekompensation bei Peritonitis, Kreislaufdekompensationen bei Gefäßkompressionen oder Reperfusionsreaktionen. In diesen Situationen sind eine gute Kommunikation und Interaktion aller Beteiligten ausgesprochen wichtig.

7. Unerwartete intraoperative Komplikationen wie größere Blutungen, aber auch kardiale Ereignisse stellen eine akute Gefahr für die Patienten dar. Eine offene und sofortige Kommunikation ist Voraussetzung, dass die erforderlichen Maßnahmen getroffen werden und alle notwendigen Ressourcen (Material und Personal) umgehend angefordert werden können.
8. Aufgrund eines unerwarteten intraoperativen Befundes kann eine Erweiterung des Eingriffs oder eine Änderung der geplanten Vorgehensweise (z. B. Konversion von endoskopischem zu offenem Verfahren) erforderlich werden. Neben dem Einfluss auf die Operationsdauer müssen Anästhesie und Chirurgie gleichermaßen ihr Vorgehen und die Ressourcenplanung anpassen. Eine frühzeitige Abstimmung erleichtert dies.

7.5.3 Klischees

Wie arbeiten wir miteinander, und was denken wir voneinander? Jeder von uns weiß, dass es heute für Stereotypen und Klischees keinen Platz mehr in der Einschätzung unserer Kolleginnen und Kollegen gibt. Dennoch sind sie uns allen leider wohl bekannt und haben zum Teil auch einen negativen Einfluss auf unsere Interaktionen. Im besten Fall können wir gemeinsam über uns lachen.

Um zukunftsfähige Strukturen und Prozesse zu ermöglichen, müssen wir solche Klischees erkennen. Sie behindern eine offene Kommunikation und somit Interaktion zwischen der Anästhesie und der Chirurgie. Dies betrifft alle am Behandlungsprozess beteiligten Berufsgruppen.

Es werden hier bewusst nur wenige dieser gegenseitigen Einschätzungen aufgeführt. Es geht hierbei vor allem darum, dass sich alle vor Augen führen, welchen Einfluss dies auf unsere Interaktion haben kann.

Chirurgie gegenüber Anästhesie:

1. Haben keinen Sinn für Patientenkontakt. Sie wollen neben den schlafenden Patienten nicht gestört werden, sondern ihre Ruhe haben. Sie suchen geregelte Arbeitszeiten mit konsequenten Pausenregelungen. Da sie ständig abgelöst werden, führen sie kaum etwas bis zum Schluss. Nach Ende der Operation sind sie froh, die Verantwortung wieder abzugeben.
2. Bemerken Probleme erst, wenn sie darauf hingewiesen werden: «Anästhesie!» (der Name der Kollegin oder des Kollegen ist oft gar nicht bekannt), «Aufwachen! Der Patient steht auf!»
3. Oft werden junge Kollegen bei komplexen Eingriffen eingesetzt, was zu Verzögerungen führt.
4. Nehmen sich Zeit, denn sie werden ja sowieso bezahlt. Sie optimieren ihren Ablauf und ihre Ressourcen auf Kosten der anderen. In vielen Häusern haben sie die Kontrolle über den Operationssaal-Ablauf.

Anästhesie gegenüber Chirurgie:

1. Ist es völlig egal, was um sie herum passiert, solange ihre Operation gut läuft.
2. Haben einen sehr dehnbaren Zeitbegriff in Bezug auf die zu erwartende Operationszeit.
3. Überschätzen häufig ihre eigenen Fähigkeiten.
4. Sehen die Anästhesisten nur als ihre Erfüllungsgehilfen bei einer höheren Aufgabe.

7.5.4 Interaktion und Kommunikation

Zur Einschätzung der Interaktion zwischen Anästhesie und den chirurgischen Disziplinen ist es hilfreich, die verschiedenen Abschnitte des Behandlungsprozesses aufzuschlüsseln. Während sich bei der Operation die Akteure direkt begegnen und miteinander für die Patienten arbeiten, gibt es in der prä- und postoperativen Phase getrennte Interaktionen mit den Patienten. Gerade hier bieten sich Möglichkeiten für strukturelle Verbesserungen.

Eine *präoperative Anästhesiesprechstunde* ist inzwischen in den allermeisten Institutionen etabliert. Hierbei ist auch definiert, wie mit Risikokonstellationen aufgrund von Begleiterkrankungen der Patienten umgegangen wird. Komplexe und auch risikoreiche Eingriffe bei multimorbiden Patienten nehmen zu. Es besteht hier die Möglichkeit einer gezielten präoperativen konsiliarischen Beurteilung durch die Anästhesie (s. Kap. 12). Diese sollte aber nicht nur als rechtliche Absicherung verstanden werden, sondern als echte Entscheidungshilfe und zur sorgfältigen Vorbereitung der Patienten. Die letztendliche Entscheidung für einen Eingriff ist immer die Aufgabe der operativen Disziplin, und die Verantwortung für das Operationsrisiko ist nicht einfach an die Anästhesie zu delegieren.

Eine *präoperative Operationsbesprechung* dient der Koordination und der Ressourcenzuteilung. Darüber hinaus bietet sich hier die Möglichkeit einer interdisziplinären Abstimmung zwischen Anästhesie und Chirurgie zur spezifischen Situation der Patienten. Vorausgegangen sind in den einzelnen operativen Disziplinen vielfach bereits eine Indikationsbesprechung und Kapazitätszuteilungen. In der Realität ist der interdisziplinäre und auch der interprofessionelle Informationsfluss bei diesen Besprechungen oft unzureichend. Auch sind hier sehr oft nicht die direkt an den Eingriffen beteiligten Mitarbeiter anwesend. Darin besteht eine relevante Quelle für Informationsverluste.

Einleitung und Ausleitung einer Operation sind wesentliche Aufgabengebiete der Anästhesie. Auch wenn die operativen Disziplinen hierbei keine direkten Aufgaben haben, gibt es kaum eine Phase der Behandlung, die so viel Anlass für Konflikte bietet. Alles dauert zu lange, und die Notwendigkeit vieler Maßnahmen wird oft angezweifelt (Arterie, ZVK etc.). Die zum Teil großen Unterschiede in der Sicht auf den gesamten Behandlungsprozess kommen hier sehr deutlich zum Vorschein.

Die Bedeutung des *Time-outs*, des „Innehaltens" vor Beginn der Operation, konnte eindeutig aufgezeigt werden. In abgewandelter Form ist es inzwischen weltweit verbreitet. Neben der Vermeidung von Fehlern ist dieses Verfahren für das gesamte Team hilfreich, um sich auf den Eingriff zu fokussieren. In der täglichen Routine kann die Aufmerksamkeit aber schnell nachlassen, was zum Verlust der Effektivität dieser Maßnahme führen kann. Am Time-out sind viele Berufsgruppen beteiligt. Die Verantwortung, dass dieser Prozess konsequent durchgeführt wird, liegt gleichermaßen bei den Chirurginnen und Chirurgen wie bei der Anästhesie.

Ein *postoperatives Sign-out* zum Abschluss des operativen Eingriffs wird nicht überall standardmäßig durchgeführt. Hier sollten alle Ereignisse nochmals zusammengefasst sowie der tatsächlich durchgeführte Eingriff festgehalten werden. Die Erfassung von postoperativen Verordnungen ist nicht standardisiert. Sie erfolgt oft nicht im gleichen System wie anästhesiebezogene Verordnungen. Eine Dokumentation in einem für alle zugänglichen System in Anlehnung an klare SOPs (Standard Operating Procedures) wäre ein Fortschritt. Auch die Dokumentation intraoperativer Ereignisse und Komplikationen ist nicht überall etabliert, obwohl der Einfluss auf den postoperativen Verlauf belegt ist (Schmitz-Rixen und Keese 2014).

Die direkte *postoperative Betreuung* der Patienten im Aufwachraum liegt in der Verantwortung der Anästhesie. Bei einer anschließenden Verlegung in den Intensivbereich erfolgt in den meisten Fällen eine persönliche ärztliche Übergabe. Verlegungen auf Normalstationen erfolgen mit einer Übergabe zum Pflegepersonal. Checklisten und SOPs für die Verlegung werden zwar genutzt, die digitale Zugänglichkeit ist für operative Disziplinen aber oft eingeschränkt.

An der *postoperativen Verlaufskontrolle* und auch der weiteren Betreuung der Patienten sind Anästhesistinnen und Anästhesisten nur selten beteiligt. Eine routinemäßige postoperative Visite durch die Anästhesie findet nicht immer statt. Es gibt keinen standardisierten Informationsfluss, der eine strukturierte fachübergreifende Qualitätssicherung erlaubt. Datenanalysen aus Routinedaten (nosokomiale Infektionsraten, Liegedauern, Kostendaten) werden nicht für gemeinsame Verbesserungsansätze genutzt.

M&M-Konferenzen (Morbidität und Mortalität) sind in vielen operativen Kliniken etabliert. Durch eine konstruktive Diskussion von Ereignissen und Komplikationen wird versucht, die eigenen Ergebnisse zu verbessern. Voraussetzung für eine solche Analyse ist eine umfassende und den tatsächlichen Verläufen entsprechende Dokumentation der Komplikationen.

7.5.5 Perspektiven

Was für Möglichkeiten bestehen, um die Interaktion von Anästhesie und Chirurgie weiterzuentwickeln? Eine wesentliche Grundvoraussetzung ist die echte Anerkennung der unterschiedlichen Aufgaben in der gemeinsamen Verantwortung für unsere Patienten. Hierzu gehört auch der Respekt vor den Leistungen und Möglichkeiten der jeweiligen Kolleginnen und Kollegen. Neben dieser auf persönlicher Einstellung und Motivation basierenden Interaktion gibt es auch organisatorische Einflussmöglichkeiten. Das Ziel dieser strukturellen Veränderungen ist immer die Verbesserung der Behandlungssicherheit. Nur wenn diese gewährleistet ist, können Indikationen zu größeren Eingriffen in Zukunft weiter ausgeweitet und neue Verfahren etabliert werden.

7.5.5.1 Indikationen und Abklärungen

Die Indikationsstellung ist immer ein wesentlicher Bestandteil in der Behandlung der Patienten. Hier fließen alle Aspekte der Diagnostik und der fachspezifischen Möglichkeiten zusammen, um angesichts der konkreten Patientensituation eine Beratung und Entscheidung für die Operation zu treffen. Bei Tumoroperationen ist es dabei heute selbstverständlich, dass alle Patienten bereits prätherapeutisch interdisziplinär erörtert werden.

Die Einbindung der Anästhesie erfolgt heute regelmäßig in präoperativen Sprechstunden. Eine zusätzliche Aufarbeitung bei kritischen Patienten mit geplanten komplexen oder risikoreichen Operationen wird oft in Form von präoperativen Konsilien ermöglicht. Eine darauffolgende strukturierte interdisziplinäre Diskussion mit Abwägen der Risiken und der Indikation findet bisher dagegen kaum statt. Hier bestünden Möglichkeiten, bereits bei den fachspezifischen Indikationsbesprechungen und Operationsbesprechungen die Kolleginnen und Kollegen der Anästhesie einzubeziehen. Alternativ sind Modelle mit gemeinsamen Sprechstunden in enger räumlicher Nachbarschaft möglich.

7.5.5.2 Kommunikation

Eine offene Kommunikation ist eine Voraussetzung für eine erfolgreiche Zusammenarbeit. Räumliche Trennungen der Behandlungsteams von Anästhesie und Chirurgie sind hierbei nicht förderlich. Dennoch geschieht dies regelmäßig z. B. durch die Abdeckung der Patienten, den «Vorhang». Natürlich sind hierbei Hygieneaspekte zu beachten, aber diese werden häufig überstrapaziert. Informationen und Befundänderungen sind immer für alle Teams wichtig. Wir sollten in der Lage sein, uns gegenseitig zu sehen. Es ist dann für alle viel leichter, wichtige Informationen auszutauschen. In einigen Disziplinen kann es zusätzlich hilfreich sein, dass wichtige Kreislaufparameter auf Monitore übertragen werden, die für alle sichtbar sind. Diese Aspekte sind bei der Ausweitung der robotergestützten Operationen ebenfalls zu berücksichtigen. Hier besteht neben der Barriere zwischen den Operateuren und der Anästhesie (Bedienungskonsole) zusätzlich noch eine Trennung des chirurgischen Teams. Die Aufmerksamkeit für die Aspekte der Interaktion muss hier hoch sein.

Während ein Time-out zu Beginn des eigentlichen Eingriffes etabliert ist, gilt dies nicht für die Abschlusskontrolle und Zusammenfassung der Operation (Sign-out). Die postoperativen Verordnungen werden an jüngere Teammitglieder delegiert, und Chirurgen gehen oft davon aus, dass die Anästhesie schon weiß, was operiert wurde. Über die Erfassung von intraoperativen Komplikationen gibt es keine Einigkeit, da schon die Definitionen nicht allgemein akzeptiert sind. Elektronische Dokumentationssysteme, soweit überhaupt vorhanden, sind nur unzureichend gegenseitig zugänglich. Dadurch wird ein ausreichender Informationsfluss deutlich erschwert.

Bei der Analyse von Kommunikation und Teamkulturen können unterschiedliche Rollenmodelle beschrieben werden, die natürlich in verschiedener Ausprägung zum Tragen kommen. Während Anästhesistinnen und Anästhesisten besser mit einem Modell von „Team-Playern" beschrieben werden können, finden sich bei Chirurginnen und Chirurgen gelegentlich Ansätze zum „Superstar". Das ist eine überzogene Kategorisierung und Vereinfachung. Sie spiegelt aber nicht nur Persönlichkeitsmerkmale wider, welche ja wahrscheinlich bereits die Berufswahl beeinflusst haben, sondern ist auch Ausdruck unterschiedlicher fachspezifischer Anforderungen während einer Operation. Im chirurgischen Bereich muss mehr als in anderen Disziplinen die Fähigkeit vorhanden sein, kurzfristig auch potenziell gefährliche Entscheidungen zu treffen. Die Verantwortung hierfür ist oft nicht teilbar. Es ist aber heute allen Chirurginnen und Chirurgen klar, dass ohne eine teamorientierte Kommunikation und Verhaltensweise eine erfolgreiche Zusammenarbeit für den gesamten Operationsprozess nicht möglich ist.

In fast allen Bereichen findet eine zunehmende Spezialisierung statt. Dies führt keineswegs nur zu immer mehr „Fachidioten", die den Blick (und die Fähigkeiten) für das Ganze verlieren. Die Möglichkeiten von Teams, in denen alle Mitglieder ein hohes Maß an Spezialisierung haben, können zu einer deutlichen Verbesserung der Abläufe führen. Eine Spezialisierung kann darüber hinaus auch auf die Teamstabilität positive Auswirkungen haben, da der Kreis der betreffenden Mitarbeiterinnen und Mitarbeiter kleiner ist. Dies führt automatisch auch zu Verbesserungen von Interaktion und Kommunikation.

Trainingsmodelle stehen heute für eine Vielzahl von Situationen zur Verfügung. Sie alle haben das Ziel, die Team-Performance zu verbessern. Dass dies möglich ist, ist ausreichend untersucht. Für ein gesamtes Operationsteam mit allen Berufsgruppen werden solche Ansätze jedoch kaum genutzt. Gründe hierfür liegen auch im hohen personellen Ressourcenbedarf solcher Simulationen. Es ist angesichts der knapper kalkulierten Personalbudgets vielfach kaum möglich, eine hohe Anzahl von Mitarbeitern für diese Trainingsmodelle aus dem Routineprozess herauszuziehen. Daneben ist es schwierig, alle Mitarbeiter und Berufsgruppen für die Notwendigkeit solcher Maßnahmen zu motivieren. Detaillierte Beobachtungsstudien von realen Operationen mit anschließender interdisziplinärer und interprofessioneller Auswertung könnten hier eine wertvolle Alternative bieten.

7.5.5.3 Professionell oder interprofessionell? Behandlungspfade als Vorbild

Die operative Behandlung kann in der Komplexität des gesamten Prozesses nicht nur durch die Interaktionen zwischen Anästhesie und Chirurgie beschrieben werden. Dazu sind hier zu viele Disziplinen und Berufsgruppen sowohl ambulant als auch während der stationären Phase beteiligt. Es gibt in der jüngeren Vergangenheit einige Beispiele, wie komplexe Behandlungsabläufe zwischen unseren Disziplinen neu organisiert werden mussten. Diese Behandlungspfade können als positive Beispiele für eine zukunftsweisende interdisziplinäre und interprofessionelle Kooperation aufgeführt werden.

1. Durch die zunehmende Einführung ambulanter Operationen sind fast alle Kliniken gezwungen worden, einen Großteil ihrer Behandlungsprozesse zu verändern. Um dies auch wirtschaftlich möglichst effizient zu ermöglichen, mussten alle Beteiligten ihr Vorgehen miteinander abstimmen. Es zeigt sich hierbei, dass es eben nicht ausreichend

ist, wenn man die gleichen Abläufe, wie sie zuvor für stationäre Eingriffe genutzt wurden, auf ambulante Prozesse anwendet. Wirtschaftliche Überlegungen haben darüber hinaus zur Einrichtung komplett neu strukturierter Zentren für ambulante Operationen geführt. Diese sind sehr oft nicht nur räumlich komplett getrennt, sondern haben auch eigene Personalstrukturen.
2. Während die Einführung ambulanter Operationen vor allem auf regulatorischen Vorgaben und auf wirtschaftlichen Überlegungen basierte, ist die zunehmende Einführung von ERAS(Enhanced Recovery After Surgery)-Programmen durch systematische wissenschaftliche Untersuchungen vorangetrieben worden. Natürlich ist auch hier der wirtschaftliche Antrieb (verkürzte Liegedauer und damit verringerte Kosten) ein zentrales Element. Dennoch sind die Veränderungen des gesamten Behandlungsprozesses bei ERAS herausragende Beispiele für die Möglichkeiten einer effizienten Kooperation zwischen Anästhesie und Chirurgie mit allen assoziierten Berufsgruppen. Gerade diese Prozesse zeigen aber auch, dass nach einer Implementierung eine kontinuierliche Dokumentation und gemeinsame Datenauswertung für den andauernden Erfolg unverzichtbar sind. Ohne eine effiziente und strukturierte Interaktion ist dies nicht zu erreichen.

Literatur

Awtry JA, Abernathy JH, Wu X, Yang J, Zhang M, Hou H, Kaneko T, de la Cruz KI, Stakich-Alpirez K, Yule S, Cleveland JC Jr, Shook DC, Fitzsimons MG, Harrington SD, Pagani FD, Likosky DS (2024) Evaluating the impact of operative team familiarity on cardiac surgery outcomes: a retrospective cohort study of medicare beneficiaries. Ann Surg 279(5):891–899

Cooper JB (2018) Critical role of the surgeon-anesthesiologist relationship for patient safety. Anesthesiology 129(3):402–405

Diwo S (2019) Anästhesie macht Geschichte. In: Rossaint R, Werner C, Zwißler B (Hrsg) Die Anästhesiologie. Springer, Berlin, Heidelberg, S 2287–2289

Hallet J, Sutradhar R, Jerath A, d'Empaire PP, Carrier FM, Turgeon AF, McIsaac DI, Idestrup C, Lorello G, Flexman A, Kidane B, Kaliwal Y, Chan WC, Barabash V, Coburn N, Eskander A (2023) Association between familiarity of the surgeon-anesthesiologist dyad and postoperative patient outcomes for complex gastrointestinal cancer surgery. JAMA Surg 158(5):465–473

Kindler C, Harms C, Alber C (2002) Das Berufsbild des Anästhesisten. Eine Untersuchung aus Patientensicht in einem Schweizer Universitätsspital. Anaesthesist 51(11):890–896

Petermann H, Böhrer H, Witte W (2021) Von der Äthernarkose zur „grünen" Anästhesie. Anaesthesist 70(10):832–842

Schmitz-Rixen T, Keese M (2014) Team-Time-Out – bevor es zu spät ist. In: Merkle W (Hrsg) Risikomanagement und Fehlervermeidung im Krankenhaus. Springer, Berlin, Heidelberg, S 121–128

Mein Wille geschehe – Die Bedeutung des Patientenwillens in der Anästhesie

8

Miodrag Filipovic

Inhaltsverzeichnis

8.1 Indikationsstellung, Erläuterung des Therapievorschlages und Therapieentscheidung.... 100
8.2 Gesundheitliche Vorausplanung... 101
8.3 Patientenwille und Therapieentscheidungen in Notfallsituationen 103
8.4 Patientenwille im anästhesiologischen Dienstbetrieb 104
8.5 Patientenwille und Therapieentscheidungen im Rettungsdienst 105
8.6 Patientenwille und Therapieentscheidungen in der Intensivmedizin................. 105
Literatur... 108

Der Respekt vor dem Patientenwillen hat in der Medizinethik einen besonderen Stellenwert erlangt (Wiesemann 2012). Auch für Mitarbeitende der Anästhesie ist er häufig Thema. Wissen wir genug über den Patientenwillen bei nicht ansprechbaren Patientinnen, Patienten? Wie erheben wir den Patientenwillen und wie kann er dokumentiert werden? Dieses Kapitel untersucht die Bedeutung des Patientenwillens in der Anästhesiologie anhand einiger Fallbeispiele.

M. Filipovic (✉)
Klinik für Operative Intensivmedizin, HOCH Health Ostschweiz, Kantonsspital St.Gallen, St.Gallen, Schweiz
E-Mail: koim.chefsek@h-och.ch

> **Fallbeispiel**
> Bei einem 79-jährigen Mann wird anlässlich einer Routine-Ultraschalluntersuchung des Abdomens ein 6 cm großes Bauchaortenaneurysma (BAA) entdeckt. Aufgrund der weiteren Abklärungen wird dem Patienten eine offene Sanierung dieses juxtarenalen Aneurysmas mittels Aortenprothese empfohlen; ein kathetertechnisches Verfahren kommt aus anatomischen Gründen nicht in Frage. Sie sehen den Mann 2 Wochen vor der geplanten Operation in Ihrer präoperativen Anästhesiesprechstunde. Aus den Akten geht hervor, dass er auch an einer schweren obstruktiven Lungenerkrankung (COPD bei Status nach Nikotinkonsum) und einer Hypertonie sowie einer koronaren Herzkrankheit leidet (letzte perkutane Koronarintervention vor 12 Monaten, aktuell keine Angina pectoris, körperliche Belastbarkeit durch eine obstruktive Lungenerkrankung eingeschränkt). Im Labor zeigt sich eine mittelschwere Niereninsuffizienz (GFR 40 ml/min). Die medikamentöse Therapie ist leitliniengerecht. Der Patient möchte den Eingriff gerne durchführen lassen, weil er sich vor den Konsequenzen einer Ruptur fürchtet. Er hat jedoch Bedenken wegen seiner zahlreichen Begleiterkrankungen. Wie beraten Sie ihn? ◄

8.1 Indikationsstellung, Erläuterung des Therapievorschlages und Therapieentscheidung

Jede klinische Therapieentscheidung beruht auf einer medizinisch fundierten Indikationsstellung, einer detaillierten Darlegung aller Behandlungsoptionen und der entsprechenden Risiko-Nutzen-Abwägung zusammen mit dem Patienten und/oder seinen Angehörigen und einer daraus hervorgehenden gemeinsam getragenen Therapieentscheidung (BGB § 630e Aufklärungspflichten). Der Patient kann dabei Behandlungsoptionen annehmen oder ablehnen (Abwehrrecht), er kann aber keine medizinisch nicht indizierten Behandlungen einfordern.

Schon bei der Indikationsstellung gilt es, neben dem Lokalbefund und der technischen Komplexität der geplanten Intervention, auch die Begleiterkrankungen und die Lebensumstände des Patienten mitzuberücksichtigen. Aus deren Gesamtschau lässt sich ableiten, welchen maximalen Nutzen der Patient von der Behandlung erwarten darf (Therapieziel oder „Best Outcome": Heilung, Lebensverlängerung, Symptomkontrolle etc.) und wie hoch die Wahrscheinlichkeit ist, diesen maximalen medizinischen Nutzen auch tatsächlich zu erreichen (s. Abb. 8.1).

Im vorliegenden Beispiel beruht die Indikationsstellung auf dem Konzept, durch den operativen Eingriff eine mögliche Ruptur des BAA zu verhindern, die mit einer sehr hohen Mortalität einhergehen würde. Somit ist der Eingriff eigentlich als „prophylaktisch" anzusehen; er soll eine später möglicherweise auftretende Krankheitsentwicklung verhindern; ein unmittelbarer Nutzen besteht aber streng genommen nicht. Der Eingriff kann aufgrund der anatomischen Situation nur offen durchgeführt werden,

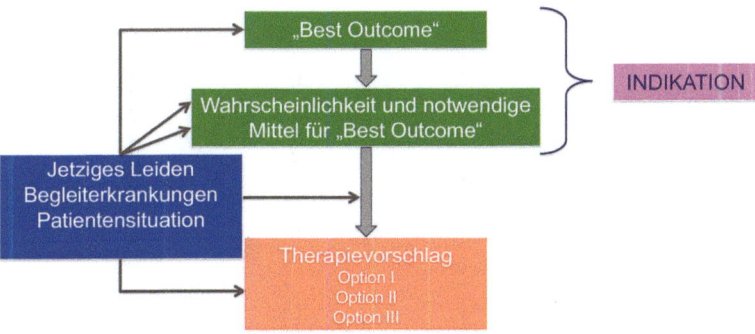

Abb. 8.1 Indikationsstellung und Therapievorschlag

was seine Komplexität (und damit Mortalität) gegenüber einer kathetertechnischen Intervention erhöht. Das „Best Outcome" beinhaltet eine Rückkehr des Patienten in sein gewohntes Lebensumfeld.

Wie hoch ist die Wahrscheinlichkeit, dieses günstige Outcome auch tatsächlich zu erreichen? Global muss bei diesem Eingriff mit einer Mortalität von 2—3 % gerechnet werden. Individuell ist das Risiko bei unserem Patienten aber höher: Das Alter ist schon recht fortgeschritten, die Begleiterkrankungen nicht unerheblich. Nicht unwichtiger als die Mortalität ist die mögliche Morbidität, die mit einem (langen) Aufenthalt auf der Intensivstation, apparativer Organunterstützung, einem langen Spital- und Rehabilitationsaufenthalt sowie einer langfristigen Beeinträchtigung des Gesundheitszustands einhergehen kann. In einem solchen Fall wird das „Best Outcome" verfehlt; möglicherweise kann der Patient nicht mehr in sein häusliches Umfeld zurückkehren. In unserem Patientenbeispiel scheinen neben Lunge und Herz vor allem die Nieren gefährdet. Sollte sich eine perioperativ schwere Niereninsuffizienz entwickeln, stellt sich die Frage nach einem kurzzeitigen oder gar lang dauernden Nierenersatzverfahren. Gerade diese Möglichkeit muss mit dem Patienten schon präoperativ besprochen werden (s. Kap. 12). Präoperativ ist der Patient urteilsfähig, es bleibt genügend Zeit für eine umfassende Aufklärung, die Bedenkzeit ist genügend lang und die Angehörigen können konsultiert und vom Patienten instruiert werden (s. Abb. 8.2). Falls nicht schon vorher eine Patientenverfügung (PV) vorlag, wäre das der späteste Zeitpunkt, eine solche zu verfassen.

8.2 Gesundheitliche Vorausplanung

Den Patienten und seine Angehörigen auf die Wichtigkeit einer gesundheitlichen Vorausplanung aufmerksam zu machen, gehört zu den Aufgaben jedes Arztes, der den Patienten im Rahmen bedeutender Interventionen (Operationen, Chemotherapien etc.) betreut.

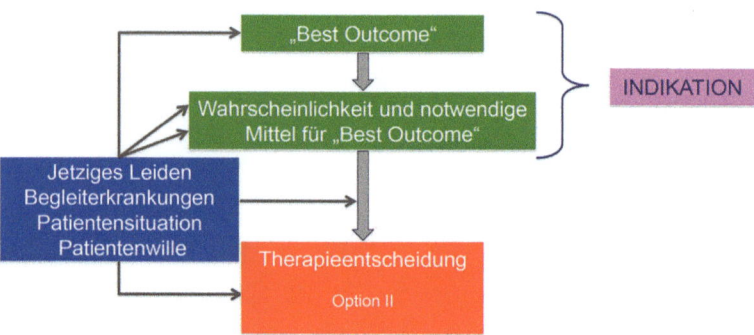

Abb. 8.2 Dem Patientenwillen folgende Therapieentscheidung nach Darlegung der Indikationsstellung, der Therapiemöglichkeiten und ihrer Vor- und Nachteile (Shared Decision Making)

In der PV legt der Patient fest, wer ihn im Falle einer Einwilligungsunfähigkeit (D) (Urteilsunfähigkeit, CH) vertritt und welchen medizinischen Maßnahmen er mit welchem Ziel zustimmen würde (CH: Art 370 ZGB; D: Bürgerliches Gesetzbuch BGB § 1827). Ein wichtiger Bestandteil der PV ist unseres Erachtens auch die Werthaltung („Was macht mein Leben lebenswert?"). Idealerweise hat er diese schon mit dem Hausarzt geklärt, kennt doch dieser den Patienten in seiner gesamten Persönlichkeit und Krankengeschichte am besten. Der Hausarzt kann aber die Folgen einer Intervention und die damit einhergehenden Komplikationsmöglichkeiten viel weniger genau abschätzen als die behandelnden Spezialisten, also der Onkologe, Chirurg oder eben ganz besonders der Anästhesist.

Im perioperativen Team kommt dem Anästhesisten eine Schlüsselrolle zu, da er das gesamte Komorbiditäts- und Komplikationsspektrum umfassend überblickt und gewichtet. Nur wenn er dabei das Gesamtbild im Auge behält und sich nicht nur auf mögliche anästhesiologische Komplikationen beschränkt, wird er seiner Rolle im multidisziplinären Behandlungsteam als Perioperativmediziner gerecht (Howell 2017). Dies bedingt weit über das Kerngebiet reichende Kenntnisse der perioperativen Medizin. Der Anästhesist soll nun den Patienten mit seinem Wissen und seiner Erfahrung beim Erstellen oder Fokussieren seiner PV beraten und begleiten.

Nicht immer fällt es leicht, in einer eng getakteten Präanästhesieambulanz den Raum zu finden, den Patienten auf eine PV anzusprechen. Folgende Formulierungen können den Einstieg erleichtern: «Wir werden unser Bestes geben, damit Sie den Eingriff unbeschadet überstehen und vom Ergebnis profitieren. Allerdings können auch Komplikationen auftreten; einzelne Organsysteme könnten ihren Dienst versagen. Haben Sie sich Gedanken gemacht, wie Ihre Behandlung in einer solchen Situation aussehen soll?». Auch Fragen zur Werthaltung können von Nutzen sein: «Was macht Ihnen im Leben Freude?» oder «Was möchten Sie in Ihrem Leben unbedingt noch erleben?».[1]

---

[1] Verbindung Schweizer Ärzte FMH. https://www.fmh.ch/dienstleistungen/recht/patientenverfuegung.cfm.Zugegriffen 14, Juni 2024.

Fallbeispiel

Unser Patient hat nun präoperativ eine PV verfasst. Darin hat er festgelegt, dass er nicht reanimiert werden möchte und dass ein Nierenersatzverfahren nicht in Frage komme, dass er sich aber mit einem (kurzzeitigen) Aufenthalt auf einer Intensivstation und mit einer mechanischen Beatmung einverstanden erkläre.

Im Laufe des Eingriffs kommt es zu einer ausgedehnten Blutung mit konsekutiver Kreislaufinstabilität und ausgeprägtem Volumenbedarf. Der Patient wird intubiert auf die Intensivstation verlegt; der Kreislauf wird mit Katecholaminen gestützt. Trotz allmählicher Stabilisierung der anderen Organsysteme entwickelt sich ein Nierenversagen. Der Patient kann zwar extubiert werden, erlangt aber aufgrund eines Delirs die Urteilsfähigkeit nicht. Wie soll vorgegangen werden?

Der PV folgend, wird auf den Einsatz eines Nierenersatzverfahrens verzichtet. Glücklicherweise kommt es zur Spontanerholung der Nierenfunktion. Nach Abklingen des Delirs kann der Patient schließlich in eine Rehabilitationsklinik entlassen werden, die er 2 Wochen später in gutem Allgemeinzustand verlassen und nach Hause zurückkehren kann. ◄

8.3 Patientenwille und Therapieentscheidungen in Notfallsituationen

Welches ist die Rolle des Anästhesisten in Notfallsituationen? Dieser Frage soll wieder mithilfe eines Fallbeispiels nachgegangen werden.

Fallbeispiel

Eine 87-jährige Frau wird mit seit einigen Stunden anhaltenden Abdominalschmerzen in die Notfallstation gebracht. Die Computertomographie zeigt Zeichen eines mechanischen Dickdarmileus; ursächlich liegt am ehesten ein Kolonkarzinom vor. Die Frau lebt aktuell noch in einer eigenen Wohnung, die sie aber kaum mehr verlässt. Nach dem Tod ihres Ehemanns vor einem Jahr hat sie erheblich an Lebensqualität und -willen eingebüsst; ein Umzug in eine Pflegeeinrichtung steht kurz bevor, gegen den sich die Frau länger gesträubt hat. Bei den täglichen Verrichtungen hilft ihre Schwiegertochter. Als Nebenerkrankung findet sich eine fortgeschrittene Herzinsuffizienz.

Eine Patientenverfügung liegt nicht vor; die Urteilsfähigkeit scheint in der aktuellen Situation erhalten zu sein. Wie soll die Patientin beraten werden? ◄

Der Ablauf des Vorgehens wurde weiter oben bereits dargestellt. Der erste Schritt beinhaltet die Klärung der medizinischen Indikation, wobei in dieser Notfallsituation die Versuchung besonders groß ist, sich vom technisch Machbaren und nicht medizinisch Sinnvollen leiten zu lassen. Umso wichtiger ist es, sich zuerst ein Bild über die gesamte Patientensituation zu verschaffen (und sich nicht nur auf das aktuelle Problem zu fokussieren) und dann mit dem gesamten Behandlungsteam (Chirurg, Anästhesist etc.) die

Therapieoptionen zu evaluieren, die danach der Patientin und ihren Angehörigen am besten gemeinsam unterbreitet werden. Das mögliche Behandlungsspektrum reicht von einer onkologischen Resektion über die Anlage eines protektiven Stomas ohne Tumorresektion bis zu einer rein palliativen Schmerztherapie. Angesichts des Alters und der Vorerkrankungen soll unseres Erachtens die Symptomkontrolle und nicht die – technisch eventuell sogar erreichbare – onkologische Heilung im Vordergrund stehen. Entscheidet sich die Patientin für ein operatives Vorgehen, muss mit ihr besprochen werden, was im Fall eines nicht optimalen perioperativen Verlaufs zu tun bzw. zu unterlassen wäre. So ist von Reanimationsmaßnahmen ebenso dringend abzuraten wie von jeglicher Organunterstützung. In der Diskussion mit den Kollegen der Chirurgie und der Patientin und ihren Angehörigen ist dabei argumentativ vorzugehen: Auch wenn das „Best Outcome" erreicht werden kann, wird die Patientin direkt nach dem Spitalaufenthalt in eine Pflegeeinrichtung eintreten müssen – ein Zustand, den sie eigentlich nicht wollte. Kommt es zu Komplikationen, wird sich die Pflegebedürftigkeit erhöhen und die Patientin noch weiter von ihrem gewünschten Lebensumfeld entfernen.

Bei dieser Gelegenheit sei aber auch vor prognostischen Kurzschlüssen gewarnt. Unser klinisches Denken fußt einerseits auf intuitiven, erfahrungsbasierten und andererseits auf analytischen, evidenzbasierten Prozessen (Croskerry 2009). Anästhesisten sind in Notfallsituationen (z. B. Reanimationen, Management schwieriger Atemwege etc.) sehr von ihren rasch ablaufenden intuitiven Denkmustern abhängig. Geht es aber um die Gewichtung von Krankheitsbildern, Komorbitäten, Komplikationsmöglichkeiten und der sich daraus ableitenden kurz- und längerfristigen Prognose, sind die langsameren, aber dafür fundierten und transparent darlegbaren Denkmuster vorzuziehen. Fakten sind den Kollegen, Patienten und Angehörigen einfacher zu vermitteln (und überzeugen dadurch auch stärker) als subjektive Mustererkennung und Bauchgefühl.

8.4 Patientenwille im anästhesiologischen Dienstbetrieb

Nicht nur bei operativen Eingriffen, auch für die Lösung „kleinerer" Probleme wird mitunter anästhesiologische Unterstützung angefordert. So kann es darum gehen, einem Patienten gegen seinen Willen einen venösen Zugang zu legen, über den eine Therapie verabreicht werden soll, die er ablehnt, obwohl sie uns medizinisch gerechtfertigt erscheint, oder um die Einlage einer Magensonde zur Zwangsernährung bei Anorexie. Dabei fällt es mitunter schwer, die Urteilsfähigkeit abzuschätzen und den dahinterliegenden Patientenwillen zu ergründen (s. Kap. 3). Liegen behördliche Anordnungen vor, ist das Problem scheinbar einfacher. Die Anordnungen verkennen aber nicht selten die konkrete Situation. Was tun mit einem sich körperlich wehrenden Patienten? Was wird er mit dem unter physischem und medikamentösem Zwang eingelegten venösen Zugang machen, wenn er aus der Sedation erwacht? Wird er sich die Magensonde postwendend wieder entfernen? Es braucht auch in diesen Situationen ein minimales Maß an Kooperation, die, wenn schon keine Billigung, dann doch eine Duldung der Maßnahmen erfordert. Diesbezüglich verlangt das schweizerische Gesetz auch nach einem Miteinbezug des urteilsunfähigen Patienten in Planung und Durchführung einer Therapie (Art. 373 Ziff. 3 ZGB).

8.5 Patientenwille und Therapieentscheidungen im Rettungsdienst

Nicht selten sind Anästhesisten auch im Rettungswesen tätig und treffen auf schwer erkrankte oder verletzte, meist urteilsunfähige Patienten oder gar auf Menschen im Kreislaufstillstand. In diesen Fällen ergreift der Arzt ohne Einwilligung medizinische Maßnahmen nach dem mutmaßlichen Willen und den Interessen der urteilsunfähigen Person (Art. 377 ZGB). Möglichst umgehend soll aber auch hier die Frage gestellt werden, ob eine PV oder eine Ärztliche Notfallanordnung (ÄNO) vorliegt, die es erlauben, nach dem tatsächlichen und nicht nur mutmaßlichen Willen des Patienten zu handeln (Tenge und Neukirchen 2023). Nicht jeder Mensch möchte reanimiert, in ein Krankenhaus gebracht oder auf einer Intensivstation behandelt werden. In einer ÄNO können solche Willensäußerungen einfach und rasch lesbar dokumentiert werden. Voraussetzung ist natürlich, dass das Dokument oder dessen elektronisches Äquivalent unmittelbar beim Eintritt einer Notfallsituation zur Hand ist und dem Rettungsdienst vorgelegt wird.

Die PV und die ÄNO sind Elemente der gesundheitlichen Vorausplanung, für die auch im deutschsprachigen Raum nicht selten der Begriff *Advance Care Planning* (ACP) gebraucht wird und deren Hauptziel es ist, die Autonomie, Selbstbestimmung und Mitbeteiligung an der Gesundheitsversorgung jedes Einzelnen zu ermöglichen (Jox und Krones 2022). Im Auftrag des Bundes und der Schweizerischen Akademie der Medizinischen Wissenschaften (SAMW) wurde vor Kurzem in der Schweiz eine entsprechende nationale Kampagne gestartet (2023).

8.6 Patientenwille und Therapieentscheidungen in der Intensivmedizin

Fallbeispiel
Eine 46-jährige Frau erleidet eine aneurysmatische Subarachnoidalblutung. Sie betreuen die Patientin am ersten Tag nach Coiling eines Aneurysmas der A. communicans ant. Die Patientin ist zurzeit noch intubiert und weist einen GCS von 8 auf.

In einem ersten Gespräch mit dem Ehemann berichtet dieser, dass seine Ehefrau an einer multiplen Sklerose (MS) erkrankt sei. In den letzten Monaten habe sich die neurologische Situation verschlechtert und war für die Frau kaum noch zu ertragen. Nun macht er sich große Sorgen, wie sich die aktuelle Erkrankung auf die neurologische Funktion und die Lebensqualität auswirken wird. Was sagen Sie ihm? ◂

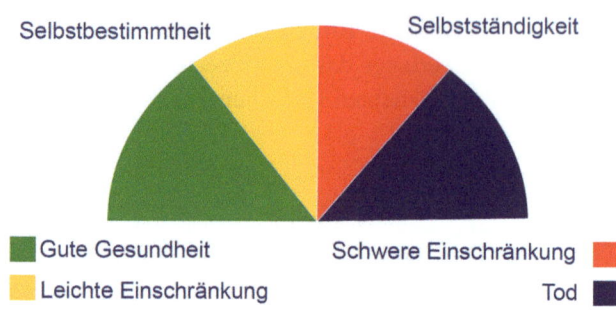

Abb. 8.3 Summarisch dargestelltes mögliches Outcome einer Erkrankung, Verletzung oder medizinischen Behandlung

Ganz allgemein kann das Outcome einer jeden Erkrankung, Verletzung oder medizinischen Behandlung in vier grobe Kategorien eingeteilt werden: 1) Heilung (Restitutio ad integrum), 2) leichte Beeinträchtigung (mit erhaltener Selbstbestimmtheit, aber eingeschränkter Selbstständigkeit), 3) schwere Beeinträchtigung (mit Verlust von Selbstbestimmtheit und Selbstständigkeit) und 4) Tod.

Je nach klinischer Situation sind die Wahrscheinlichkeiten für das Auftreten dieser Outcome-Kategorien selbstredend sehr unterschiedlich (s. Abb. 8.3). Bei unserer Patientin muss auch im besten Fall („Best Outcome") mit einer weiteren Verschlechterung der bereits vor dem aktuellen Ergebnis kompromittierten neurologischen Funktion gerechnet werden. Die Schwere der Beeinträchtigung ist aber zu diesem Zeitpunkt nicht mit genügender Sicherheit vorauszusehen. Beim Gespräch mit dem Ehemann wird es also (neben den Erläuterungen zu Therapie und Zustand) darum gehen, von ihm mehr über die Lebensumstände der Frau und ihre Wertvorstellung bezüglich Selbstbestimmtheit und Selbstständigkeit zu erfahren und ihm die prognostische Unsicherheit zu erläutern.

> **Fallbeispiel**
> Die Patientin entwickelt am 7. Tag eine Hemiparese rechts, die sich leider trotz einer Katheterintervention und hypertensiven Blutdrucktherapie nicht regredient zeigt. Vielmehr ist computertomographisch ein ausgedehnter Infarkt im Mediastromgebiet links nachweisbar. Alle therapeutischen Schritte erfolgten bis zu diesem Zeitpunkt mit dem Einverständnis des Ehemanns und im Einklang mit dem mutmaßlichen Patientenwillen. Die Patientin selbst war jedoch zu keinem Zeitpunkt urteilsfähig. Der Blutdruck wird mit Noradrenalin hypertensiv gehalten; die anderen Organsysteme funktionieren regelrecht. Was werden Sie dem Ehemann sagen? ◄

Aufgrund des ungünstigen Krankheitsverlaufs mit dem Auftreten von Vasospasmen und dem konsekutiven zerebralen Infarkt hat sich die Prognose stark verschlechtert. Von der Wiedererlangung einer Selbstständigkeit kann wohl nicht mehr ausgegangen werden; die Selbstbestimmtheit ist stark gefährdet.

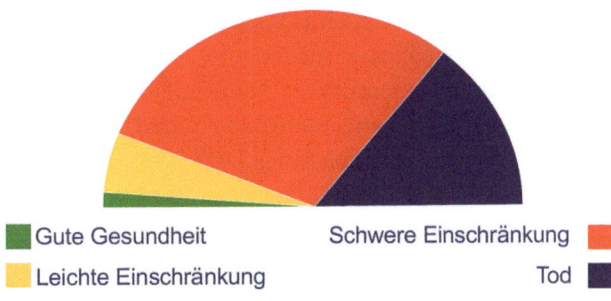

Abb. 8.4 Prognose im Verlauf einer schweren Erkrankung

Ein Wiedererlangen des vormals bestehenden Gesundheitszustands (grüne Fläche) ist nahezu ausgeschlossen (s. Abb. 8.4). Eine schwere funktionelle Einschränkung (mit Verlust von Selbstständigkeit und Selbstbestimmung, rote Fläche) ist deutlich wahrscheinlicher als eine nur eine leichte (gelbe Fläche).

Die Patientin hatte im Rahmen ihrer MS in einer PV festgelegt, dass medizinische Maßnahmen nur dann durchgeführt werden dürfen, wenn begründete Hoffnung auf eine Wiederherstellung eines selbstbestimmten Lebens bestünde. Dazu gehört für die Patientin auch ausdrücklich die Fähigkeit, sich mündlich und schriftlich äußern zu können. Da dieses Therapieziel kaum mehr erreichbar scheint, kommen Sie mit dem Ehemann überein, die aktuelle Therapie zwar weiterzuführen, neuerliche Komplikationen aber nicht mehr zu behandeln. Nach einer erneuten neurologischen Verschlechterung besteht keine Hoffnung mehr, ein mit den Vorstellungen der Patientin vereinbares Therapieziel zu erreichen. Zusammen mit dem Ehemann wird eine Therapiezieländerung im Sinne einer rein palliativen Therapie beschloßen. Dabei kommt auch eine mögliche Organspende zur Diskussion. Während in Deutschland eine solche in dieser Situation nicht möglich ist (es besteht kein Hirntod und ein solcher wird sich aller Voraussicht nach auch nicht einstellen), kommen in Österreich und der Schweiz die Organspende nach Maastricht 3 mit einer *Donation after Cardiac Death* (DCD) in Frage. Die Patientin hat in der PV festgelegt, mit einer Organspende einverstanden zu sein. Entsprechend werden die vorbereitenden Maßnahmen eingeleitet. Die Patientin wird rund 36 Stunden nach dem Entscheid zur Organspende im Beisein des Ehemanns extubiert; der echokardiographisch dokumentierte Kreislaufstillstand stellt sich 30 Minuten später ein. Gemäß schweizerischen Richtlinien (SAMW 2017) wird 5 Minuten später eine Hirntoddiagnostik durchgeführt und im Anschluss der Leichnam zur Organentnahme freigegeben.

Fazit
- Generell sollte jede und jeder eine Patientenverfügung (PV) erstellen, in der zumindest die vertretungsberechtigte Person und die Haltung zu einer allfälligen Organspende festgelegt ist.

- Bei jeder ernsthaften Erkrankung und spätestens vor Beginn einer invasiven (und damit komplikationsträchtigen) Therapie sollen die Patienten ermuntert werden, eine detailliertere PV zu verfassen, die neben den oben erwähnten Punkten auch Angaben zur Werthaltung und zu spezifischen medizinischen Maßnahmen enthält.
- Bei fortgeschrittenen Krankheitsstadien schaffen weiterreichende Dokumente wie die *Ärztliche Notfallanordnung* (ÄNO) rasche Klarheit über die Behandlungspräferenzen.
- Patientenverfügungen und Ärztliche Notfallanordnungen sind Elemente des *Advance Care Planning* (ACP), deren oberstes Ziel eine der Autonomie und Selbstbestimmung angepasste Gesundheitsversorgung darstellt.
- Klinische Entscheidungsprozesse bedürfen einer medizinischen Indikation (die neben den aktuellen Krankheitszeichen und den technischen Möglichkeiten auch die Begleiterkrankungen und die Lebenssituation des Patienten mitberücksichtigt), einer offenen Diskussion aller medizinisch indizierten Therapieoptionen mit den Patienten und ihren Angehörigen und einer vorausschauenden Planung des gegebenenfalls notwendigen Komplikationenmanagements.
- Die Entscheidungsprozesse sollen weniger von Intuition und Bauchgefühl als viel mehr von Wissen und Evidenz geleitet sein.
- Den Anästhesisten kommt aufgrund ihrer umfassenden Erfahrung in perioperativer Medizin eine Schlüsselrolle in der Patientenaufklärung zu. ◄

Literatur

Croskerry P (2009) A universal model of diagnostic reasoning. Acad Med 84(8):1022–1028

Howell SJ (2017) Abdominal aortic aneurysm repair in the United Kingdom: an exemplar for the role of anaesthetists in perioperative medicine. Br J Anaesth 119(suppl_1):i15–i22

Jox R, Krones T (2022) Essenzielle Elemente von advance care planning. https://www.acp-swiss.ch/system/files/pg/textmitbild/dokument/acp-swiss-essentielle-elemente-von-acp_1.pdf. Zugegriffen 14. Juni 2024

Schweizerische Akademie der Medizinischen Wissenschaften SAMW (2017) Feststellung des Todes im Hinblick auf Organtransplantationen und Vorbereitung der Organentnahme. https://www.samw.ch/dam/jcr:4a69851d-bd05-49b3-a209-3ce28d66372e/richtlinien_samw_feststellung_tod_organentnahme.pdf. Zugegriffen 14. Juni 2024

Henn A (2020) Effektive Reanimation durch richtige Kommunikation. intensiv 28(02):68–72

Jude JR, Kouwenhoven WB, Knickerbocker GG (1960a) Cardiac resuscitation without thoracotomy. Md State Med J 9:712–713

Jude JR, Kouwenhoven WB, Knickerbocker GG (1960b) Clinical and experimental application of a new treatment for cardiac arrest. Surg Forum 11:252–254

Kouwenhoven WB, Jude JR, Knickerbocker GG (1960) Closed-chest cardiac massage. JAMA 173:1064–1067

Krones T (2018) Suizidversuche in der Notfallmedizin. „Mein Wille geschehe" – ethische Aspekte. Notfall Rettungsmedizin 21(3):177–185

Trzeczak S (2015) Der Palliativpatient als Notfallpatient. Ein Modell zur Therapieentscheidung bei lebensbedrohlichen Situationen dargestellt anhand von 4 Kasuistiken. Medizinische Klinik – Intensivmedizin und Notfallmedizin 110(4):278–285

Tenge T, Neukirchen M (2023) Vorsorgeinstrumente für den rettungsdienstlichen Notfall. Wie ist der aktuelle Stand in Deutschland? Anaesthesiologie 72(10):748–752

Wiesemann C (2012) Autonomie als Bezugspunkt einer universalen Medizinethik. Ethik Med 24(4):287–295

Gleich oder nicht gleich? - Behandlung und Betreuung älterer Menschen in der Anästhesiologie

Reza Kaviani

Inhaltsverzeichnis

9.1	Hintergrund	112
9.2	Ethische Grundlagen	114
9.3	Präoperative Risikoevaluation und Entscheidungsfindung	114
9.4	Urteilsfähigkeit	116
9.5	Zuteilung medizinischer Ressourcen	117
9.6	Perioperativer Umgang mit alten Menschen	118
9.7	Weiterführende Links	120
Literatur.		121

> *When I get older*
> *Losing my hair*
> *Many years from now*
> *Will you still need me?*
> *Will you still feed me?*
> *When I'm sixty-four*
> **(The Beatles 1967)**

R. Kaviani (✉)
Klinik für Anästhesiologie, Universitätsspital Basel, Basel, Schweiz
E-Mail: reza.kaviani@usb.ch

© Der/die Autor(en), exklusiv lizenziert an Springer-Verlag GmbH, DE, ein Teil von Springer Nature 2025
B. Meyer-Zehnder und T. Girard (Hrsg.), *Bitte bleiben Sie ruhig liegen!*,
https://doi.org/10.1007/978-3-662-69490-9_9

Bei der perioperativen Versorgung älterer Menschen sind besondere ethische Herausforderungen zu berücksichtigen. Diese beziehen sich u. a. auf die Risikoevaluation, die Entscheidung für oder gegen den chirurgischen Eingriff und die Einwilligungsfähigkeit sowie generell auf den Umgang und die Kommunikation mit dieser Patientengruppe.

9.1 Hintergrund

Das Altern der Bevölkerung ist ein globales Phänomen mit großen gesellschaftlichen Herausforderungen. Die WHO schätzt, dass die Anzahl älterer Menschen über 60 Jahre von derzeit 900 Mio. bis zum Jahr 2050 auf etwa 2000 Mio. ansteigen wird.[1] Gemäß dieser Prognose wird in Zukunft mehr als 1/3 der europäischen Bevölkerung zu dieser Alterskategorie gehören.

Epidemiologische Studien zeigen, dass etwa 53 % aller chirurgischen Eingriffe an Patienten im Alter über 65 Jahren durchgeführt werden und man geht davon aus, dass mehr als die Hälfte der über 65-Jährigen mindestens einmal in ihrem Leben einen operativen Eingriff benötigen wird (Etzioni et al. 2003). Ein wesentlicher Anteil dieser Eingriffe steht dabei im Zusammenhang mit der Behandlung alterstraumatologischer Verletzungen, wobei insbesondere osteoporosebedingte Frakturen wie die Femurfrakturen mittlerweile zu den weltweit am häufigsten auftretenden Diagnosen gehören (Sing et al. 2023).

Mit zunehmendem Alter der Patienten steigt die Häufigkeit von Multimorbidität, d. h. das Vorliegen von mindestens zwei chronischen Erkrankungen, und liegt für über 65-Jährige mit Notfalleingriffen bereits bei etwa 75 % (Hewitt et al. 2016). Die altersassoziierten physiologischen Veränderungen und Vorerkrankungen erklären die hohen 1-Jahres-Mortalitätsraten von über 30 % und machen die Versorgung dieser Patienten zu einer multiprofessionellen, interdisziplinären Herausforderung mit hoher sozioökonomischer Relevanz (Morri et al. 2019).

Dennoch handelt es sich bei älteren Menschen hinsichtlich des medizinischen Risikoprofils um eine äußerst heterogene, komplexe Patientengruppe. Neben genetischen Faktoren spielen u. a. das Bildungsniveau, individuelle Unterschiede in der Lebensweise und auch der Zugang zu optimaler Gesundheitsversorgung eine Rolle. Es zeigte sich konsistent, dass die Heterogenität im funktionalen Status der Patienten mit dem Alter zunahm und bei den über 90-Jährigen am größten war (Lowsky et al. 2014).

Deshalb darf bei der Betreuung dieser Patienten das Alter allein kein Grund sein, medizinische Behandlungen zu verweigern oder die Sinnhaftigkeit von Operationen und die damit notwendigen Therapien, z. B. auf einer Intensivstation, in Frage zu stellen. In diesem Zusammenhang werden mit Inkrafttreten des Vertrags von Lissabon in der Charta

---

[1] https://www.un.org/en/development/desa/population/publications/pdf/ageing/WorldPopulationAgeing2019-Report.pdf. Zugegriffen 17. Juni 2024.

der Grundrechte der Europäischen Union (GRCh) in Art. 21 Abs. 1 durch das ausdrückliche Verbot der Diskriminierung wegen des Alters alle Menschen geschützt. Dieser Grundsatz ist auch in der Bundesverfassung der Schweizerischen Eidgenossenschaft unter Art. 8 explizit verankert.

Trotz dieser eindeutigen rechtlichen Grundlagen sind Menschen aufgrund ihres Alters häufig mit *Stereotypisierungen* (die Art, zu denken), *Vorurteilen* (die Art, zu fühlen) und *Diskriminierung* (die Art, zu handeln) konfrontiert, was man in der Summe als Altersdiskriminierung (Ageism) bezeichnet. Eingeführt wurde der Begriff *Ageism* durch Robert N. Butler, der im Zuge der amerikanischen Bürgerrechtsbewegung 1969 auch auf die Benachteiligung älterer Menschen hinwies und die negative Einstellung gegenüber dem Alter mit der gesellschaftlichen Grundhaltung begründete, die generell jugendliche Vitalität gegenüber der Weisheit des Alters bevorzugt (Butler 1969). Eine Haltung, die sich heutzutage in verschärfter Qualität bei Vertretern der Longevity-Bewegung zeigt. Hier wird das Altern im Sinne eines natürlichen Prozesses verleugnet und zur Krankheit umgedeutet (Gems 2011). Die World Health Organization (WHO) beschreibt Ageism als globales Problem und hebt hervor, dass negative Einstellungen gegenüber dem Alter mit einer schlechteren physischen und mentalen Gesundheitsversorgung vor allem älterer Menschen assoziiert sind. Bei einer Analyse von 83'000 Befragten in 57 Ländern geben 60 % an, dass ältere Menschen nicht respektiert werden.[2] Ein Drittel der über 65-Jährigen berichtet, Benachteiligungen aufgrund des Alters bereits selbst erlebt zu haben (Rippon et al. 2014). Negativ geprägte Altersbilder können zu falschen Diagnosen führen, die Behandlungsqualität beeinträchtigen und letztlich die Lebensqualität der Betroffenen reduzieren (Meisner 2012; Chang et al. 2020).

Ganz deutlich zeigte sich das während der Covid-19-Pandemie, wo generell ältere Menschen für die Notwendigkeit von Lockdowns verantwortlich gemacht wurden und deren vermeintlich höhere Vulnerabilität als Hauptgrund für gesellschaftliche Beeinträchtigungen angesehen wurde (Aversa et al. 2023). Eine altersfeindliche Grundhaltung zeigte sich auch in der Rationierung des Zugangs zu adäquater medizinischer Versorgung und gipfelte in der Ausklammerung der Todesfallzahlen von Pflegeeinrichtungen aus amtlichen Todesstatistiken. Die soziale Isolierung führte nicht zuletzt auch zu psychosozialen Belastungen, die mit der Erfahrung von Angst, Stress und Einsamkeit einhergingen, was in der Summe konsequenterweise auch als unsichtbare Menschenrechtskrise bezeichnet wurde (Lanoix 2021).

Erwähnenswert ist, dass altersdiskriminierende Haltungen und Äußerungen nicht nur im Umgang mit alten Menschen zu beobachten sind, sondern als abwertende Bemerkungen z. B. auch von Patienten gegenüber jüngeren medizinischen Mitarbeitern geäußert werden (Stosic et al. 2023).

---

[2] https://www.worldvaluessurvey.org/WVSDocumentationWV6.jsp. Zugegriffen 17. Juni 2024.

9.2 Ethische Grundlagen

Mit der klinischen Ethik wird die Identifizierung, Analyse und Lösung moralischer Probleme bezeichnet, die bei der Betreuung von Patienten auftreten können. Die vier allgemeingültigen Prinzipien ethischen Handelns sind nach Beauchamp und Childress: Autonomie, Gutes tun (Benefizienzprinzip), nicht schaden (Nonmalefizienz) und Gerechtigkeit. Autonomie bezieht sich auf die Pflicht, einer Person respektvoll zu begegnen und ihr Recht zur Selbstbestimmung zu respektieren (Beauchamp und Childress 2019). Das Benefizienzprinzip meint die Pflicht, Gutes zu tun, und Nonmalefizienz bedeutet, Schaden vom Patienten abzuwenden. Gerechtigkeit wird eingefordert, um Individuen rein auf der Basis medizinischer Notwendigkeiten und vorurteilsfrei Behandlungen anzubieten zu können. Diese 4 Prinzipien werden als unterschiedliche Perspektiven im Rahmen von ethischen Überlegungen und Fallbesprechungen gegeneinander ausbalanciert und bilden eine Grundlage, um im klinischen Kontext ethisch vertretbare Entscheidungen treffen zu können. In Kap. 2 wird die Medizinethik im Detail beschrieben.

9.3 Präoperative Risikoevaluation und Entscheidungsfindung

Fallbeispiel

Eine 95-jährige, polymorbide Patientin mit beginnender demenzieller Entwicklung hat sich bei einem Sturz aus dem Bett eine Schenkelhalsfraktur zugezogen. Beim geriatrischen Assessment wird festgestellt, dass die Patientin in hohem Maße pflegebedürftig ist, an einem metastasierten Mammakarzinom leidet und die Nahrungsaufnahme immer wieder ablehnt. Sie hatte zuletzt stark an Gewicht verloren und mehrfach geäußert, dass ihr Leben von erheblichem Leid geprägt sei und nicht mehr lebenswert sei. Auf der Clinical Frailty Scale wurde sie als frail mit 8 Punkten eingestuft. Aufgrund eines vorbestehenden Vorhofflimmerns war die Patientin zudem antikoaguliert und hatte in diesem Zusammenhang zwei Jahre vor dem Unfall eine Magenblutung mit hämorrhagischem Schock erlitten. Ihre Tochter berichtete, dass ihre Mutter sich davon nie wieder richtig erholt habe. In der Vergangenheit hatte sie mehrfach den Wunsch geäußert, auf keinen Fall an Maschinen angeschlossen zu werden und vor allem nicht künstlich beatmet oder reanimiert zu werden. In einer Patientenverfügung war dieser ausdrückliche Wille gut dokumentiert und nachvollziehbar. Im Rahmen der präoperativen chirurgischen Aufklärung wurde der Patientin und ihrer Angehörigen mitgeteilt, dass der Eingriff dringend erforderlich sei, es keine andere Möglichkeit zur Behandlung gebe und man bereits alles für eine Operation am folgenden Tag vorbereitet habe. Auf Bedenken der Patientin und ihrer Angehörigen wurde nicht eingegangen und das Aufklärungsgespräch wurde mit dem Hinweis, es gebe keine Alternative zur Operation, zügig beendet. ◀

Die Entscheidungsfindung bei der Behandlung von proximalen Femurfrakturen bei multimorbiden, fragilen Patienten in der letzten Lebensphase ist für alle Beteiligten eine erhebliche Herausforderung. Neben der chirurgischen Behandlung stehen bei dieser Patientengruppe die ethischen Überlegungen und damit die persönlichen Werte, Lebensumstände und Wünsche ganz besonders im Vordergrund. Die isolierte Behandlung des Traumas ist dabei nicht geeignet, die vielschichtigen ethischen Anforderungen zu erfüllen, die für die ganzheitliche Behandlung erforderlich sind.

Ein zielführender Ansatz, um die Autonomie der Patienten sicherzustellen, ist die partizipative Entscheidungsfindung, die als Shared Decision Making (SDM) bezeichnet wird und im klinischen Kontext als ideales Modell für die Entscheidungsfindung gilt (Spronk et al. 2022). Im Gegensatz zur paternalistischen Arzt-Patient-Beziehung werden die Patienten aktiv in die Entscheidungsfindung mit eingebunden und erhalten eine gleichberechtigte Rolle in der Beziehung zu den Gesundheitsfachpersonen (s. Kap. 2 und Kap. 10).

Die evidenzbasierte Medizin ist dabei der Ausgangspunkt, wenn mehrere Behandlungsoptionen zur Auswahl stehen und z. B. die Vor- und Nachteile verlängerter Lebensdauer gegenüber den Risiken einer Operation und damit einhergehenden postoperativen kognitiven Einschränkungen und einer insgesamt reduzierten Lebensqualität abgewogen werden müssen. Ziel sollte es sein, die medizinische Überbehandlung gegen den Willen des Patienten zu verhindern und nicht grundsätzlich die nichtchirurgische (konservative) Behandlung auszuschließen (Loggers et al. 2022). Die Einschätzung der Sinnhaftigkeit des Eingriffs ist subjektiv und nur bezogen auf den Einzelfall zu klären. Die Lebensziele des Patienten sind dabei genauso wichtig wie dessen Bewertung der zu erwartenden Lebensqualität unter Berücksichtigung der verfügbaren Fakten. Ein bewährtes kognitives Modell zur Unterstützung des SDM-Prozesses ist das BRAN-Modell (Benefits, Risks, Alternatives, Nothing) (Lal et al. 2023). Dieses wurde als Teil der globalen „Choosing Wisely"-Initiative zur Verbesserung der Kommunikation zwischen Patienten und deren behandelnden Ärzten entwickelt (Battegay und Cheetham 2017). Hier wird explizit berücksichtigt, dass es oft mehr als eine Art der Behandlung gibt und auch die Nichtbehandlung eine Option darstellt.

Damit sich der entscheidungsfähige Patient bewusst für oder gegen einen Eingriff entscheiden kann, müssen ihm die notwendigen Informationen zu den perioperativen Risiken vorliegen und im faktenbasierten Aufklärungsgespräch auch erläutert werden (s. auch Kap. 12). Während in der Vergangenheit häufig subjektive Einschätzungen im Sinne eines „Eyeballing" vorgenommen wurden (Binkley et al. 2022), erlaubt die datenbasierte Risikoevaluation, wie z. B. mithilfe des POSPOM-Scores (Preoperative Score to Predict Postoperative Mortality), eine genauere Bestimmung des perioperativen Risikos (Manach et al. 2016). Auch der Schweregrad der Gebrechlichkeit (Frailty) korreliert stark mit der postoperativen Morbidität und Mortalität und sollte deshalb standardisiert erfasst werden (s. Kap. 12). Da die Beschränkung auf das medizinische Risiko jedoch die komplexen individuellen Erwartungen und Lebensumstände nicht vollumfänglich berücksichtigen kann, wird zunehmend auch die voraussichtliche

Lebensqualität (Quality of Life) in die Überlegungen miteinbezogen, um einerseits dem ethischen Prinzip der Benefizienz gerecht zu werden und andererseits ein realistisches Therapieziel zu definieren (Amarilla-Donoso et al. 2020).

Detaillierte Patientenverfügungen, wie sie z. B. durch den Berufsverband der Schweizer Ärzte (FMH) zur Verfügung gestellt werden, sind wichtige Instrumente zur Wahrnehmung und Sicherung des Selbstbestimmungsrechts in Situationen, in denen die Urteilsfähigkeit eingeschränkt ist. Lassen sich die festgelegten Willensäußerungen auf die aktuelle Situation übertragen und anwenden, werden therapeutische Entscheidungen auch in komplexen Situationen erleichtert. Je konkreter dabei die verwendeten Formulierungen sind (z. B. Vorgaben zur Anwendung einzelner anästhesiologischer und intensivmedizinischer Maßnahmen, wie Reanimation, Beatmungstherapie, extrakorporale Oxygenierung oder Dialyse), umso leichter kann der mutmaßliche Patientenwille auch bei neurokognitiven Einschränkungen, wie z. B. einem Delir abgeleitet werden. Die geriatrische Expertise zur adäquaten Risikostratifizierung sollte bei diesen Patienten frühzeitig eingebunden werden, um die voraussichtlichen Konsequenzen eines Eingriffs und der intensivmedizinischen Behandlung hinsichtlich der zu erwartenden Lebensqualität für die Betroffenen bestmöglich einschätzen zu können.

9.4 Urteilsfähigkeit

Immer wieder wird im Zusammenhang mit der chirurgischen Indikationsstellung behauptet, dass die Patienten die Tragweite ihrer Entscheidung nicht verstehen würden und deshalb nicht in der Lage seien, die Sinnhaftigkeit des Eingriffs zu beurteilen. Gemäß Art. 16 des Schweizerischen Zivilgesetzbuches (ZGB) ist jede Person, die nicht wegen ihres Kindesalters, infolge geistiger Behinderung, psychischer Störung, Rausch oder ähnlicher Zustände die Fähigkeit mangelt, vernunftgemäß zu handeln, urteilsfähig. Weiter wird unter Art. 370 auch geregelt, dass eine urteilsfähige Person in einer Patientenverfügung festlegen kann, welchen medizinischen Maßnahmen sie im Fall ihrer Urteilsunfähigkeit zustimmt oder nicht zustimmt (s. Kap. 3).

Die gesetzliche Umschreibung der Urteilsfähigkeit in Art. 16 ZGB enthält einerseits subjektive Elemente, nämlich die Fähigkeit vernunftgemäßen Handelns, andererseits setzt sie das Fehlen objektivierbarer physiologischer bzw. psychischer Ursachen, die die Urteilsfähigkeit beeinträchtigen können, voraus.

Die subjektive Fähigkeit, vernunftgemäß zu handeln, beinhaltet nach Lehre und Rechtsprechung zwei Teilaspekte: die Fähigkeit, sich einen vernünftigen Willen zu bilden (Willensbildungsfähigkeit) einerseits, und die Fähigkeit, entsprechend diesem Willen zu handeln (Willensumsetzungsfähigkeit) andererseits. Das setzt u. a. die verstandesmäßige Einsicht voraus, aber auch die Fähigkeit, aufgrund von Lebenserfahrung die Realität zu erfassen und Entscheide lebenspraktisch einschätzen zu können.

Auch bei Hirnleistungsstörungen wie z. B. einer demenziellen Entwicklung gilt zunächst grundsätzlich die Vermutung der Urteilsfähigkeit. Die situations- und zeitbezogene Evaluation der Urteilsfähigkeit kann aber bei komplexeren Entscheidungen erforderlich sein, wie sie z. B. bei der Abschätzung der Auswirkungen eines operativen Eingriffs nötig sind.

9.5 Zuteilung medizinischer Ressourcen

Fallbeispiel
Nach einem traumatologischen Eingriff mit Blutverlust von 800 ml ist ein 85-jähriger Patient trotz adäquater Flüssigkeitstherapie katecholaminpflichtig und kann nicht auf die Normalstation verlegt werden. Kurzfristig wird deshalb eine Behandlung auf der Intermediate-Care-Station (IMC) des Spitals geplant. Präoperativ hatte der Patient geäußert, dass er gerne schnellstmöglich wieder in sein gewohntes Umfeld gelangen möchte und dass er die Gesellschaft seiner Familie sehr schätze und aktiv am kulturellen Leben teilnehme. Beim Anruf des betreuenden Anästhesisten auf der IMC wird mitgeteilt, dass der Patient doch schon zu alt sei und man das freie Bett auf der Station lieber einem jüngeren Patienten zuteilen möchte. ◄

Es stellt sich die Frage, ob hier das Alter ein Ausschlusskriterium für den Beginn einer intensivmedizinischen Therapie sein darf und welche Prognose bei diesen Patienten generell zu erwarten ist. Hilfreich sind in diesem Zusammenhang objektive Kriterien zur Beurteilung des individuellen Mortalitätsrisikos. Ebenso muss der Behandlungswunsch des Patienten berücksichtigt werden.

Bei einem der gängigen Scores zur Mortalitätsprognose, dem APACHE-Score, liegt der prädiktive Anteil des Alters nur bei 7 %, während physiologische Parameter mit 73 % einen wesentlich höheren Anteil zum Score beitragen (Knaus et al. 1993). Generell konnte man zeigen, dass der physiologische Status und die Komorbiditäten der Patienten die wesentliche Determinante für das Mortalitätsrisiko darstellen (Brunner-Ziegler et al. 2007). Insbesondere zeigte sich, dass postoperative intensivmedizinische Patienten im Vergleich zu internistischen Patienten ein besseres Outcome aufwiesen und Unterschiede in der Mortalität bei über 80-Jährigen auch im europäischen Vergleich vor allem auf die Variation in der Ausprägung der Komorbiditäten zurückzuführen waren (Tjeertes et al. 2024). Somit kann das chronologische Alter allein kein Entscheidungskriterium für die intensivmedizinische Behandlung darstellen, und bei der Beurteilung des Risikos müssen stets die individuellen physiologischen Voraussetzungen in die Überlegungen mit einbezogen werden.

9.6 Perioperativer Umgang mit alten Menschen

> **Fallbeispiel**
>
> Nach einem Sturz im häuslichen Umfeld wird eine 93-jährige Patientin mit der Diagnose Schenkelhalsfraktur auf der Notfallstation aufgenommen. Der Notfallmediziner bezeichnet die Patientin im Gespräch mit Kollegen als „Gerontozombie" und führt das Aufklärungsgespräch ausschließlich mit der Tochter der Patientin durch. Am nächsten Tag wird die vehement protestierende Patientin in den Operationstrakt transportiert, wo die Narkosevorbereitung stattfinden soll. Sie wisse gar nicht, was los sei und was das alles für eine Bedeutung habe. Man habe mit ihr gar nicht geredet und sie wundere sich, warum sie nun operiert werden solle. Ihre Unruhe verstärkt sich, als der Anästhesist, der am Kopfende des Operationstisches steht und den sie nicht sehen kann, die präoperative Checkliste abarbeitet, dabei sehr laut nach ihrem Namen und dem Geburtsdatum fragt, während ihr gleichzeitig ziemlich kalte EKG-Elektroden aufgeklebt werden und sich die Blutdruckmanschette am Arm aufpumpt. Erst nachdem sie mit einer warmen Decke versorgt wird und ihr eine erfahrene Mitarbeiterin der Anästhesiepflege ruhig und freundlich die Diagnose und die Dringlichkeit der notwendigen Operation erläutert, beruhigt sich die Patientin und erklärt sich bereit, den Eingriff und die Anästhesie durchführen zu lassen. ◄

Die Kommunikation, sowohl im Rahmen der Aufklärungsgespräche, aber auch unmittelbar vor der Narkoseeinleitung in den Behandlungsräumen des Operationssaals bestimmt die wahrgenommene Behandlungsqualität und prägt das Befinden der Patienten ganz erheblich. Sie kann die Zufriedenheit der Patienten fördern, umgekehrt aber auch das Stressniveau erhöhen und die Behandlung erschweren. Dies gilt ganz besonders für die Situation eines Patienten vor einer Operation, der sich psychologisch gesehen häufig in einer Ausnahmesituation befindet und den Verlust der persönlichen Autonomie als äußerst bedrohlich wahrnehmen kann. Gerade bei alterstraumatologischen Patienten, die nicht selten neurokognitive oder sensuelle Defizite aufweisen, ist deshalb die angemessene, empathische und vorurteilsfreie Gesprächsführung wichtig, um eine optimale Behandlung überhaupt erst zu ermöglichen.

Medizinisches Personal mit negativen Altersbildern neigt im Gespräch mit Älteren zur Verwendung von *Elderspeak* (Shaw und Gordon 2021). Es wird undifferenziert zu laut, zu langsam gesprochen oder auch bevormundend formuliert und die Patienten werden nicht mit ihrem Namen angesprochen. Die Beurteilung der sensorischen und kognitiven Funktion wird häufig nicht durchgeführt und im klinischen Alltag werden die Sehhilfen und Hörgeräte frühzeitig entfernt. Obwohl mit nachlassenden kognitiven Fähigkeiten der Patienten die nonverbale Kommunikation wichtiger wird, beobachtet man auch in der anästhesiologischen Versorgung, dass Ärzte zum Teil den Blickkontakt vermeiden, nicht lächeln, Patienten von hinten oder der Seite ansprechen und sich körperlich abwenden. Mehrere Studien zeigten, dass diese Verhaltensweisen sowohl kurzfristig, aber auch langfristig mit einer Verschlechterung des körperlichen und kognitiven Zustands geriatrischer Patienten assoziiert sind (Adelman et al. 2000; Ambady et al. 2002).

Altersdiskriminierendes Verhalten war in klinischen Untersuchungen eher bei jüngeren und männlichen Mitarbeitern im Gesundheitswesen zu beobachten und trat vor allem dann auf, wenn das Bildungsniveau niedriger und weniger Kenntnisse über das Altern an sich vorhanden waren (Söderhamn et al. 2001). Ein einfacher Ansatz, um Ageism im Umgang mit alten Menschen zu vermeiden, ist die Berücksichtigung der individuellen Voraussetzungen und Bedürfnisse der Patienten vor dem Hintergrund der großen Heterogenität des Gesundheitszustands dieser Patientengruppe (Lowsky et al. 2014).

Fazit

Im Zusammenhang mit medizinischen Behandlungen und Maßnahmen werden ältere Patienten häufig als besonders verletzlich und schutzbedürftig charakterisiert. Dieses negativ geprägte Altersbild berücksichtigt nicht die ausgeprägte Heterogenität des Gesundheitszustandes dieser Patientengruppe und kann die systematische Benachteiligung im klinischen Umfeld verfestigen. Gefördert wird diese Entwicklung durch eine gesellschaftliche Tendenz, den physiologischen Prozess des Alterns als Krankheit zu definieren und den unbedingten Erhalt der Jugendlichkeit zu idealisieren.

Um die stetig wachsende Bevölkerungsgruppe alter Menschen vor Diskriminierung zu schützen, sollten die Stärken, die Widerstands- und Anpassungsfähigkeit, genauso wie die individuellen Bedürfnisse und physiologischen Voraussetzungen in den klinischen Entscheidungen berücksichtigt werden. Globale Initiativen, wie die der WHO (Decade of Healthy Ageing), haben das Potenzial, Wissen über das Altern zu verbreiten, die Solidarität und Unterstützung zwischen den Generationen zu fördern und die Lebensqualität alter Menschen zu verbessern.

Beispiele für die Benachteiligung alter Menschen im Gesundheitssystem
Arzt-Patienten-Interaktion:

- Unangemessene, stark vereinfachte Sprache (Elderspeak) (Shaw und Gordon 2021)
- Bevormundende Sprache
- Zu laute Sprache
- Sehr langsame Sprache
- Kindliche Sprache
- Überwiegend Kommunikation mit jüngerer Begleitperson (Absent-Present-Umgang)
- Therapeutische Entscheidung ohne Mitwirkung der Patienten

Diagnostik:

- Ungenaue Diagnosestellung (Über- und Unterdiagnose) (Skinner et al. 2016)
- Seltenere invasive Diagnostik bei Myokardinfarkt (Herzkatheter) (Libungan et al. 2014)
- Psychiatrische Diagnosen werden nicht erfasst (Frost et al. 2019)
- Sexualanamnese wird vernachlässigt (Ezhova et al. 2020; Flesia et al. 2023)

Therapie:

- Niedrigere Rate leitliniengerechter Behandlung nach Schlaganfall (Luker et al. 2011)
- Chirurgische Unterbehandlung bei Tumorerkrankungen (Akinoso-Imran et al. (2022)
- Schlechtere Versorgung von älteren Patientinnen mit Mammakarzinom (Gosain et al. 2016)
- Schlechtere psychotherapeutische Versorgung Älterer (Gellert et al. 2021)
- Ältere in der Forschung unterrepräsentiert (van Marum 2020)

9.7 Weiterführende Links

(Alle zugegriffen am 12. Juni 2024)

- **WHO Healthy Ageing:** Globale Initiative für ein Jahrzehnt zur Verbesserung des Lebens alter Menschen https://www.who.int/initiatives/decade-of-healthy-ageing
- **AGE Platform Europe:** Größtes europäisches Netzwerk von Organisationen für ältere Menschen, https://www.age-platform.eu
- **A World 4 All Ages:** Globale Kampagne zum Kampf gegen Altersdiskriminierung. https://www.aworld4allages.org
- **Centre for Ageing Better:** Institution zum Aufbau einer altersfreundlichen Bewegung in UK. https://ageing-better.org.uk
- **Changing The Narrative:** Landesweite Initiative zur Beendigung von Altersdiskriminierung in den USA. https://changingthenarrativeco.org
- **Choose Wisely:** Globale Initiative zur Verbesserung der Gesprächskultur zwischen Patienten und Arzt. https://www.aomrc.org.uk/projects-and-programmes/choosing-wisely/
- **Smarter Medicine CH:** Initiativen zur Vermeidung von Über- und Fehlbehandlung in der Medizin. https://www.smartermedicine.ch/de/home
- **Perioperative Risk Prediction:** Online-Tool zur Kalkulation der zu erwartenden Mortalität. https://perioperativerisk.com/mortality/

Literatur

Adelman RD, Greene MG, Ory MG (2000) Communication between older patients and their physicians. Clin Geriatr Med 16(1):1–24

Akinoso-Imran AQ, O'Rorke M, Kee F, Jordao H, Walls G, Bannon FJ (2022) Surgical under-treatment of older adult patients with cancer: a systematic review and meta-analysis. J Geriatr Oncol 13(4):398–409

Amarilla-Donoso FJ, Lopez-Espuela F, Roncero-Martin R, Leal-Hernandez O, Puerto-Parejo LM, Aliaga-Vera I, Toribio-Felipe R, Lavado-Garcia JM (2020) Quality of life in elderly people after a hip fracture: a prospective study. Health Qual Life Outcomes 18(1):71

Ambady N, Koo J, Rosenthal R, Winograd CH (2002) Physical therapists' nonverbal communication predicts geriatric patients' health outcomes. Psychol Aging 17(3):443–452

Aversa R, Fluri S, von Wyl A (2023) Besonders geschützt oder ausgestoßen? Wie Personen im Alter über 65 Jahre die Coronapandemie erlebten. Z Gerontol Geriatr 56(4):294–300

Battegay EJ, Cheetham M (2017) Choosing Wisely – an international and multimorbid perspective. Z Evid Fortbild Qual Gesundh 129:27–30

Beauchamp TL, Childress JF (2019) Principles of biomedical ethics. Oxford University Press, New York

Binkley CE, Reynolds JM, Shuman A (2022) From the eyeball test to the algorithm – quality of life, disability status, and clinical decision making in surgery. N Engl J Med 387(14):1325–1328

Brunner-Ziegler S, Heinze G, Ryffel M, Kompatscher M, Slany J, Valentin A (2007) „Oldest old" patients in intensive care: prognosis and therapeutic activity. Wien Klin Wochenschr 119(1–2):14–19

Butler RN (1969) Age-ism: another form of bigotry. Gerontologist 9(4):243–246

Chang ES, Kannoth S, Levy S, Wang SY, Lee JE, Levy BR (2020) Global reach of ageism on older persons' health: a systematic review. PLoS ONE 15(1):e0220857

Etzioni DA, Liu JH, Maggard MA, Ko CY (2003) The aging population and its impact on the surgery workforce. Ann Surg 238(2):170–177

Ezhova I, Savidge L, Bonnett C, Cassidy J, Okwuokei A, Dickinson T (2020) Barriers to older adults seeking sexual health advice and treatment: a scoping review. Int J Nurs Stud 107:103566

Flesia L, Monaro M, Jannini EA, Limoncin E (2023) „I'm too old for that": the role of ageism and sexual dysfunctional beliefs in sexual health in a sample of heterosexual and LGB older adults: a pilot study. Healthcare (Basel) 11(4)

Frost R, Beattie A, Bhanu C, Walters K, Ben-Shlomo Y (2019) Management of depression and referral of older people to psychological therapies: a systematic review of qualitative studies. Br J Gen Pract 69(680):e171–e181

Gellert P, Lech S, Kessler EM, Herrmann W, Dopfmer S, Balke K, Oedekoven M, Kuhlmey A, Schnitzer S (2021) Perceived need for treatment and non-utilization of outpatient psychotherapy in old age: two cohorts of a nationwide survey. BMC Health Serv Res 21(1):442

Gems D (2011) Tragedy and delight: the ethics of decelerated ageing. Philos Trans R Soc Lond B Biol Sci 366(1561):108–112

Gosain R, Pollock Y, Jain D (2016) Age-related disparity: breast cancer in the elderly. Curr Oncol Rep 18(11):69

Hewitt J, McCormack C, Tay HS, Greig M, Law J, Tay A, Asnan NH, Carter B, Myint PK, Pearce L, Moug SJ, McCarthy K, Stechman MJ (2016) Prevalence of multimorbidity and its association with outcomes in older emergency general surgical patients: an observational study. BMJ Open 6(3):e010126

Knaus WA, Wagner DP, Zimmerman JE, Draper EA (1993) Variations in mortality and length of stay in intensive care units. Ann Intern Med 118(10):753–761

Lal R, O'Halloran T, Santhirapala R, Dhesi J, Partridge J (2023) Implementing shared decision making according to the choosing wisely programme: perioperative medicine for older people undergoing surgery. J Eval Clin Pract 29(5):774–780

Lanoix M (2021) Two Canadian provincial initiatives during the COVID-19 pandemic and their impact on nursing home staffing. JAMDA 22(11):2271–2272

Le Manach Y, Collins G, Rodseth R, Le Bihan-Benjamin C, Biccard B, Riou B, Devereaux PJ, Landais P (2016) Preoperative Score to Predict Postoperative Mortality (POSPOM): derivation and validation. Anesthesiology 124(3):570–579

Libungan B, Karlsson T, Hirlekar G, Albertsson P, Herlitz J, Ravn-Fischer A (2014) Delay and inequality in treatment of the elderly with suspected acute coronary syndrome. Int J Cardiol 176(3):946–950

Loggers SAI, Willems HC, Van Balen R, Gosens T, Polinder S, Ponsen KJ, Van de Ree CLP, Steens J, Verhofstad MHJ, Zuurmond RG, Van Lieshout EMM, Joosse P, Group F-HS (2022) Evaluation of quality of life after nonoperative or operative management of proximal femoral fractures in frail institutionalized patients: the FRAIL-HIP Study. JAMA Surg 157(5):424–434

Lowsky DJ, Olshansky SJ, Bhattacharya J, Goldman DP (2014) Heterogeneity in healthy aging. J Gerontol A Biol Sci Med Sci 69(6):640–649

Luker JA, Wall K, Bernhardt J, Edwards I, Grimmer-Somers KA (2011) Patients' age as a determinant of care received following acute stroke: a systematic review. BMC Health Serv Res 11:161

Meisner BA (2012) A meta-analysis of positive and negative age stereotype priming effects on behavior among older adults. J Gerontol B Psychol Sci Soc Sci 67(1):13–17

Morri M, Ambrosi E, Chiari P, Orlandi Magli A, Gazineo D, F DA, Forni C, (2019) One-year mortality after hip fracture surgery and prognostic factors: a prospective cohort study. Sci Rep 9(1):18718

Rippon I, Kneale D, de Oliveira C, Demakakos P, Steptoe A (2014) Perceived age discrimination in older adults. Age Ageing 43(3):379–386

Shaw CA, Gordon JK (2021) Understanding elderspeak: an evolutionary concept analysis. Innov Aging 5(3):igab023

Sing CW, Lin TC, Bartholomew S, Bell JS, Bennett C, Beyene K, Bosco-Levy P, Bradbury BD, Chan AHY, Chandran M, Cooper C, de Ridder M, Doyon CY, Droz-Perroteau C, Ganesan G, Hartikainen S, Ilomaki J, Jeong HE, Kiel DP, Kubota K, Lai EC, Lange JL, Lewiecki EM, Lin J, Liu J, Maskell J, de Abreu MM, O'Kelly J, Ooba N, Pedersen AB, Prats-Uribe A, Prieto-Alhambra D, Qin SX, Shin JY, Sorensen HT, Tan KB, Thomas T, Tolppanen AM, Verhamme KMC, Wang GH, Watcharathanakij S, Wood SJ, Cheung CL, Wong ICK (2023) Global epidemiology of hip fractures: secular trends in incidence rate, post-fracture treatment, and all-cause mortality. J Bone Miner Res 38(8):1064–1075

Skinner TR, Scott IA, Martin JH (2016) Diagnostic errors in older patients: a systematic review of incidence and potential causes in seven prevalent diseases. Int J Gen Med 9:137–146

Soderhamn O, Lindencrona C, Gustavsson SM (2001) Attitudes toward older people among nursing students and registered nurses in Sweden. Nurse Educ Today 21(3):225–229

Spronk I, Loggers SAI, Joosse P, Willems HC, Van Balen R, Gosens T, Ponsen KJ, Steens J, Van de Ree CLP, Zuurmond RG, Verhofstad MHJ, Van Lieshout EMM, Polinder S (2022) Shared decision-making for the treatment of proximal femoral fractures in frail institutionalised older patients: healthcare providers' perceived barriers and facilitators. Age Ageing 51(8)

Stosic MD, Blanch-Hartigan D, Ruben MA, Meyer EC, Henig A, Waisel DB, Blum RH (2023) „You look young! Are you a doctor?" A qualitative content analysis of anesthesiology resident responses to ageism in clinical encounters. Anesthesiology 139(5):667–674

Tjeertes EK, Simoncelli TF, van den Enden AJ, Mattace-Raso FU, Stolker RJ, Hoeks SE (2024) Perioperative outcome, long-term mortality and time trends in elderly patients undergoing low-, intermediate- or major non-cardiac surgery. Aging Clin Exp Res 36(1):64

van Marum RJ (2020) Underrepresentation of the elderly in clinical trials, time for action. Br J Clin Pharmacol 86(10):2014–2016

Teil III

Ethische und andere Herausforderungen in verschiedenen Arbeitsbereichen der Anästhesiologie

Dieser Teil des Buchs beschreibt die Arbeitsbedingungen und Herausforderungen in den verschiedenen Arbeitsbereichen der Anästhesiologie. Die Intensivmedizin wird höchstens am Rand gestreift. Die anderen Bereiche werden aber im Detail beschrieben und mit vielen Fallbeispielen illustriert.

Prähospitale Notfallmedizin tickt anders – Ethische und andere Herausforderungen

10

Wolfgang Ummenhofer

Inhaltsverzeichnis

10.1	Einleitung	128
10.2	Entwicklung, Merkmale und Struktur der Notfallmedizin	129
	10.2.1 Krieg und Notfallmedizin	129
	10.2.2 Anästhesie und Notfallmedizin	131
	10.2.3 Wissenschaftliche Legitimation der Notfallmedizin	132
	10.2.4 „Scoop and Run" vs. „Stay and Play"	133
	10.2.5 Schnittstelle Notfallstation/Schockraum	134
10.3	Patienten und Angehörige in Notfallsituationen	134
10.4	Notfallmedizin als Teamleistung	135
	10.4.1 Ausbildung und Verantwortlichkeiten	135
	10.4.2 Algorithmen, Teamaspekte und Decision Making	136
10.5	Spezielle Situationen	137
	10.5.1 Polytrauma, massives Monotrauma	137
	10.5.2 Prähospitale Reanimation	138
	10.5.3 Plötzlicher Säuglingstod	139
	10.5.4 Suizid	140
	10.5.5 Geriatrische und palliative Patienten	141
10.6	Triage	141
10.7	Advance Care Planning (ACP) und Notfallmedizin	142
10.8	Futility (Aussichtslosigkeit)	143
	10.8.1 Aspekte des Therapieabbruchs	143
10.9	Ethik und Guidelines	145
Literatur		145

W. Ummenhofer (✉)
Klinik für Anästhesiologie, Universitätsspital Basel, Basel, Schweiz
E-Mail: w.ummenhofer@unibas.ch

© Der/die Autor(en), exklusiv lizenziert an Springer-Verlag GmbH, DE, ein Teil von Springer Nature 2025
B. Meyer-Zehnder und T. Girard (Hrsg.), *Bitte bleiben Sie ruhig liegen!*,
https://doi.org/10.1007/978-3-662-69490-9_10

Anästhesistinnen und Anästhesisten sind auch mit dem Rettungswagen außerhalb des Krankenhauses unterwegs. Dort muss häufig schnell gehandelt und entschieden werden und man kann nicht auf die schnelle fachliche Unterstützung von Kolleginnen und Kollegen zurückgreifen. Nach einem historischen Rückblick auf die Entwicklung der Notfallmedizin werden besondere Herausforderungen beschrieben und analysiert.

10.1 Einleitung

Notfallmedizinische Interventionen auf der einen und ethische Prinzipien auf der anderen Seite offenbaren ein Dilemma. Notfallmedizin ist *die* Aktionsdisziplin – Erkennen einer Notfallsituation und unverzüglicher Therapiebeginn sind ihre Grundvoraussetzung. Dies gilt sowohl für Maßnahmen bei Unfällen als auch bei internistischen Ereignissen. Bergung nach einem Unfallereignis oder Rettung aus einer anderen gefährlichen Situation sowie schnelle bestmögliche medizinische Behandlung in einer akuten Krankheitssituation orientieren sich wie alle ärztlichen Verfahren am maximalen Wohlergehen des Patienten. Bei der wohl dramatischsten Vitalbedrohung – dem Herz-Kreislauf-Atem-Stillstand – erfordert die akute Unterbrechung der Sauerstoffversorgung des Gehirns sofortiges Handeln. Deshalb werden in der Regel Reanimationsmaßnahmen bei allen Patienten durchgeführt, die dies im urteilsfähigen Zustand nicht abgelehnt haben und bei denen eine Reanimation Aussicht auf Erfolg hat. Gleichzeitig handelt es sich hier aber auch um eine medizinische Maßnahme, die eigentlich eine explizite Einwilligung voraussetzt.

Eine häufig vorhandene Bewusstseins- oder Gemütsstörung macht eine objektive Einschätzung der eigenen Bedrohung und der therapeutischen Optionen unmöglich; die Einholung eines Informed Consent kann nicht stattfinden.

Ethik dagegen steht in einem Reflexionsraum – Patientenautonomie, Vorstellungen, Wünsche und Rechte, Krankengeschichte, Lebensqualität, familiäre Situation und soziales Umfeld sind entscheidende Komponenten. Das erstbehandelnde Team kennt initial in der Regel weder den Patienten noch dessen Lebensumstände vor dem Ereignis; dies gilt sowohl für den prähospitalen Rettungsdienst als auch für das Schockraumteam der Notfallstation. Im Gegensatz zu früher ist nur noch in Ausnahmesituationen der Hausarzt, der Patient und soziales Umfeld kennt, in medizinischen Notfallsituationen als Dienstleister vor Ort.

Entscheidungsfindungen sind aber eine der Kernkompetenzen der Notfallmedizin. Sie orientieren sich an der Kenntnis der grundsätzlich vorhandenen Optionen, dem Bewusstsein für deren jeweilige Konsequenzen und die realisierbaren konkreten Möglichkeiten in einem spezifischen Umfeld. Neben der potenziellen medizinischen Aussichtslosigkeit einer Situation müssen aber auch Patientenwille und -wünsche berücksichtigt werden, sofern sie aktuell identifiziert werden können. Vor einer weiteren Eskalation können unter speziellen Bedingungen *Withholding* (Vorenthalten einer Therapie) oder *Withdrawal* (Abbruch einer begonnenen Therapie) ethisch vertretbare Limitationen werden.

10.2 Entwicklung, Merkmale und Struktur der Notfallmedizin

Vermutlich gehören notfallmedizinische Interventionen zu den frühesten Techniken in der Geschichte der Heilkunde. Unfälle, Verletzungen im Rahmen beschwerlicher Alltagsverrichtungen und körperliche Auseinandersetzungen mit Naturgewalt, Tieren und anderen Menschen waren ständige Begleiter unserer Vorfahren und einer der Gründe für die geringe Lebenserwartung. Herz-Kreislauf-bedingte Notfallsituationen, die heute die traumatologischen Notfälle bei Weitem übertreffen, sind eine Errungenschaft der späten Neuzeit.[1]

Entsprechend sind beispielsweise gut dokumentierte Eingriffe wie Amputation verletzter Gliedmaßen, Trepanation, Blutstillungs- und Verbandtechniken unter den frühesten Aufzeichnungen aus Mesopotamien und Ägypten zu finden. Die Heilkunst der griechischen und römischen Antike bilden die Wurzeln unserer modernen Medizin; die Hippokrates zugeschriebenen Texte zur Frakturbehandlung und Reposition von Gelenken stammen aus dem 5. vorchristlichen Jahrhundert. Die antiken medizinischen Errungenschaften wurden während des Mittelalters im islamisch dominierten Raum Asiens, Nordafrikas und Westeuropas bewusster und effizienter rezipiert und weiterentwickelt als im christlichen Mitteleuropa. In frühen arabischen Krankenhäusern wurden bereits chirurgische von nichtchirurgischen Patienten getrennt.

Exemplarisch sollen zwei wichtige Impulsgeber der Notfallmedizin näher beleuchtet werden: der Krieg als früher Begleiter der Menschheitsgeschichte und, in eher junger Vergangenheit, die Entstehungsphase der modernen Anästhesiologie.

10.2.1 Krieg und Notfallmedizin

Krieg ist eine extreme Form der menschlichen Existenz, die ethischen Prinzipien diametral widerspricht. Gleichwohl haben militärische Aspekte die Notfallmedizin erheblich geprägt. Beispielsweise verdient die eingeschränkte medizinische Behandlungsmöglichkeit schwer verwundeter Soldaten gerade unter ethischer Perspektive bis in die Gegenwart eine besondere Beachtung. Über die Prognose penetrierender Stammverletzungen war man sich bereits in der Antike im Klaren und hatte sich bei einem gewissen Schweregrad der Verletzungen auch mit Dimensionen wie *Futility* beschäftigt. So

---

[1] Diese Verlagerung der Ätiologie von Notfallsituationen trifft allerdings nur auf die Industrieländer zu. Unfälle und Verletzungen bleiben ein zentrales globales Gesundheitsproblem, wobei 90 % der zu verzeichnenden Todesfälle nach Trauma auf die Länder mit niedrigem bis mittlerem Einkommen entfallen. Das bereits in den Kampagnen zur Senkung der Säuglings- und Müttersterblichkeit bewährte „Three Delays Model", das Barrieren für die Inanspruchnahme von Gesundheitsleistungen (Seeking = Delay 1, Reaching = Delay 2, Receiving Care = Delay 3) untersucht, kann auch gute Dienste in der Traumaversorgung leisten. Von den drei verhindernden Faktoren

beschreibt Livius in seiner Schilderung der Schlacht bei Cannae, wie nach der Niederlage gegen Hannibal vor Anbruch des Tages die (wenigen) überlebenden römischen Legionäre über das Schlachtfeld gingen und ihre schwerstverletzten noch lebenden Kameraden mit dem Kurzschwert erlösten, bevor sie einem zusätzlichen Siechtum in der Hitze des Tages ausgesetzt würden.

Bis zur Entdeckung des Penicillins bzw. neuerer potenter Antibiotika war der sogenannte Wundbrand die gefürchtetste und meist tödliche Komplikation nach größeren Verletzungen. Bei Extremitätentraumen war deshalb die Amputation ein kriegschirurgisches Standardverfahren.

Der Tragweite des Zeitfaktors bei der Versorgung verwundeter Soldaten wurde erstmals von der französischen Revolutionsarmee während der großen europäischen Kriege Rechnung getragen. Napoleon erkannte den hohen Stellenwert einer guten medizinischen Versorgung für die Moral der Truppen und fand in seinem Leibarzt Jean-Dominique Larrey (1766–1842) einen kongenialen Verfechter innovativer militärmedizinischer Prinzipien. Larrey begleitete Napoleon auf allen Feldzügen, führte frontnah persönlich eine Vielzahl von Amputationen durch und entwickelte sukzessive sein Konzept der *Fliegenden Lazarette* (Ambulances Volantes). Dabei handelte es sich anfangs um eine Gruppe von drei berittenen Chirurgen sowie einem Krankenpfleger, später um Erste-Hilfe-Abteilungen mit leichten Zweispännern, dann – in der Endstufe – um große vierspännige Pferdewagen für vier Verletzte und einen Sanitäter. Oberstes Prinzip der neuen militärmedizinischen Doktrin war das Recht jedes verwundeten Soldaten, innerhalb von 15 min eine kompetente Notversorgung zu erhalten. Dabei wurde erstmals kein Unterschied zwischen Mannschaften und Offizieren gemacht, was gegenüber den Gepflogenheiten der Söldnerheere oder den Armeen der monarchistischen Koalitionsmächte revolutionär war. Binnen 24 h musste jedem Schwerverletzten eine definitive Versorgung in einem Lazarett mit eigener Lagerstatt auf sauberem Stroh geboten werden. Leichter Verwundete mussten warten, bis ihre schwerer verletzten Kameraden versorgt waren, was grundsätzlich als Grundgedanke der Triage gewertet werden kann.

Der noch heute gebräuchliche Terminus der *Hilfsfrist* geht auf diese unter Larrey entwickelte Evakuationszeit von 15 min zurück. In der Folge versuchte man, nicht nur das Intervall zwischen Verwundung und Bergung aus dem Gefechtsfeld, sondern auch die Zeitspanne bis zur definitiven chirurgischen Versorgung zu verkürzen: Sie betrug im ersten Weltkrieg 15 h, im zweiten Weltkrieg 9, im Koreakrieg 3 und im Vietnamkrieg noch 0,6 h. Für die Bergung wurden im Koreakrieg erstmals Helikopter eingesetzt, was im Vietnamkrieg in Form von Großraumhelikoptern für bis zu 6 Verwundete sowie betreuende

wird fast immer nur die Qualität der angebotenen Versorgung (Delay 3) evaluiert; im Interesse einer wirklichen Verbesserung sollte die Versorgungsforschung in einem ganzheitlichen Approach auch fehlende oder verzögerte Inanspruchnahme (Delay 1) und adäquate Erreichbarkeit (Delay 2) von Strukturen analysieren (Whitaker et al. 2021).

Paramedics (nichtärztliche Berufsgruppen im Bereich des Rettungsdienstes) weiterentwickelt wurde.

Die Mortalität verwundeter Soldaten weist eine deutliche Abhängigkeit vom Versorgungsintervall auf und sank beispielsweise von 20 % im ersten Weltkrieg auf 2,3 % im Vietnamkrieg. Diese Outcome-Verbesserung ist sicher multifaktoriell; aber neben modernen chirurgischen Verfahren, dem Einsatz von Transfusionen und vor allem Antibiotika ist zweifelsfrei auch die schnelle Evakuation und umgehende definitive Behandlung ein entscheidender Meilenstein.

10.2.2 Anästhesie und Notfallmedizin

Mit der 1846 im General Massachusetts Hospital in Boston erstmals erfolgreich demonstrierten Allgemeinanästhesie wurde ein neues Kapitel der Medizingeschichte aufgeschlagen. Die Chance, Operationen an schmerzbefreiten, bewusstlosen und paralysierten Patienten ohne unmittelbaren Zeitdruck durchzuführen, war die Initialzündung für einen ungeahnten Siegeszug der modernen Chirurgie und der Entwicklung ihrer operativen Spezialdisziplinen.

Der britische Arzt John Snow (1813–1858) interessierte sich früh für dieses bahnbrechende neue Verfahren und ging neben seiner Leistung in der epidemiologischen Erforschung der Cholera auch als systematischer Erstbeschreiber der Narkose mit Diäthyläther und Chloroform in die Medizingeschichte ein.

Dabei begann er, nicht nur die Vorteile, sondern auch die häufigen, zunächst nur anekdotisch bekannten Nebenwirkungen der neuen Behandlungsmöglichkeiten zu verfolgen. Nur 2 Jahre nach William Mortons spektakulärem Auftritt in Boston kam es zur ersten dokumentierten fatalen Anästhesiekomplikation, sozusagen dem CIRS Nr. 01. In England verstarb mit Hannah Green eine gesunde junge Frau nach einer Zehennagelextraktion an der Chloroformanästhesie. John Snow publizierte 1885 eine Fallsammlung von 50 fatalen Chloroforminhalationen (Snow 1885), sorgfältig aufgelistet nach Patienten, Alter, Eingriff und vermuteter Todesursache.

Ein Herz-Kreislauf-Stillstand – in der überwiegenden Mehrzahl der Fälle von Snow als Todesursache benannt (Cardiac Syncope) — und die ebenfalls aufgelistete Erstickung (Asphyxia) wurden offensichtlich weder rechtzeitig erkannt, noch boten sich praktikable Behandlungsoptionen an. Aus dieser Konstellation heraus musste die Anästhesiologie die Chance ergreifen, die selbstinduzierten Komplikationen zu reduzieren und wirksam behandeln zu können – die hohen Todesraten waren ein entscheidender Impuls zur Professionalisierung des Fachgebietes.

Im Gegensatz zu den anderen Notfallpatienten befanden sich Narkosepatienten spätestens seit den Arbeiten von Snow in einer privilegierten Situation: Ihre Probleme traten nicht wie bei Unfällen „plötzlich und unerwartet" auf, sondern waren in der Regel zumindest „beobachtet". Bald spielten sie sich außerdem unter monitorisierten Rahmenbedingungen ab, zunächst intermittierend manuell in Form von Pulskontrolle und Blutdruckmessung.

Später fand die Überwachung mit einer wachsenden Zahl von Monitoren (EKG, maschinelle nichtinvasive und „blutige" invasive Blutdruckmessung, Herzzeitvolumen, Pulsoximetrie, Pulskonturindex, Kapnographie, Gasmonitoring etc.), wodurch bei physiologischen Abweichungen sofort medikamentös oder durch Volumensubstitution gegenreguliert werden konnte.

Der Siegeszug der modernen Reanimation ist untrennbar mit den Pionierarbeiten von Peter Safar und seinen kardiologischen bzw. Ingenieur-Kollegen Kouwenhoven, Knickerbocker, Jude und Zoll vorwiegend in Baltimore um die Mitte des letzten Jahrhunderts verbunden (Jude et al. 1960a, b; Jude et al. 1960a, b; Kouwenhoven et al. 1960).

10.2.3 Wissenschaftliche Legitimation der Notfallmedizin

Während die Anästhesiologie sich in ihrer nunmehr 150-jährigen Geschichte zu einer anerkannten und wissenschaftlich fundierten Spezialdisziplin weiterentwickeln konnte, blieben viele Interventionen der Notfallmedizin in einem niedrigen Evidenzlevel verhaftet.

Früher wurde weitgehend akzeptiert, dass die Medizin keine Wissenschaft ist – zumindest keine sogenannte exakte Wissenschaft. Medizin wurde als eine Erfahrungsdisziplin begriffen, die sich gelegentlich wissenschaftlicher Methoden bedient, um konkrete Fragestellungen zu beantworten und bestimmte Ziele mit einer begründeten Vorgehensweise zu erreichen. In der Ära von Evidence-Based Medicine (EBM) findet dieser Erfahrungsansatz der Medizin keine gewichtigen Befürworter mehr. Diesem Paradigmenwechsel muss sich auch die Notfallmedizin stellen (Ummenhofer und Zürcher 2007). Für die meisten notfallmedizinischen Fragestellungen liegen allerdings keine gesicherten Daten vor, die den strengen Kriterien der evidenzbasierten Medizin (Goldstandard = prospektive, randomisierte Studie) genügen (Callaham 1997). Dies gilt insbesondere für das gesamte Gebiet der Traumaversorgung; hier werden nach wie vor nahezu alle Interventionen bei Traumapatienten ohne gesicherte Datenlage durchgeführt (Sethi et al. 2001). Nicht einmal für die Effektivität der prähospitalen Blutstillung ließen sich zweifelsfreie Belege finden (Latina et al. 2021).

Für dieses Defizit der Notfallmedizin sind strukturelle und systemimmanente Ursachen verantwortlich. Prospektive und kontrollierte Studien sind schwer durchführbar. Die Versorgung eines vital bedrohten Notfallpatienten ist in der Regel zeitsensitiv; dabei auch noch ein Studienprotokoll Punkt für Punkt nachvollziehen zu müssen, wäre anspruchsvoll und in etlichen Situationen wohl unmöglich. Es stellt sich daher die Frage, ob Daten in der nach EBM-Kriterien geforderten Struktur und Transparenz in der Notfallmedizin überhaupt erhoben werden können. Darüber hinaus besteht aber auch noch das ethische Problem, dass die Notfallpatienten für kontrollierte Studien nur dann in Frage kommen, wenn für sie eine verantwortliche Person unter definierten Bedingungen eine Einwilligung geben kann.

Vielleicht ist es aber verkürzt, prähospitale Interventionen nur unter Outcome-Relevanz zu betrachten: Wesentliche Patientenbedürfnisse wie Bergung und Transport aus einer misslichen Lage, respektvoller Umgang und Orientierung in einer ansonsten als „hilflos" erlebten Situation oder Linderung von Schmerzen in einem angst- und panikbelasteten Ereignis benötigen keine wissenschaftliche Legitimation.

In der Notfallmedizin gibt es selten die Kategorien Richtig oder Falsch, sondern meist nur – und auch das immer situationsabhängig – eine erheblich relativierte Einteilung in adäquate, weniger geeignete oder sogar potenziell fatale Maßnahmen. Zusätzlich besteht eine erhebliche «kulturelle» und regionale Varianz in der Versorgungstiefe und Verfügbarkeit von Rettungssystemen und klinischen Notfallkapazitäten. Notarztbasierte Systeme folgen anderen Algorithmen als Paramedic-Dienste, und klinische Strukturen sind stark abhängig von ihrer Kategorie (Zentrums- oder Grund-/Regelversorgungsstufe) und spezifischer Fokussierung auf Spezialdisziplinen.

Immerhin bemühen sich für die Richtlinien zur kardiopulmonalen Reanimation sowohl die American Heart Association (AHA) als auch der European Resuscitation Council (ERC), ihre Empfehlungen in einem abgestuften Evaluationsprozess nach allen zur Verfügung stehenden Studien differenziert zu gewichten und regelmäßig in ihren ILCOR (International Liaison Committee on Resuscitation) Task Forces zu reevaluieren (Berg et al. 2020).

10.2.4 „Scoop and Run" vs. „Stay and Play"

Schneller Kliniktransport" oder Versorgung vor Ort war über mehrere Jahrzehnte eine der zentralen Glaubensfragen in der prähospitalen Notfallversorgung. Die angelsächsischen Länder waren die Vertreter der Transport- und die kontinentaleuropäischen Länder eher die Verfechter der Vor-Ort-Philosophie. Gut nachvollziehbar hatte die vorhandene medizinische Kompetenz bzw. das Spektrum der möglichen Invasivität einen Einfluss auf das Ausmaß der Versorgung am Notfallort. Argumente für oder gegen das jeweilig favorisierte Konzept waren lange ideologisch belastet. Es kann einerseits argumentiert werden, dass mögliche lebensrettende Interventionen (invasive Sicherung des Atemweges, intravenöse Gabe potenter Pharmaka) nicht erst im Schockraum der Klinik bedeutsam werden, sondern u. U. auch schon am Notfallort oder vor einem gefährlichen Transport. Voraussetzung ist die fachkundige und sichere Durchführung der Maßnahme – und hier ist eben auch andererseits die Einsicht hilfreich, dass nicht alles, was draußen gemacht werden kann, unbedingt auch gemacht werden muss. Alles, was ohne Nachteil für den Patienten unter kontrollierten Bedingungen in der Notaufnahme stattfinden kann, sollte aus Zeit- und Sicherheitsaspekten auch dort durchgeführt werden.

Zwar war das ursprüngliche Konzept von „Load and Go" für Traumapatienten etabliert worden, doch haben mittlerweile neue Behandlungsoptionen und höhere

Zeitsensitivität für kardiologische und neurologische Patienten zu einer differenzierteren Betrachtungsweise beigetragen. Dies hat den transatlantischen Graben etwas zugeschüttet, denn das begrenzte Intervall für eine kausale Therapie, die nur im Spital zur Verfügung steht, hat auch in notarztbasierten Systemen den schnellen Kliniktransport forciert.

10.2.5 Schnittstelle Notfallstation/Schockraum

Der prähospitale Zeitgewinn durch schnellen Transport und definierte Zielkliniken für spezifische Patientenkollektive (Traumazentren, Stroke Center, Coronary Care Unit) zahlt sich nur aus, wenn der Übergang zwischen Rettungsdienst und Klinik strukturiert gestaltet wird und beide Seiten eine möglichst reibungsarme und patientenbezogene Transferpolitik anstreben. Neben der Selektion des passenden Rettungsmittels (Rettungswagen vs. Helikopter), sachgerechter Erstversorgung und Auswahl des geeigneten Zielspitals sind eine fokussierte Anmeldung, Übermittlung wesentlicher Informationen und sicherer Transport die Aufgabe des Rettungsdienstes. Die Übersetzung der vorliegenden Informationen in die klinischen Behandlungspfade, Klärung der notwendigen und verfügbaren Ressourcen und Mobilisierung des adäquaten Teams im Schockraum ist dem Pflichtenheft der Notfallstation zugeordnet. Wenn bei allen medizinischen Abläufen eine empathische Betreuung von Patienten und Angehörigen vorgesehen ist, kann die Bedrohlichkeit der vitalen Notfallsituation eine gewisse Relativierung erfahren.

10.3 Patienten und Angehörige in Notfallsituationen

Wie eingangs erwähnt, bewegen sich Notfallsituationen und ethische Entscheidungen in einem natürlichen Spannungsverhältnis. Die wenigen Ausnahmen betreffen vor allem erwartete Ereignisse im Kontext terminaler Erkrankungen oder vorbesprochener Zurückhaltung medizinischer Maßnahmen am Lebensende.

Die Regel ist jedoch die plötzlich und unerwartet eingetretene Notlage, die für Patienten und auch – falls anwesend – ihre Angehörigen, neben der unter Umständen als lebensbedrohlich wahrgenommenen Dimension eine Kaskade von organisatorischen Hilfe- und Rettungsszenarien initialisiert.

Die Vorgeschichte des Patienten ist unbekannt, die Begleitumstände des Ereignisses sind häufig obskur, Wünsche und Erwartungen können aktuell nicht geäußert werden, was die Behandlungsoptionen der Notfallteams limitiert. Auf der Seite der Betroffenen ist die Situation durch die unerwartet eingetretene Krise, Angst und Verlustgefühle, Aktionismus der Umgebung und eine eingeschränkte Wahrnehmung der Realität sowie der Tragweite von Bedrohung oder Therapieentscheidungen gekennzeichnet.

Vor allem prähospital werden daher fast immer alle möglichen Maßnahmen ergriffen, begonnene Interventionen fortgeführt, was sinnvollerweise auch im Schockraum des Spitals in einer ersten Phase beibehalten wird.

Gleichzeitig sollten während der gesamten Rettungskette alle Informationen über Wünsche und mögliche Therapiebegrenzungen des Patienten aktiv gesammelt und auch bei den Angehörigen erfragt werden, wobei die individuelle Krankheitsgeschichte und Lebensqualität in der Akutsituation zwangsläufig bruchstückhaft bleibt. Ein Kontakt mit dem Hausarzt gelingt meist erst von der Klinik aus, und ein unmittelbar einsehbares elektronisches Patientendossier mit aktualisierter Patientenverfügung ist eine derzeit sicher nicht reale Idealvorstellung.

Nichtsdestotrotz muss der Kommunikationsfluss mit ansprechbaren Patienten und ihren Angehörigen kontinuierlich nicht nur Interventionen erklären und begleiten, nächste mögliche Schritte vorbereiten und Entscheidungen für oder gegen eine Spitaleinweisung thematisieren, sondern es ist notwendig, wenn irgend machbar, auch um Zustimmung zu den getroffenen Maßnahmen zu werben. Nur so kann sich im Verlauf eines Rettungseinsatzes mosaikartig ein Bild medizinischer Fakten, sozialer Rahmenbedingungen und Wünsche bzw. Restriktionen entwickeln, was dann in der Regel im Schockraum des Krankenhauses, gelegentlich aber auch schon vor Ort (Reanimationsabbruch) die weiteren Therapieoptionen klärt oder beendet. Diese Abstimmung zwischen Notfallmediziner und Patient bzw. Angehörigen ist als Shared Decision Making (SDM) ein inzwischen etablierter kollaborativer Prozess, der auch in den aktuellen Guidelines abgebildet wird (Mentzelopoulos et al. 2021).

Eine Konfliktsituation kann dann auftreten, wenn bei einem unbekannten Patienten unter prognostisch günstigen Bedingungen mit einem Reanimationsversuch begonnen wurde, ein Wiedereinsetzen eines Kreislaufs stattfindet und erst zu einem späteren Zeitpunkt Anhaltspunkte auftauchen, dass der Wunsch des Patienten eine *Do Not Resuscitate Order* (DNR) war. Vice versa kann es sein, dass Angehörige unter allen Umständen darauf bestehen, dass bei einem pulslosen Patienten „alles gemacht" werde, das Behandlungsteam aber aufgrund der Ausgangssituation die Intervention für aussichtslos hält. Besonders schwierig sind solche Konfliktsituationen bei Kindern und Kleinkindern.

10.4 Notfallmedizin als Teamleistung

10.4.1 Ausbildung und Verantwortlichkeiten

Der weit überwiegende Anteil der Rettungsdiensteinsätze ist bei Rettungssanitätern in guten Händen; sie sind spezifisch für diese Aufgaben vorbereitet und gut ausgebildet. Systeme, die zusätzlich speziell ausgebildete Notärzte vorhalten, profitieren unter Effizienzaspekten von einer gut triagierten und selektiven Einsatzdoktrin. So können einerseits Ärzte in Klinik und Praxis neben ihrer Arbeit im Rettungsdienst auch andere Aufgaben abdecken, und tatsächlich bieten sie andererseits nur für die vital bedrohten Patienten einen medizinischen Mehrwert.

Rettungsdienste ohne Notärzte (Paramedic-Systeme) können mit einer erweiterten Kompetenz der Rettungssanitäter einen Teil der fehlenden Expertise auffangen. Unter

Qualitätsaspekten erfordert eine solche Delegation von Aufgaben einen erhöhten Aufwand an Supervision; zusätzlich muss berücksichtigt werden, dass zahlreiche invasive Maßnahmen nur in der Klinik mit einer für die Patientensicherheit notwendigen regelmäßigen Routine erworben werden.

Nachvollziehbarerweise sind Rettungssanitäter mit den Besonderheiten des prähospitalen Umfelds besser vertraut als Ärzte, die trotz ihrer spezifischen Ausbildung diese Arbeit oft nur sporadisch oder während einer definierten Zeit ihrer klinischen Tätigkeit ausüben. Praktizierte Interprofessionalität im Interesse des Notfallpatienten muss die jeweiligen Stärken und Schwächen der involvierten Berufsgruppen ausgleichen: Die geringere Einsatzroutine des ärztlichen Personals soll von den Rettungssanitätern kompensiert werden, die ihrerseits von den klinischen Skills und der Erfahrung der Ärzte über den weiteren klinischen Verlauf der typischen Krankheitsbilder profitieren.

In der Ausbildung aller Berufsgruppen haben praxisbezogene Skills einen hohen Stellenwert. Für standardisierte Notfallsituationen lassen sich die notwendigen Abläufe sehr gut in Simulationen trainieren, die man problemlos auf das jeweilige Setting (prähospital/Schockraum) adaptieren kann. In der ärztlichen Weiterbildung werden starre zeitliche Vorgaben („Wer darf ab wann was selbstständig durchführen?") zunehmend durch kompetenzbasierte Bausteine des Berufsprofils, sogenannte Entrustable Professional Activities (EPAs) ersetzt.

10.4.2 Algorithmen, Teamaspekte und Decision Making

Die Notfallmedizin profitiert durch Zeitgewinn, aber auch unter Sicherheitsaspekten von einer weitgehenden Standardisierung von Situationen. Entlang der gesamten Rettungskette bestimmen Algorithmen die Dringlichkeit des Einsatzes, die Wahl des jeweiligen Rettungsmittels bzw. des einzusetzenden Personals, die Abläufe vor Ort und die Wahl des Zielspitals.

Auch die häufig wechselnde Zusammensetzung der interprofessionellen und interdisziplinären Teams legt eine möglichst einheitliche Vorgehensweise für die zeitsensitiven Notfallsituationen nahe. Ständig wechselnde Kriterien der Behandlung nach persönlichen Präferenzen sind kein Qualitätsmerkmal von Teamperformance. Außerdem ermöglichen Algorithmen, auch unter massivem Zeitdruck und Stress einen logischen Handlungsablauf beizubehalten und alternative Optionen nicht auszublenden.

Es liegt bei aller Standardisierung allerdings nahe, dass immer auch Situationen eintreten können, die im vorhandenen Schema nicht komplett abgebildet sind. Insofern ist wichtig, dass die Entscheidungshilfen als Hilfen und nicht als Dogma begriffen werden. Erfahrene Notfallmediziner sollten immer verschiedene Optionen für bestimmte Situationen kennen, die jeweiligen Vor- und Nachteile schnell reflektieren und die Auswirkungen für Patient und Versorgungsstrukturen bewerten können (Iserson 2006). Hierbei wird es gelegentlich unterschiedliche Wahrnehmungen der jeweils besten Option bei den beteiligten Teammitgliedern geben, und für ein funktionierendes Team spricht, dass unabhängig von Hierarchiestufen diese individuellen Einschätzungen geäußert und wahrgenommen werden. Ein guter Teamleiter ist dankbar, sich auf die Erfahrung seiner Mitarbeiter abstützen zu können.

Trotz aller Sensibilisierung für Teamfaktoren treten Dissonanzen und Konflikte auf, die nicht in der Akutsituation, sondern erst im Anschluss und dann idealerweise zeitnah im Rahmen eines Debriefings reflektiert werden können und müssen.

> **Fallbeispiel**
> Ersthelfer haben einen ca. 60-jährigen bewusstlosen Patienten am Bordstein neben seinem Fahrrad liegend vorgefunden, den Notruf ausgelöst und mit der Herzmassage begonnen. Der Rettungsdienst trifft nach 8 min ein und setzt die Reanimation fort. Es ist nicht klar, ob primär ein kardiales Ereignis oder ein Unfall vorliegt; der Patient weist in jedem Fall leicht blutende Verletzungen im Gesicht und am rechten Ellbogen auf. Trotz Standard-ALS bei Asystolie mit mehrfacher Gabe von Adrenalin und endotrachealer Intubation kommt es zunächst nicht zu einem ROSC. Das Rettungsteam tendiert bereits zur Resignation, vor allem weil das Ereignis primär unbeobachtet war und das Zeitfenster bis zum Ersthelfereinsatz unklar ist, als nach 15 min eine Kammertachykardie im EKG zu erkennen ist. Nach einmaliger Defibrillation kommt es zu einer PEA. Da sich das Geschehen in einer ländlichen Region abspielt, wird die Luftrettung verständigt. Der Helikopter landet 20 min später auf einem in der Nähe befindlichen Sportplatz. Das Luftrettungsteam reagiert bei der Übergabe des Patienten mit Unverständnis, weil bis jetzt fast eine Stunde vergangen ist, und bis auf die einmalige Episode kein schockierbarer Rhythmus oder andere Reaktionen zu erkennen waren. Für den 12-minütigen Transport wird eine maschinelle Herzkompression durchgeführt. Bei der Ankunft im Schockraum des Zentrumspitals wird das Luftrettungsteam mit Kopfschütteln begrüßt und die Reanimation nach Reevaluation der Situation nach 10 min abgebrochen. ◄

10.5 Spezielle Situationen

10.5.1 Polytrauma, massives Monotrauma

Im Gegensatz zu erwartbaren Krankheitszuständen am Lebensende sind Unfälle als häufigste Ursache schwerer Verletzungen mit dem Aspekt der Unvorhersehbarkeit versehen. Insofern ist fast immer vom Wunsch des Patienten nach optimaler Versorgung auszugehen – umso mehr, als sich in dieser Patientengruppe auch sehr viele junge Individuen befinden. Doch auch bei betagten Patienten, die beispielsweise keinen Krankenhausaufenthalt mehr für sich wünschen, ist ein Sturz mit einer Schenkelhalsfraktur eine der sinnvollen Ausnahmen, ggf. vom klar definierten Patientenwillen unter dem Blickwinkel der

Schmerzreduktion und Lebensqualität abzuweichen. Wird eine Patientenverfügung verfasst, so sollten solche Situationen exemplarisch angesprochen und entsprechend berücksichtigt und aufgeführt werden.

Wiederbelebungsmaßnahmen sind bei massivem Trauma in der Regel frustran und sollten definierten Situationen vorbehalten bleiben (Spannungspneumothorax oder Perikardtamponade). Ansonsten müssen alle medizinischen Interventionen beim Polytrauma darauf abzielen, Reanimationen durch Vermeiden von kritischen Prodromi wie Hypoxie oder Schock zu vermeiden.

Das exakte Ausmaß der vorliegenden Verletzungen und damit die Prognose und Überlebenswahrscheinlichkeit ist am Notfallort meist noch nicht festzulegen, weshalb ein schneller Transport in ein entsprechendes Zentrum angestrebt wird. Im Schockraum einer großen Klinik lassen sich unter besseren Bedingungen mit Unterstützung von Bildgebung und Laboruntersuchung und unter Inanspruchnahme der zuständigen Spezialdisziplinen klarere Entscheidungen fällen.

Allerdings kann bei einem Großereignis mit einer Vielzahl von Verletzten der Versorgungsbedarf die medizinischen Kapazitäten am Schadenplatz und die verfügbaren Transportmittel schnell übersteigen. Es ist ethisch gerechtfertigt und notfallmedizinisch geboten, in einer solchen Lage prioritär diejenigen Schwerverletzten zu evakuieren, die die besten Überlebenschancen vermuten lassen (s. Abschn. 10.6).

10.5.2 Prähospitale Reanimation

Wird ein außerklinischer plötzlicher Herzstillstand (Out-of-Hospital Cardiac Arrest, OHCA) beobachtet, alarmieren Ersthelfer idealerweise sofort via Notruf den Rettungsdienst und beginnen mit der mechanischen Reanimation. Der eintreffende Rettungsdienst wird die begonnenen Maßnahmen des Basic Life Supports (BLS) fortsetzen und durch geeignete Interventionen des Advanced Life Supports (ALS) erweitern. Parallel hierzu, naheliegenderweise vor allem bei betagten Patienten, versucht der Teamleiter Informationen zum Wunsch des Patienten für ein derartiges Ereignis zu erhalten. Findet die Reanimation zu Hause statt und sind Angehörige vor Ort, lässt sich im Verlauf des Einsatzes vielleicht eine entsprechende Patientenverfügung auffinden. Ist hier der klare Wunsch dokumentiert, nicht reanimiert werden zu wollen, wird die Behandlung abgebrochen. Neben der Frage nach dem Patientenwunsch soll auch die medizinische Vorgeschichte in Erfahrung gebracht werden, die maßgeblich die Prognose und damit ggf. auch die Dauer des Reanimationsversuchs beeinflusst.

Bei Reanimationen im öffentlichen Raum und bei unbekannten Patienten ohne anwesende Angehörige ist die Situation schwieriger. Patientenverfügungen werden nur selten bei den Ausweispapieren mitgeführt und Informationen vom Hausarzt sind vor Ort meist nicht in einem realistischen Zeitfenster erhältlich. Der ALS wird dann bis zum möglichen Return of Spontaneous Circulation (ROSC) fortgesetzt und der Transport in das Zielspital durchgeführt.

Es besteht weitgehende Übereinstimmung, dass als „Erfolg" in diesem Kontext nicht nur ein ROSC, sondern eine baldige Rückkehr zu einem selbstbestimmten Leben angestrebt wird. Um dieses Therapieziel zu objektivieren und den erwünschten Erfolg zu quantifizieren, wird die 5-stufige Cerebral Performance Category (CPC, Safar 1981) verwendet: Während die letzte Stufe CPC 5 (Hirntod: Apnoe, Areflexie, Null-Linien-EEG etc.) vermieden werden soll, sind die Stufen CPC 1 (gute zerebrale Performance: Patient ist bei Bewusstsein, wach, fähig zu arbeiten, kann milde neurologische Defizite haben) und CPC 2 (moderate zerebrale Beeinträchtigung: Patient ist bei Bewusstsein, hat genügend zerebrale Funktionen für unabhängige Aktivitäten des täglichen Lebens, fähig, in einer geschützten Umgebung zu arbeiten) als Resultat einer erfolgreichen Reanimation zu werten.

Tritt nach einer definierten Zeitspanne (20 min) kein ROSC auf und handelt es sich um eine persistierende Asystolie, sollte nach möglichen Gründen für eine reversible Ursache gesucht und sonst guideline-konform die Reanimation abgebrochen werden (s. Abschn. 10.8.1).

Ist ein Notarzt vor Ort, ist dieser Entscheid, der sich auf die anderen Teammitglieder abstützen soll, ethisch korrekt. Die Kriterien des Reanimationsabbruchs sind in den internationalen Richtlinien sehr eindeutig. Patienten mit einer infausten Prognose unter Fortsetzung der mechanischen Reanimation in die Klinik zu transportieren, ist eine schlechte Option. Sie wird das Problem nur verlagern, belastet die Infrastruktur der Notfallstation, weckt falsche Hoffnung bei den Angehörigen und wird vor allem der Würde des Verstorbenen nicht gerecht.

Fallbeispiel
Der Rettungsdienst wird zu einer bewusstlosen 54-jährigen Patientin gerufen. Da sie pulslos in der Küche am Boden liegt, beginnen die 2 Rettungssanitäter mit Herzmassage und Maskenbeatmung. Der anwesende Ehemann fragt, was sie denn da machen würden. Das habe seine Frau nicht gewollt, außerdem sei ein fortgeschrittenes Lungentumorleiden bekannt. Daraufhin stellen die beiden Helfer die Maßnahmen ein. Der im Rendez-vous-System sekundär eintreffende Notarzt ist zunächst irritiert, akzeptiert aber nach einem kurzen Briefing die Entscheidung. ◄

10.5.3 Plötzlicher Säuglingstod

Das schlafassoziierte Sudden Infant Death Syndrome (SIDS) im ersten Lebensjahr ist durch geeignete Präventionsmaßnahmen seltener geworden. Wiederbelebungsmaßnahmen sind meist erfolglos, abgesehen von den wenigen beobachteten Situationen von Apnoe und Zyanose. Wenn keine sicheren Todeszeichen vorhanden sind, kann ein Transport unter Reanimationsbedingungen auf die Notfallstation des Kinderspitals erwogen werden. In der Regel wird sich aber das Rettungsteam auf die Betreuung der traumatisierten Eltern konzentrieren müssen, umso mehr, weil eine Obduktion und rechtsmedizinische Nachverfolgung des Ereignisses eine zusätzliche Belastung darstellen. Rettungspersonal sollte für ein derartiges Krisenmanagement geschult und eine weitergehende Betreuung der Eltern durch geeignetes Fachpersonal angeboten und initiiert werden.

10.5.4 Suizid

Rettungsmaßnahmen nach einem mutmaßlichen Suizidversuch scheinen dem Wunsch des Patienten zu widersprechen. Allerdings sind die ethischen Überlegungen zur Respektierung des Patientenwillens auch mit der individuellen Vorgeschichte, der Dauer des Suizidwunsches und seiner möglichen Abhängigkeit von einer aktuellen Lebenskrise verknüpft. Berücksichtigt werden müssen die für den Suizidversuch gewählte Methode und die situative Urteilsfähigkeit (SAMW 2021). Dies alles ist im akuten Notfall schwer umsetzbar und kann insbesondere nicht vor Beginn von Reanimationsmaßnahmen adäquat reflektiert werden. Ein vorhandener Brief oder eine Verfügung sollen zur Kenntnis genommen werden, den Beginn der Maßnahmen initial aber nicht verzögern. Nicht immer kann von der Vermutung ausgegangen werden, dass die Patientenverfügung die spezifische Suizidsituation erfasst und im Zustand der Urteilsfähigkeit erstellt wurde. Hinzu kommt, dass ein Suizid ein Tötungsdelikt vertuschen kann.

Wenn es sich um eine Kurzschlussreaktion auf eine Lebenskrise oder eine akute psychische Erkrankung handelt, so darf durchaus von einem neuen Lebenswillen bei geänderten Rahmenbedingungen und Wiedererlangung der Urteilsfähigkeit ausgegangen werden. Andererseits ist das Rettungsteam vor Ort aber auch legitimiert, die vorgefundenen Umstände als klaren Suizidwunsch zu bewerten und den Willen eines wahrscheinlich urteilsfähigen Patienten mit einem Bilanzsuizidversuch zu respektieren (Krones 2018).

> **Fallvignette**
> Eine 23-jährige junge Frau wird nach einer Wohnungsöffnung in ihrem verbluteten Bett komatös vorgefunden. Die Eltern hatten die Polizei verständigt, da sie vergeblich versucht hatten, sie telefonisch zu erreichen. Es besteht eine Anamnese mit mehreren Suizidversuchen. Jetzt befinden sich leere Medikamentenschachteln auf dem Tisch, eine Blutung am linken Vorderarm ist zum Stillstand gekommen, sie ist bradykard und zyanotisch, aber atmet schwach mit Pausen, auf dem Kissen und in der Mundhöhle befindet sich Erbrochenes.
>
> Für den Rettungsdienst ist es diskussionslos, in dieser Situation zu intervenieren.
>

10.5.5 Geriatrische und palliative Patienten

Eigentlich ist davon auszugehen, dass sich hochbetagte Personen (in der Regel ab 80 Jahren) und Patienten mit einer terminalen Grunderkrankung einen schmerzfreien Tod im gewohnten sozialen Umfeld in Anwesenheit ihrer Angehörigen und ohne die Segnungen der modernen Gerätemedizin im anonymen Klinikumfeld wünschen. Dieser Wunsch nach einem würdevollen Abschied aus dem Leben und die Realität klaffen aber oft weit auseinander.

Die Gründe sind vielfältig. Alleinlebende betagte Patienten kommen in Alltagssituationen oft noch zurecht, sind aber sozial zu wenig vernetzt, um in akuten Notlagen die erforderliche Unterstützung zu erhalten. Angehörige sind nicht vor Ort, und einen Hausarzt als Vertrauensperson, der auch für einen Hausbesuch zur Verfügung stünde, gibt es nicht mehr. In Alters- und Pflegeheimen haben viele Bewohner entweder keine aktualisierte Patientenverfügung, oder, falls doch vorhanden, kann die Aushilfsnachtpflege im Bedarfsfall nicht darauf zugreifen.

Auch wenn eine Patientenverfügung vorliegt, so sind häufig die Wünsche zum Ausmaß der medizinischen Versorgung so allgemein formuliert, dass sie im konkreten Notfall wenig Klarheit bringt. Sind andererseits alle Eventualitäten berücksichtigt, so wäre der Zeitverlust, sie vor Beginn der Akutmaßnahmen zu studieren, unter Umständen fatal. Hinzu kommt, dass gerade typische Altersnotfälle wie Schlaganfall, Lungenembolie oder sturzbedingte Verletzungen nicht zwingend im Rahmen einer bestehenden Grunderkrankung auftreten, bei der man sich eigentlich gegen eine (erneute) Klinikeinweisung entschieden hat. Solche Ereignisse, die mit einer plötzlichen zusätzlichen massiven Einschränkung einhergehen, sind selten mit dem eigentlich zwingend zu respektierenden Wunsch nach therapeutischer Zurückhaltung in Einklang zu bringen: Lähmungen (nach Schlaganfall), Dyspnoe (nach einer Lungenembolie) oder massive Schmerzen (nach einer Schenkelhalsfraktur) machen fast immer auch unter ethischer Perspektive eine Akutbehandlung und eine Klinikeinweisung trotz anderweitig formulierter Verfügung notwendig (Trzeczak 2015).

10.6 Triage

Neben den bereits beschriebenen Impulsen aus der Militärmedizin ist die Triage unter ethischen Aspekten wohl eine der umstrittensten. Die Selektion von Patienten nach Schweregrad von Verletzung oder Erkrankung und ihre Priorisierung oder Zurückstellung in Abhängigkeit von Ressourcen oder Prognose widerspricht dem individuellen Recht auf optimale medizinische Behandlung. Dennoch werden Triage-Elemente nicht nur in der Kriegs- und Katastrophenmedizin, sondern auch im akut-, notfall- und intensivmedizinischen Alltagsbetrieb eingesetzt. Die klassische Triagierung in eine sofortige, dringliche, verzögerte (nicht dringliche) und palliative Kategorie, soll helfen, einen Massenanfall von Verletzten und Kranken zu strukturieren. Auch ohne Großereignis haben sich aber auch im Tagesbetrieb großer Notfallstationen Priorisierungskonzepte etabliert. Orientiert am *Manchester Triage System* (MTS) haben viele Kliniken eine Einteilung ihrer Notfallpatienten zur Einschätzung der jeweiligen Behandlungsdringlichkeit eingeführt (Mackway-Jones et al.2006): Leitsymptome und Beschwerden werden in Behandlungsdiagrammen 5 Dringlichkeitsstufen zugeordnet. Im ebenfalls 5-stufigen *Emergency Severity Index* (ESI) sollen die Patienten sofort identifiziert werden, die aufgrund ihrer Symptome unmittelbar notfallmedizinische Versorgung benötigen (Christ et al. 2016). Ziel dieser häufig pflegegestützten Entscheidungssysteme ist es, auch in Überlastungssituationen Patienten mit zeitkritischem Handlungsbedarf nicht zu übersehen. Vergleichbar der Triage beim Großereignis dienen diese Algorithmen der Optimierung des Versorgungssystems; aufgrund der negativen Konnotation des militärmedizinisch begründeten Triagebegriffs wird im deutschen Sprachraum häufig der Terminus Ersteinschätzung verwendet.

Unter Gerechtigkeitsaspekten wollen alle Priorisierungssysteme nicht alle Patienten „gleich" behandeln. Ziel ist es immer, den Patienten mit der höchsten vitalen Bedrohung schnell zu versorgen und bei einem Missverhältnis zwischen Patientenaufkommen und Transport- oder Behandlungskapazität Individuen mit einer nur geringen oder fehlenden Überlebenschance palliativ zu betreuen. Es wird versucht, so bald wie möglich den katastrophenmedizinischen Kontext wieder in einen individualmedizinischen zu überführen.

Utilitaristisch bzw. „versorgungsethisch" betrachtet sind Triagierungsmaßnahmen bei korrekter Anwendung moralisch und rücksichtsvoll, indem sie das kollektive Wohl dem individuellen überordnen. Außerdem ersetzen validierte und von der Person unabhängige Outcome-Kriterien subjektive Präferenzen; die bis zur französischen Revolutionsarmee praktizierte Bevorzugung verletzter Offiziere wurde oben erwähnt.

10.7 Advance Care Planning (ACP) und Notfallmedizin

Bei älteren, aber auch bei chronisch kranken Personen, insbesondere denen mit einer konsumierenden Grunderkrankung sollte vom Hausarzt eine gesundheitliche Vorausplanung initiiert werden (s. Kap. 8). Hierbei sollte auch das Vorgehen bei einem Kreislaufstillstand besprochen werden. Idealerweise findet ein solches Gespräch in Ruhe und unter Beteiligung der nächsten Angehörigen statt. Es sollte möglichst konkret die eigene gesundheitliche Situation und die persönlichen Präferenzen mit Blick auf potenzielle Beeinträchtigungen umfassen. Besonders wichtig ist eine solche Standortbestimmung vor einem geplanten Klinikaufenthalt oder dem Eintritt in eine Pflegeinstitution, aber auch ganz grundsätzlich zur Klärung der Erwartungshaltung bei einem plötzlichen Ereignis zu Hause oder im öffentlichen Umfeld.

Das Resultat dieser Vorausplanung bei Eintreten einer Notfallsituation soll dokumentiert, unterschrieben und regelmäßig reevaluiert werden. Wie viele andere wertebasierte

Einstellungen sind solche Patientenverfügungen stark mit biografischen Rahmenbedingungen, sozialer Einbindung und Zufriedenheit mit Gesundheit und persönlicher Autonomie verknüpft.

Um in einer Notfallsituation Berücksichtigung zu finden, muss diese Dokumentation des Patientenwillens neben seiner allgemeinen Form auch eine schnell erfassbare und zur Verfügung stehende spezifische Anordnung für den Fall der eigenen Urteilsunfähigkeit oder fehlender Kommunikationsfähigkeit (Bewusstlosigkeit, Aphasie) enthalten.

10.8 Futility (Aussichtslosigkeit)

Medical Futility beschreibt eine Situation, in der nach ärztlicher Einschätzung eine therapeutische Intervention nicht zum Ziel führt (s. Kap 4). Konsequenterweise ist bei bereits begonnener Behandlung in diesem Fall ein Therapieabbruch oder im Vorfeld bereits ein Verzicht auf ein Therapieangebot naheliegend. Diese Einschätzung birgt dann ein Konfliktpotenzial, wenn Patienten und/oder ihre Angehörigen lebenserhaltende Maßnahmen einfordern. Darüber hinaus ist „Futility" eine schwer fassbare Dimension – viele Kliniker verstehen sie wie das anekdotisch geschilderte Verständnis eines Richters von „Pornographie": schwer zu definieren, aber sie wissen es, wenn sie es sehen (Truog 1992).

Iserson benennt drei Bedingungen, die Futility charakterisieren können: Die erste ist eine Überlebenswahrscheinlichkeit <1 %. In dieser Größenordnung liegt beispielsweise der Erfolg einer Notfall-Thorakotomie im Schockraum bei einem mit Herzstillstand eingelieferten Patienten nach stumpfem Trauma (Iserson 2006). Nur wenige werden für diverse Situationen solche Wahrscheinlichkeiten parat haben, die ja immer auch neben der Diagnose von den aktuellen Rahmenbedingungen abhängig sind. Die zweite Bedingung ist die physiologische „Futility" – eine mit dem Überleben nicht vereinbare anatomische (z. B. Dekapitation) oder biochemische Realität (Asystolie trotz prolongiertem normothermem ALS). Die dritte ist die für notfallmedizinische Belange sicher die schwierigste Bedingung: Das Therapieergebnis entspricht auch im günstigsten Verlauf nicht dem Patientenwunsch als Voraussetzung für eine selbstständige Lebensführung (z. B. neurologische Beeinträchtigung nach einer Reanimation) – schwer abschätzbar und bei einem unbekannten Patienten in der Regel auch nicht verfügbar.

10.8.1 Aspekte des Therapieabbruchs

Die ursprüngliche Intention der Reanimationstechniken war ihr Einsatz im Kontext eines akuten und reversiblen Herzstillstands. Gängige Praxis ist aber mittlerweile, sie immer und überall einzusetzen, wenn sich keine klare Direktive dagegen ausspricht. Da der Herzstillstand das finale Ereignis allen menschlichen Lebens darstellt, ist somit auch jeder ein potenzieller Kandidat für die entsprechende Prozedur (Truog et al. 1992). Viele Dissonanzen und echte oder vermeintliche ethische Konflikte sind in dieser ungehemmten Amplifikation einer eigentlich sehr spezifischen medizinischen Intervention begründet.

Grundsätzlich ist bei Reanimationsentscheiden zwischen *Withholding* und *Withdrawal* zu unterscheiden. Das Nichtbeginnen (Withholding) ist in einer kontrollierten und klar definierten Umgebung wie der Klinik oder einer Pflegeeinrichtung die ideale Option bei bekanntem Patientenwunsch oder entsprechender Prognose, während im Rettungsdienst fast immer mit einer Reanimation begonnen wird bzw. bereits von Ersthelfern initiierte Maßnahmen fortgesetzt werden.

Der Reanimationsabbruch (Withdrawal) ist prähospital aber ethisch geboten, wenn einerseits während der Intervention klare Hinweise auf die ablehnende Haltung des Patienten auftauchen (Verfügung, Angehörige) oder die begonnenen Maßnahmen nicht erfolgreich sind.

Hierbei ist der Zeitfaktor eine entscheidende Determinante. Der Zeitraum für eine erfolgreiche zerebrale Reanimation ist äußerst kurz, und für die Erfolgsaussichten sind deshalb vor allem die unmittelbar einsetzenden Erstmaßnahmen ausschlaggebend. Haben diese verzögert stattgefunden oder war das Ereignis sogar unbeobachtet, ist die Prognose in der Regel infaust. Tritt unter Reanimationsmaßnahmen nicht innerhalb von 20 min ein ROSC auf, so wird in der Literatur ein Therapieabbruch nahegelegt (Berg et al. 2020; Mentzelopoulos et al. 2021). Eine weiter prolongierte Reanimationsdauer bleibt fast immer erfolglos oder resultiert in neurologisch fatalem Outcome.[2]

Ist unter prähospitalen Bedingungen ein stabiler ROSC eingetreten, so wird der Patient in eine geeignete Zielklinik gebracht, auch bei möglicher schlechter neurologischer Prognose. Bei ausbleibendem ROSC sind die Interventionen einzustellen (s.Kap. 11 Schockraum). Dabei ist der Reanimationsabbruch in einer Situation, bei der es nicht gelungen ist, wieder einen detektierbaren Kreislauf herzustellen, nicht mit dem Eintritt des Todes gleichzusetzen (Diktanaite et al. 2023). Es finden sich Fälle von unbemerkter Low-Flow-Zirkulation im Sinne einer pseudo-pulslosen elektrischen Aktivität (PEA), die u. U. mithilfe eines Point-of-Care-Herzultraschalls erkannt werden könnte. Aber auch echte Auto-Wiederbelebungen bei No-Flow-Zuständen sind als Lazarus-Phänomen beschrieben (Gordon et al. 2020) und nicht zuletzt den Adrenalinapplikationen geschuldet. Nach Beenden der Reanimationsbemühungen sollte deshalb noch einige Zeit vor Ort verbracht werden. Diese kann neben einem Debriefing im Team, dem Gespräch mit den Angehörigen, der Dokumentation des Einsatzes und dem Versuch der Kontaktaufnahme mit dem Hausarzt genutzt werden. Das Eintreten sicherer Todeszeichen kann vielleicht nicht immer abgewartet werden, aber zumindest wurde ein ROSC nach Abbruch bei vollständigem Stillstand jenseits von 5 min nie beobachtet (Dhanani et al. 2021).

---

[2] Eine detaillierte Übersicht der Faktoren mit einem signifikant negativ prädiktiven Einfluss auf den OHCA-Outcome beim Erwachsenen ist in den SAMW-Richtlinien Reanimationsentscheidungen zu finden. Hier werden auch die Ausnahmen aufgeführt, die unter besonderen Bedingungen prolongierte Reanimationszeiten rechtfertigen.

10.9 Ethik und Guidelines

Wie eingangs erwähnt, sind viele notfallmedizinische Maßnahmen mit einem schwer auflösbaren ethischen Dilemma konfrontiert. Die zentralen ethischen Elemente (Beauchamp und Childress 1989) können oft nicht oder nur eingeschränkt oder verzögert angewandt werden. Der potenzielle Nutzen ist sehr abhängig von der Ausgangssituation, ein möglicher Schaden nicht immer vermeidbar, die Autonomie beim nicht urteilsfähigen oder bewusstlosen und unbekannten Patienten eine nur theoretische Option. Individuelle Gerechtigkeit relativiert sich unter Umständen bei einem Großereignis und ganz generell bei der weltweit sehr ungleich verteilten Verfügbarkeit von Versorgungsangeboten.

Umso wichtiger ist es, dass in der Notfallmedizin trotz aller aktionsgetriebenen Zwänge Reflexionen über das eigene Tun zugelassen werden. Auch wenn ethische Prinzipien hier ungleich schwerer als unter kontrollierten Bedingungen beachtet werden können, lassen sich doch in vielen individuellen Einsätzen auch mutmaßliche oder geäußerte Wünsche von Patienten, Sinn und Perspektive invasiver Maßnahmen und Vermeiden von Risiken und Schäden berücksichtigen. Es ist ermutigend, dass diese Einstellung mit einem eigenen ausführlichen Kapitel („Ethics of resuscitation and end of life decisions") auch Eingang in die Guideline-Empfehlungen gefunden hat (Mentzelopoulos et al. 2021).

Literatur

Beauchamp TL, Childress JF (1989) Principles of biomedical ethics. Oxford University Press, New York

Berg KM, Soar J, Andersen LW, Bottiger BW, Cacciola S, Callaway CW, Couper K, Cronberg T, D'Arrigo S, Deakin CD, Donnino MW, Drennan IR, Granfeldt A, Hoedemaekers CWE, Holmberg MJ, Hsu CH, Kamps M, Musiol S, Nation KJ, Neumar RW, Nicholson T, O'Neil BJ, Otto Q, de Paiva EF, Parr MJA, Reynolds JC, Sandroni C, Scholefield BR, Skrifvars MB, Wang TL, Wetsch WA, Yeung J, Morley PT, Morrison LJ, Welsford M, Hazinski MF, Nolan JP (2020) Adult advanced life support: 2020 international consensus on cardiopulmonary resuscitation and emergency cardiovascular care science with treatment recommendations. Circulation 142(16_suppl_1):S92–S139

Callaham M (1997) Quantifying the scanty science of prehospital emergency care. Ann Emerg Med 30(6):785–790

Christ M, Bingisser R, Nickel CH (2016) Bedeutung der Triage in der klinischen Notfallmedizin. Dtsch Med Wochenschr 141(5):329–335

Dhanani S, Hornby L, van Beinum A, Scales NB, Hogue M, Baker A, Beed S, Boyd JG, Chandler JA, Chasse M, D'Aragon F, Dezfulian C, Doig CJ, Duska F, Friedrich JO, Gardiner D, Gofton T, Harvey D, Herry C, Isac G, Kramer AH, Kutsogiannis DJ, Maslove DM, Meade M, Mehta S, Munshi L, Norton L, Pagliarello G, Ramsay T, Rusinova K, Scales D, Schmidt M, Seely A, Shahin J, Slessarev M, So D, Talbot H, van Mook W, Waldauf P, Weiss M, Wind JT, Shemie SD (2021) Resumption of cardiac activity after withdrawal of life-sustaining measures. N Engl J Med 384(4):345–352

Diktanaite D, Schuepfer G, Mauch JY (2023) Sterben ist ein Prozess und die Todesfeststellung schwierig. Swiss Med Forum 23(25):144–146

Gordon L, Pasquier M, Brugger H, Paal P (2020) Autoresuscitation (Lazarus phenomenon) after termination of cardiopulmonary resuscitation – a scoping review. Scand J Trauma Resusc Emerg Med 28(1):14

Hirlekar G, Karlsson T, Aune S, Ravn-Fischer A, Albertsson P, Herlitz J, Libungan B (2017) Survival and neurological outcome in the elderly after in-hospital cardiac arrest. Resuscitation 118:101–106

Iserson KV (2006) Ethical principles – emergency medicine. Emerg Med Clin North Am 24(3):513–545

Jude JR, Kouwenhoven WB, Knickerbocker GG (1960a) Cardiac resuscitation without thoracotomy. Md State Med J 9:712–713

Jude JR, Kouwenhoven WB, Knickerbocker GG (1960b) Clinical and experimental application of a new treatment for cardiac arrest. Surg Forum 11:252–254

Kouwenhoven WB, Jude JR, Knickerbocker GG (1960) Closed-chest cardiac massage. JAMA 173:1064–1067

Krones T (2018) Suizidversuche in der Notfallmedizin. „Mein Wille geschehe" – ethische Aspekte. Notfall Rettungsmed 21(3):177–185

Latina R, Iacorossi L, Fauci AJ, Biffi A, Castellini G, Coclite D, D'Angelo D, Gianola S, Mari V, Napoletano A, Porcu G, Ruggeri M, Iannone P, Chiara O, On Behalf Of Inih-Major T (2021) Effectiveness of pre-hospital tourniquet in emergency patients with major trauma and uncontrolled Haemorrhage: a systematic review and meta-analysis. Int J Environ Res Public Health 18:12861. https://doi.org/10.3390/ijerph182312861

Livius T. Ab urbe condita (Buch 22, Kapitel 57); ca. 19 v.Chr

Mackway-Jones K, MarsdenJ, Windle J (Hrsg) (2006) Emergency triage. Manchester Triage Group. Wiley Blackwell, Chichester

Mentzelopoulos SD, Couper K, Van de Voorde P, Druwe P, Blom M, Perkins GD, Lulic I, Djakow J, Raffay V, Lilja G, Bossaert L (2021) European Resuscitation Council Guidelines 2021: Ethics of resuscitation and end-of-life decisions. Resuscitation 161 (2021):408–432

Safar P (1981) Resuscitation after brain ischemia. In: Grenvik A, Safar P (Hrsg) Brain failure and resuscitation. Churchill Livingstone, New York, S 155–184

Schweizerische Akademie der Medizinischen Wissenschaften SAMW (2021) Reanimationsentscheidungen. https://www.samw.ch/dam/jcr:3ef175f0-da58-4436-905f-eb5895238af8/richtlinien_samw_reanimationsentscheidungen.pdf. Zugegriffen 15. Juni 2024

Sethi D, Kwan I, Kelly AM, Roberts I, Bunn F (2001) Advanced trauma life support training for ambulance crews. Cochrane Database Syst Rev(2):CD003109

Snow J (1885) On chloroform and other anaesthetics. Their action and administration. John Churchill, London

Soar J, Bottiger BW, Carli P, Couper K, Deakin CD, Djarv T, Lott C, Olasveengen T, Paal P, Pellis T, Perkins GD, Sandroni C, Nolan JP (2021) European Resuscitation Council Guidelines 2021: adult advanced life support. Resuscitation 161:115–151

Stub D, Bernard S, Pellegrino V, Smith K, Walker T, Sheldrake J, Hockings L, Shaw J, Duffy SJ, Burrell A, Cameron P, de Smit V, Kaye DM (2015) Refractory cardiac arrest treated with mechanical CPR, hypothermia, ECMO and early reperfusion (the CHEER trial). Resuscitation 86:88–94

Truog RD, Brett AS, Frader J (1992) The problem with futility. N Engl J Med 326(23):1560–1564

Trzeczak S (2015) Der Palliativpatient als Notfallpatient. Ein Modell zur Therapieentscheidung bei lebensbedrohlichen Situationen dargestellt anhand von 4 Kasuistiken. Med Klin Intensivmed Notfmed 110(4):278–285

Ummenhofer W, Zürcher M (2007) Ausbildung von Rettungspersonal. Worin und wozu? Notfall Rettungmed 10:216–220

Whitaker J, O'Donohoe N, Denning M, Poenaru D, Guadagno E, Leather AJM, Davies JI (2021) Assessing trauma care systems in low-income and middle-income countries: a systematic review and evidence synthesis mapping the Three Delays framework to injury health system assessments. BMJ Glob Health 6(5)

Wenn jede Sekunde zählt – Der Schockraum und seine Herausforderungen

11

Marc Lüthy

Inhaltsverzeichnis

11.1	Schockraum	150
11.2	Teamarbeit oder: Wer hat die Führung?	150
11.3	Kommunikation	151
11.4	Reanimation	152
11.5	Einstellen von medizinischen Maßnahmen oder die Entscheidung, etwas nicht zu machen	153
11.6	Fragmentierte Medizin versus spezialisierte Medizin	154
11.7	Patientenverfügung	155
11.8	Informed Consent und Aufklärung für Notfalloperationen	156
11.9	Verlegung aus dem Schockraum	157
Literatur		158

Wenn man *„Schockraum"* und *„wenn jede Sekunde zählt"* hört, kommen einem schnell Stress, schwere Entscheidungen und Zeitnot in den Sinn. Unter Stress und Zeitdruck kann es rasch zu Problemen kommen, insbesondere auch zu Problemen ethischer Natur. Zeitnot allein darf aber nicht die Erklärung oder Entschuldigung für medizinisch sinnlose Maßnahmen sein.

M. Lüthy (✉)
Klinik für Anästhesiologie, Universitätsspital Basel, Basel, Schweiz
E-Mail: marc.luethy@usb.ch

11.1 Schockraum

Der Schockraum als zentraler Teil einer Notfallstation dient in erster Linie dazu, bei schwerstverletzten bzw. polytraumatisierten oder schwersterkrankten Patientinnen und Patienten eine Erstversorgung oder Stabilisation durchzuführen. Das kann bei Patienten im Herz-Kreislauf-Stillstand eine Reanimation sein oder auch „nur" die Sicherung der Atemwege oder das Stabilisieren des Kreislaufs. Diese Aufzählung ist längst nicht abschließend. Wie der Name Schockraum schon impliziert, kommen Patienten in einem Schockzustand in diesen Raum und auch ohne viel medizinisches Wissen ist jedem klar, dass ein Schockzustand sofort und unmittelbar angegangen und korrigiert werden muss.

Diese Erstversorgung und Stabilisation sind keine Einzelleistung, hier ist Teamarbeit gefragt. Verschiedene Disziplinen (Notfallmedizin, Medizin, Chirurgie, Anästhesie, Radiologie und andere), aber auch verschiedene Professionen (Pflegende, Ärztinnen und Ärzte) arbeiten oftmals unter Zeitdruck zusammen. Manchmal sind die Teams eingespielt und trainieren gemeinsam, manchmal sind sie aber auch je nach Dienstplan „zusammengewürfelt". Man kennt sich zwar meist, arbeitet aber nicht ganz so häufig eng miteinander.

Für den Schockraum gibt es mittlerweile vielfach entsprechend etablierte Konzepte wie z. B. ATLS® (Advanced Trauma Life Support), welche das medizinische Zusammenarbeiten und die Abfolge der Maßnahmen regeln (unter anderem das ABCD-Schema). Diese sind wichtig, da sonst schnell jede Disziplin die eigenen Arbeiten als vordringlich anschauen könnte und schnell unklar wäre, welche Maßnahmen zuerst eingeleitet werden müssen.

11.2 Teamarbeit oder: Wer hat die Führung?

Im Schockraum gibt es gewöhnlich die Funktion einer Teamleaderin oder eines Teamleaders. Diese Funktion ist ähnlich dem einer Dirigentin, eines Dirigenten, welche die verschiedenen Disziplinen und Professionen sinnvoll und zeiteffizient zugunsten der Patientin, des Patienten einsetzt. Was einfach tönt, ist in der akuten Situation mitunter schwierig. So gibt es diametral entgegengesetzte Prioritäten, die es richtig zu gewichten gilt. Vieles ist durch Konzepte wie ATLS® geregelt. So ist klar, dass ein Atemwegsproblem (A-Problem) zuerst gelöst wird, bevor man sich den anderen Problemen widmet. Nur ist einiges in der Medizin nicht nur schwarz und weiß. So ist nicht jedes Problem immer sofort zu lösen und ein C- oder D-Problem (Kreislauf oder Neurologie) kann durchaus mehr Gewicht haben, dringlicher sein als ein A-Problem (Roessler et al. 2017). Gerade auch wenn zusätzliche Spezialistinnen oder Spezialisten im Schockraum anwesend sind, gilt es diese so zu führen, dass die Reihenfolge der Herangehensweise nach wie vor eingehalten wird und die Prioritäten richtig gesetzt werden.

Teamleaderin oder Teamleader zu sein, bedeutet aber nicht, alles allein zu entscheiden und „den Chef heraushängen zu lassen", sondern die Inputs des Teams und der verschiedenen Spezialdisziplinen zu hören und in der Situation die richtige Reihenfolge zu finden (Trentsch und Wölfl 2018). Kommt es zu unterschiedlichen Meinungen zwischen Teamleaderin, Teamleader und Spezialistin, Spezialist, gilt es auf beiden Seiten richtig zu handeln. In den Crisis-Resource-Management(CRM)-Merksätzen heißt es z. B. *„Übernimm die Führungsrolle oder sei ein gutes Teammitglied mit Beharrlichkeit"* oder auch *„Achte auf gute Teamarbeit – andere unterstützen und sich koordinieren"* (Rall 2019). Als Teamleaderin, Teamleader gilt es zu führen, andere aber auch anzuhören und nicht nur die eigene Meinung durchzusetzen. Trotzdem aber mit dem Fokus des Gesamtzieles zu entscheiden und nicht wegen zu vieler verschiedener Optionen und Meinungen nicht zu entscheiden. Als Teammitglied muss man seine eigene Position oder Meinung, welche für die Patientin oder den Patienten wichtig ist, vertreten und bei Bedarf auch eine gewisse Beharrlichkeit an den Tag legen (z. B. Speak-Up, also das laute und klare Kommunizieren einer gegenteiligen Ansicht). Wichtig ist, die Beharrlichkeit zu betonen und dies nicht mit Sturheit zu verwechseln. Es gilt zu prüfen, inwiefern die eigene Position zum Erreichen des Gesamtziels wichtig ist und ob ein Abweichen und ein anderer Weg nicht auch zum Ziel führen kann. Die Teamleaderin, der Teamleader muss die Prioritäten dynamisch setzen und die Situation konstant beurteilen, um adäquat zu entscheiden.

11.3 Kommunikation

Gerade unter Zeitnot und Stress ist eine gute Kommunikation entscheidend. So gilt es klare und knappe Aussagen zu machen, die aber trotzdem ausführlich genug sind, damit es keine Missverständnisse geben kann. Gerade in kritischen Situationen im Schockraum – z. B. während einer Reanimation – ist es nicht selten laut. Es arbeiten verschiedene Geräte und Maschinen (z. B. elektromechanische Reanimationsgeräte), welche zur Lautstärke beitragen, aber auch Menschen neigen in Stresssituation dazu, lauter als üblich zu sein. Daher gilt es immer zu überlegen, ob es überhaupt Worte braucht, und diese dann klar, deutlich und in angepasster Lautstärke vorzubringen. Wichtige Informationen über Laborwerte z. B. bringen nichts, wenn man sie akustisch nicht versteht (Henn 2020).

Ein weiterer banaler Punkt, der immer wieder zu Problemen führen kann, ist das Aussprechen von Informationen, ohne dass die Empfängerin, der Empfänger dies wahrnimmt. Hier können Namensetiketten helfen, insbesondere bei Teams, welche nicht tagtäglich miteinander arbeiten. Eine steile Hierarchie ist in einem Schockraum nicht förderlich. Jeder sollte sich mit einer wichtigen Information an die entsprechende Person wenden können und nicht aus Hierarchiegründen nicht wagen, diese anzusprechen.

11.4 Reanimation

Patientinnen und Patienten, welche vom Rettungsdienst ohne Kreislauf vorgefunden werden oder bei denen sich unter deren Obhut der Kreislaufstillstand einstellt, werden wiederbelebt, reanimiert. Die Reanimation mit Herzdruckmassage stellt eine für den Körper massive Maßnahme dar, muss aber im Kontext des drohenden Todes betrachtet werden. Stellt sich unter professioneller Betreuung durch den Rettungsdienst kein Kreislauf ein, so wird die Reanimation entweder vor Ort abgebrochen oder die Patientin oder der Patient wird, bei entsprechender Indikation, unter fortgesetzten Reanimationsmaßnahmen in den Schockraum gebracht.

Hier kommt es zur ersten Herausforderung für das Schockraumteam. Soll man dem Rettungsteam zuhören oder einfach die Reanimation übernehmen? Natürlich versucht man mehr oder weniger beides gleichzeitig, trotzdem ist es für das Schockraumteam wichtig, rasch auf den aktuellen Stand des Wissens gebracht zu werden, um anschließend das Beste für die Patientin, den Patienten machen zu können.

Ein neues Team bedeutet immer die Chance, die Situation neu zu beurteilen und Dinge mit einzubeziehen, die das gut arbeitende vorherige Team nicht beachtet hat. Auch hat man als Schockraumteam die Chance, einen längeren zeitlichen Verlauf beurteilen zu können. Wenn dieses zum Schluss kommt, dass es medizinisch gesehen aussichtslos ist und die Reanimation abgebrochen werden soll, kann das für das Rettungsteam frustrierend sein, weil dieses Team draußen alles gegeben hat und das Schockraumteam nun in kurzer Zeit die Entscheidung des Reanimationsabbruchs fällt. Häufig kommt dann aber auch zu Aussagen wie «Ja, das haben wir uns schon gedacht …», die zeigen, dass das Team gar nicht mehr wirklich an eine erfolgreiche Reanimation geglaubt hat.

Auch wenn die Reanimation weitergeführt wird, warten weitere Herausforderungen. Es gilt nun die Fakten, wie z. B. die Dauer des Stillstandes ohne Herzdruckmassage oder die Gesamtdauer der Reanimation, aber auch die patientenspezifischen Fakten wie Alter, Gesundheitszustand oder Gebrechlichkeit und nicht zuletzt auch den Patientenwillen, zumindest den vermuteten Patientenwillen und das vermutete Outcome der Reanimation gegeneinander abzuwägen. Gerade das vermutete Outcome ist im Schockraum nicht präzise abzuschätzen. Es ist im Schockraum zwar möglich, weiterführende Untersuchungen durchzuführen, wie eine Blutgasanalyse oder einen Ultraschall für die Beurteilung der Herzaktivität. Trotzdem ist die Prognose des Outcomes eine Vermutung basierend auf Fakten und Untersuchungen, aber auch auf langjähriger Erfahrung. Die Entscheidung, eine Reanimation zu beenden, ist und bleibt definitiv und hat den nachweisbaren Tod des Patienten, der Patientin zur Folge. So ist es verständlich, dass man keinen Fehler machen will und im Zweifel lieber noch etwas länger versucht, das Menschenleben zu retten. Und gerade dieser Zweifelsfall oder „die Hoffnung stirbt zuletzt" macht die Entscheidung schwieriger. Es ist nicht Aufgabe dieses Kapitels, medizinische Ratschläge zu erteilen, dafür sei auf die medizinisch-ethischen Richtlinien der Schweizerischen Akademie der medizinischen Wissenschaften (SAMW) oder die Richtlinien der großen Reanimationsgesellschaften verwiesen (SAMW 2021). Wichtig ist aber zu betonen, dass nicht das kurzfristige Überleben im Vordergrund stehen sollte, sondern der Fokus auf das Überleben nach Tagen oder Wochen gesetzt werden muss. Weiter muss aber auch klar gesagt werden, dass primär die Sinnhaftigkeit der medizinischen Maßnahme gegeben sein muss, damit reanimiert werden soll. Der „REA-Status JA" bedeutet nicht, in jeder Situation immer zu reanimieren. Wenn die Situation medizinisch aussichtslos ist, soll trotz eines Reanimationswunsches vonseiten der Patientin, des Patienten die Reanimation abgebrochen bzw. nicht begonnen werden.

11.5 Einstellen von medizinischen Maßnahmen oder die Entscheidung, etwas nicht zu machen

In den meisten Fällen ist es in der Medizin „einfacher", etwas zu machen, als nichts zu tun. So fällt es leichter, eine Untersuchung durchzuführen, als die Ungewissheit auszuhalten, auch wenn man überzeugt ist, dass die Untersuchung voraussichtlich nicht sinnvoll ist. Je eindeutiger die Situation oder je sicherer sich die entscheidende Person ist, desto kleiner ist die Unsicherheit, und die Entscheidung fällt leichter.

Gerade auch bei Entscheidungen am Lebensende sind Entscheidungen, etwas nicht zu machen, schwierig. Schwierig ist z. B., diese Entscheidung der Patientin, dem Patienten oder den Angehörigen sinnvoll und verständlich zu erklären; nicht zuletzt, weil es keine absolute Sicherheit gibt. Wenn es sich um eine Maßnahme handelt, ohne die es „sicher" zum Versterben kommt, muss der Verzicht gut begründet sein. Aber der vordergründig einfachere Weg, eine Maßnahme durchzuführen, die keinen Erfolg haben wird, sollte nicht vorschnell gewählt werden. Denn ein kurzfristiges Überleben, welches aber viel Strapazen, Schmerz und Leid beinhaltet und voraussichtlich trotzdem zum Versterben führt, sollte der Patientin, dem Patienten erspart bleiben. Auch dies ist eine der Aufgaben des erstbehandelnden Teams.

Fallbeispiel

Eine sehr betagte Person mit relevanten Nebendiagnosen (Demenz, Aphasie seit Stroke und Rohlstuhlmobilität) wird aus dem Pflegeheim wegen Verschlechterung des Allgemeinzustandes und Inappetenz Tage zuvor in das Zentrumsspital gebracht. Da keine neuen Befunde, welche eine Behandlung benötigten, gefunden wurden, wird die Person in ein Krankenhaus mit Spezialisierung auf Altersmedizin verlegt. In der folgenden Nacht wird die Person mit erhöhter Atmung, Blutdruckwerten um 60 mmHg systolisch sowie reduziertem Bewusstsein vorgefunden. Gemäß den Ärzten des verlegenden Spitals wurde «REA Nein, IPS JA, Verlegung in ein Akutspital JA» dokumentiert und daher erfolgt die Verlegung in den Schockraum des Zentrumsspitals.

Im Schockraum zeigt sich dann eine hochbetagte, schwer eingeschränkte Person mit insuffizienter Atmung (AF um 25–30/min, SpO_2 um 70 % mit O_2 10 l/min auf knapp über 90 % stabilisierbar) im kardiogenen Schock mit BD-Werten um 70 mmHg systolisch trotz Adrenalin-Gaben und einem GCS um 6.

Da der IPS-Status gemäß verlegendem Spital «JA» bzw. in der Einschätzung des Schockraumteamleaders unklar ist, wird auf eine Atemwegssicherung (Intubation) gedrängt. Kurz nach dieser Intervention gelingt die Kontaktaufnahme mit den Angehörigen, welche erstaunt sind über die Maßnahmen, weil nach ihren Informationen weder eine Verlegung noch Intensivstation, Intubation und maschinelle Beatmung abgesprochen worden waren, sondern es sollte keine Eskalation der Maßnahmen inkl. Verlegung mehr stattfinden.

Somit wird nunmehr die Extubation und Übergang zu Best Supportive Care eingefordert. Die Person wird nach Aufhebung der Muskelrelaxation wieder extubiert und in das ursprünglich verlegende Spital zurückverlegt, wo sie kurz darauf verstirbt.

Wenn vonseiten der Angehörigen oder der verlegenden Institution keine Therapieeinschränkung kommuniziert oder definiert worden ist, bedeutet das nicht, dass immer alles gemacht werden muss. Trotzdem kann es, gerade unter Zeitdruck, hilfreich sein, initial nach ABCDE-Schema zu handeln und entsprechende Maßnahmen zu ergreifen, bis sich die Situation geklärt hat. Das kann dazu führen, dass unnötige Maßnahmen mit möglicherweise verlängertem Leiden aufseiten des Patienten, der Patientin durchgeführt werden, und zu einem erhöhten und unnötigen Verbrauch von Ressourcen, welche anderen Patienten in diesem Moment nicht zur Verfügung stehen. Gerade die Anzahl Plätze auf den Intensivstationen sind beschränkt und eine medizinisch sinnlose Belegung kann indirekt anderen Patienten oder Patientinnen schaden (z. B. Verschiebung einer notwendigen Operation, da kein Nachbetreuungsplatz).

11.6 Fragmentierte Medizin versus spezialisierte Medizin

Die moderne Medizin lebt von Fortschritten und steigender Qualität. Das führt auch zu mehr Spezialistinnen und Spezialisten, die ihr Gebiet bestens beherrschen und hier eine hohe Qualität bieten können. Eine Spezialisierung kann aber auch zu einer einseitigen Betrachtung eines medizinischen Problems führen, welche das Gesamtbild unter Umständen ausblendet. Gerade im Schockraum ist die Unterstützung durch diese Spezialisten unerlässlich (Bieler et al. 2023). Gleichzeitig ist es die wichtige Aufgabe des Teamleaders, der Teamleaderin, alle Informationen und Befunde zusammenzuführen und den Gesamtblick nicht aus den Augen zu verlieren. So können einzelne Maßnahmen isoliert betrachtet durchaus Sinn machen, mehrere zusammen in ihrer Gesamtheit aber nicht mehr medizinisch sinnvoll sein. Daher darf weder das Schockraumteam seine Arbeit isoliert betrachten noch jegliche Anforderungen oder Vorschläge für Zusatzmaßnahmen unkritisch entgegennehmen. Gerade auch im Sinne des Patienten, der Patientin gilt es, das Gesamtbild im Auge zu behalten und bei Bedarf rechtzeitig medizinisch sinnlose Eskalationen zu verhindern.

11.7 Patientenverfügung

Eine Patientenverfügung (PV) regelt medizinische Maßnahmen und benennt eine oder mehrere Vertrauenspersonen, die anstelle der Patientin, des Patienten den Patientenwillen vertreten können. Da der Patientenwille ein sehr hohes Gut darstellt und die Ärztinnen und Ärzte angewiesen sind, diesen zu befolgen, ist eine PV wichtig und hat einen sehr hohen Stellenwert (SAMW 2013). Leider gibt es in der Praxis immer wieder Herausforderungen in diesem Zusammenhang.

Zum Beispiel dieser Satz geäußert auf einer Notfallstation: „Die Patientin hat eine Patientenverfügung, aber diese ist beim Hausarzt hinterlegt und aktuell (es ist 1.45 Uhr in der Nacht) nicht vorhanden und somit für uns zugänglich." Das Besprechen und Hinterlegen einer PV bei der Hausärztin oder dem Hausarzt ist grundsätzlich sinnvoll. Es ist elementar, dass dieser, diese die PV kennt und bei Bedarf nach deren Inhalt und somit dem Patientenwillen handeln kann. Aber eine Hinterlegung beim Hausarzt für den Notfall funktioniert häufig nicht. Entweder es ist eine unpassende Uhrzeit oder man erreicht die Hausärztin, den Hausarzt nicht, oder aber man weiß nicht, wer die Hausärztin oder der Hausarzt ist. Und wie soll das Schockraumteam überhaupt wissen, dass etwas irgendwo hinterlegt ist? Hier könnte ein elektronisches Patientendossier eine wichtige Rolle spielen.

Eine weitere Schwierigkeit ist, dass es nicht nur eine Vorlage für eine PV gibt. Als diese im Rahmen der Einführung des Erwachsenenschutzgesetzes im Jahr 2013 rechtlich in der Schweiz verankert wurde, wurden viele Institutionen aktiv, stellten eigene Versionen einer PV vor und boten Unterstützung beim Niederschreiben und Ausfüllen. Das ist gut gemeint, bedeutet für ein Schockraumteam jedoch, dass es sich in kritischen Momenten mit den verschiedenen Versionen auseinandersetzen muss, um rasch den Willen der Patientin, des Patienten in Erfahrung zu bringen. Dies ist zeitlich anspruchsvoll und leider nicht immer eindeutig. So sind zum Teil Formulierungen gewählt worden, die keine eindeutige Interpretation des Patientenwillens zulassen. Somit weiß man zwar, dass der Patient seinen Willen niedergeschrieben hat, aber es gibt verschiedene Auslegungen.

Manchmal wird die Patientenverfügung von den Ärztinnen und Ärzten falsch verstanden. So interpretiert man, wenn in der PV eine Reanimation gewünscht ist, das nicht selten als Auftrag, zu reanimieren, egal ob es medizinisch überhaupt Sinn macht („die Patientin, der Patient wollte es so"). Daher ist es wichtig zu betonen, dass ein Wunsch nach Reanimation zwar als Willensäußerung ernst genommen werden muss, dies aber keinen zwingenden Handlungsauftrag darstellt. In Situationen, wo eine Reanimation medizinisch aussichtslos ist, soll auch bei anders lautender Patientenverfügung von einer Reanimation abgesehen werden. Als Extremvariante ist dies bei Vorliegen von sicheren Todeszeichen der Fall.

Neben dem Nichtvorhandensein einer ausgefüllten Patientenverfügung oder unklaren oder widersprüchlichen Äußerungen darin, ist das Schockraumteam mit einem weiteren Problem konfrontiert. So wissen manchmal die in der Patientenverfügung aufgeführten Angehörigen nicht, dass sie dort aufgeführt sind, oder aber sie kennen den Patientenwillen nicht wirklich. Eine weitere Schwierigkeit entsteht, wenn die Vertrauensperson nicht den Patientenwillen äußert, sondern vielmehr ihre eigenen Wünsche, was gemacht werden soll. Es ist verständlich, dass man für eine nahestehende Person alle lebenserhaltenden Maßnahmen wünscht, trotzdem gilt es den Willen der Patientin, des Patienten zu beachten und vertreten, nicht die eigenen Wünsche. Das zu trennen, ist nicht immer einfach. Wenn dem Schockraumteam bzw. der Teamleaderin, dem Teamleadern diese Diskrepanz auffällt, kann es schwierig werden, zeitnah eine sinnvolle Lösung zu finden.

11.8 Informed Consent und Aufklärung für Notfalloperationen

In den letzten Jahren und Jahrzehnten hat sich die Medizin, aber auch die Gesellschaft dahingehend gewandelt, dass der Selbstbestimmung ein sehr großer Stellenwert zugemessen wird. Das ist gut, stößt jedoch in Situationen, in denen das Ermitteln des Willens, das Informieren und Aufklären über mögliche Maßnahmen und Interventionen schwierig ist, an seine Grenzen.

Die Aufklärung für eine notfallmäßige Operation ist mit mehreren Herausforderungen verbunden:

- Zeitdruck und Zustand des Patienten, der Patientin: In Notfallsituationen steht oft nicht genügend Zeit zur Verfügung, um eine ausführliche Aufklärung durchzuführen. Der kritische Zustand des Patienten kann zudem die Fähigkeit zur Aufnahme und Verarbeitung von Informationen stark beeinträchtigen. Dies macht es schwierig, eine informierte Zustimmung einzuholen, insbesondere wenn der Patient bewusstlos oder kognitiv eingeschränkt ist (Lin et al. 2019).
- Urteilsfähigkeit des Patienten, der Patientin: Selbst wenn er, sie ansprechbar ist, ist es oft schwer zu beurteilen, ob die Person in der Lage ist, eine fundierte Entscheidung zu treffen. Schockzustände oder starke Schmerzen können die Urteilsfähigkeit beeinträchtigen, was die Aufklärung und Zustimmung weiter erschwert (Lin et al. 2019).
- Komplexität der Informationen: Die Informationen, die in kurzer Zeit vermittelt werden müssen, sind oft komplex und schwer verständlich. Dies kann dazu führen, dass Patienten aufgrund von Überforderung oder Angst eine notwendige Operation ablehnen (Convie et al. 2020).
- Fehlende Verfügbarkeit von Entscheidungsträgern: In vielen Fällen sind Familienangehörige oder rechtliche Vertreter nicht schnell genug verfügbar, um eine Entscheidung zu treffen. Dies stellt die Ärzte vor die Herausforderung, im besten Interesse des Patienten handeln zu müssen, ohne eine formelle Zustimmung erhalten zu haben (Tebala et al. 2023).

11.9 Verlegung aus dem Schockraum

Nach der Erstversorgung im Schockraum, stellt sich unweigerlich die Frage, wie bzw. wo die weitere Behandlung erfolgen soll. Der Patient, die Patientin kann in den Operationssaal verlegt werden, wenn eine Operationsindikation besteht. In Fällen, in denen keine Operation nötig ist, kann eine Verlegung auf eine Intensivstation (IPS) oder eine Intermediate-Care-Station (IMC) notwendig sein. Die Zeiten, in denen genügend Personal und freie Betten zur Verfügung standen, gehören der Vergangenheit an. Dass regelmäßig das „letzte Bett" belegt werden muss, gehört mittlerweile immer häufiger zur Normalität. Das wiederum hat verschiedene Konsequenzen. Zum einen müssen Patienten mit einer guten Indikation auf der IPS angemeldet werden, und oft wird diese, teilweise durchaus zu Recht, von der Schichtleitung der IPS infrage gestellt. Das hat nichts mit Arbeitsverweigerung der aufnehmenden Kollegen zu tun, sondern ist letztlich, auch wenn man das nicht hören möchte, eine Triage. So muss unter Umständen zuerst ein anderer Patient, der die IPS nicht mehr zwingend benötigt, verlegt werden. Da eine solche frühe Verlegung Risiken für diesen bedeuten kann, darf sie nicht übereilt durchgeführt werden. Deshalb ist es verständlich und korrekt, wenn die aufnehmenden Kollegen von der Sinnhaftigkeit und Notwendigkeit einer IPS-Verlegung eines Schockraumpatienten überzeugt sein müssen.

Hat man diese Hürde gemeistert, kommt je nach Situation eine mehr oder weniger lange Wartezeit hinzu, bis ein Transport auf die IPS möglich ist. Das wiederum führt zu einer längeren Besetzung eines Schockraumplatzes und kann Probleme bereiten, wenn ein oder mehrere neue Schockraumpatienten eintreffen. Auch das Team bleibt gebunden und kann sich nicht um andere Probleme kümmern, die während des Schockraumeinsatzes warten mussten. Für das Team der Notfallstation heißt das z. B., dass die anderen ambulanten und nicht schockraumpflichtigen Patienten der Notfallstation warten und gegebenenfalls infolge der Schockraumtätigkeit unterversorgt werden. Es ist deshalb nicht weiter erstaunlich, wenn sich in der Wartephase die Anzahl Personen im Schockraum auf ein Minimum verringert und das Anästhesieteam fast allein noch anwesend ist.

Immer häufiger kommt es auch vor, dass Patienten nicht auf Abteilung verlegt werden können und sich die Frage nach einer Verlegung in andere Krankenhäuser stellt. Ob es sich dabei um Schockraumpatienten oder IPS-Patienten handelt, ist irrelevant. Vielmehr stellt sich die Frage, wohin und mit welchen Mitteln. Gerade das Wohin ist alles andere als trivial. Die Intensivstationen sind vielerorts oft auch bis ans Limit belegt und somit können Verlegungen über weite Distanzen notwendig werden.

Wenn das Ziel der Verlegung klar ist, kommt die nächste Problematik. Vielfach sind die Ressourcen für eine Verlegung, insbesondere IPS-Verlegungen, nicht in genügender Zahl vorhanden. Häufig wird eine Verlegung durch boden- oder luftgebundene Rettungsdienste übernommen, die aber eigentlich für die Rettung beauftragt und mit Ressourcen ausgestattet sind. So stellt sich dann die Frage, ob eine Verlegung möglich ist, ohne die Primärrettung zu gefährden. Da ein besetzter Schockraum oder eine volle Intensivstation aber auch für die prähospitalen Rettungsdienste Konsequenzen hat (keine Aufnahme mehr möglich und somit weitere Transportwege), wird das Problem weiter verschärft und kann weitere Triageentscheidungen zur Folge haben, wenn Primärrettungen infolge von Transporten nicht oder nur verzögert erfolgen können.

> **Fazit**
> - Der Schockraum ist ein zentraler Bereich der Notfallstation für die Erstversorgung schwerstverletzter oder -erkrankter Patienten. Teamarbeit zwischen verschiedenen Disziplinen und Professionen ist entscheidend, unterstützt durch Konzepte wie ATLS® (Advanced Trauma Life Support).
> - Eine Teamleaderin oder ein Teamleader koordiniert die Maßnahmen, wobei Prioritäten gesetzt und Entscheidungen getroffen werden müssen unter Berücksichtigung von Inputs des Teams. Der Teamleader muss das Gesamtbild im Auge behalten und unnötige Eskalationen verhindern.
> - Klare, deutliche und angemessen laute Kommunikation ist unter Stress und Zeitdruck entscheidend. Hierarchie sollte flach gehalten werden, um effektive Informationsweitergabe zu gewährleisten.
> - Die Entscheidung, eine Reanimation zu beenden, basiert auf einer Abwägung verschiedener medizinischer Faktoren und ethischer Richtlinien.
> - Entscheidungen, Maßnahmen zu unterlassen, sind oft schwieriger, als sie durchzuführen. Besonders am Lebensende müssen Entscheidungen gut begründet und sorgfältig abgewogen werden, um unnötiges Leid zu vermeiden.
> - Patientenverfügungen (PV) regeln medizinische Maßnahmen und benennen Vertrauenspersonen. Herausforderungen bestehen in der Zugänglichkeit und Interpretation der PV.
> - Aufklärung bei Notfalloperationen ist schwierig aufgrund von Zeitdruck, dem Zustand des Patienten, der Komplexität der Informationen und der allenfalls fehlenden Verfügbarkeit von Entscheidungsträgern.
> - Nach der Erstversorgung stellt sich die Frage der Weiterverlegung. Ressourcenknappheit führt häufig zu Triage-Entscheidungen. Verlegungen in andere Krankenhäuser können notwendig, aber problematisch sein, wenn sie die Primärrettung gefährden. ◄

Literatur

Bieler D, Schweigkofler U, Waydhas C, Wagner F, Spering C, Kühne CA (2023) Schockraumaktivierung – Bei welchen Patienten alarmieren wir wen? Unfallchirurgie 126(7):511–515

Convie LJ, Carson E, McCusker D, McCain RS, McKinley N, Campbell WJ, Kirk SJ, Clarke M (2020) The patient and clinician experience of informed consent for surgery: a systematic review of the qualitative evidence. BMC Med Ethics 21(1):58

Henn A (2020) Effektive Reanimation durch richtige Kommunikation. intensiv 28(02):68–72

Lin Y-K, Liu K-T, Chen C-W, Lee W-C, Lin C-J, Shi L, Tien Y-C (2019) How to effectively obtain informed consent in trauma patients: a systematic review. BMC Med Ethics 20(1):8

Rall M (2019) Sicherheit trotz Fehlern: Crew Resource Management (CRM) für Medizinische Einsatzteams (MET). In: Koch T, Heller A, Schewe JC (Hrsg) Medizinische Einsatzteams, Prävention und optimierte Versorgung innerklinischer Notfälle, Scoringsysteme, Fallbeispiele. Springer, Berlin, Heidelberg, S 75–86

Roessler M, Spering C, Schmid O, Bauer M, Ross D (2017) Patientenversorgung im Schockraum – aktueller Stand. Anästh Intensivmed 85:414–428

Schweizerische Akademie der Medizinischen Wissenschaften SAMW (2013) Patientenverfügung. https://www.samw.ch/dam/jcr:3a742a98-a9be-4656-a525-b66ca038afd4/richtlinien_samw_patientenverfuegung.pdf. Zugegriffen: 16. Juni 2024

Schweizerische Akademie der Medizinischen Wissenschaften SAMW (2021) Reanimationsentscheidungen. https://www.samw.ch/dam/jcr:3ef175f0-da58-4436-905f-eb5895238af8/richtlinien_samw_reanimationsentscheidungen.pdf. Zugegriffen: 16. Juni 2024

Tebala GD, Cirocchi R, Lazzereschi L, Livingstone A, Slack Z (2023) Ethical issues in emergency surgery. In: Tarasconi A, Bui S, Chirica M, Roth G, Nahmias (Hrsg) Oncologic surgical emergencies: a practical guide for the general surgeon. Springer, S 341–370

Trentsch H, Wölfl C (2018) Schockraumteam und Teamarbeit. In: Flohé S, Metthes G, Pfaffrath T, Trentzsch H, Wölfl C (Hrsg) Schwerverletztenversorgung. Thieme Verlag, Stuttgart, S 29–35

12

Präoperative Anästhesiesprechstunde – Gelegenheit für Assessment, Beratung und Vorbereitung

Saskia Semmlack und Barbara Meyer-Zehnder

Inhaltsverzeichnis

12.1	Organisatorische Herausforderungen beim Betreiben einer PAS	162
12.2	Assessment – Beurteilung des Gesundheitszustandes vor einer Operation.	163
12.2.1	Frailty.	164
12.2.2	Charlson Comorbidity Index	165
12.2.3	Surgical Risk Calculator	166
12.3	Beratung – Was ist das beste Vorgehen für einen individuellen Patienten, eine Patientin?.	167
12.4	Einbezug anderer Disziplinen in die Beratung von Patienten in der PAS	168
12.5	Besondere Patientensituationen.	169
12.5.1	Der Schmerzpatient, die Schmerzpatientin	169
12.5.2	Der ängstliche Patient, die ängstliche Patientin.	170
12.6	Kann eine gezielte Vorbereitung das Outcome verbessern? Prähabilitation – Inhalt und Resultate.	170
12.7	Schlussbetrachtung des Fallbeispiels.	172
12.8	Zukünftige Entwicklungen in der PAS	172
Literatur.		173

S. Semmlack (✉) · B. Meyer-Zehnder
Klinik für Anästhesiologie, Universitätsspital Basel, Basel, Schweiz
E-Mail: saskia.semmlack@usb.ch

B. Meyer-Zehnder
E-Mail: b.meyer-zehnder@bluewin.ch

© Der/die Autor(en), exklusiv lizenziert an Springer-Verlag GmbH, DE, ein Teil von Springer Nature 2025
B. Meyer-Zehnder und T. Girard (Hrsg.), *Bitte bleiben Sie ruhig liegen!*,
https://doi.org/10.1007/978-3-662-69490-9_12

Patientinnen und Patienten, die planmäßig operiert werden, haben vorgängig meist nur einen Kontakt mit der Anästhesie, nämlich in der präoperativen Anästhesiesprechstunde (PAS). In der PAS wird in der Regel innerhalb von 30 Minuten der ganze Patient erfasst und beurteilt, ob dessen Gesundheitszustand für die geplante Operation ausreicht oder ob präoperativ weitere Abklärungen nötig sind. Unter Berücksichtigung des Krankheitszustandes und der Operationsart wird individuell das geeignete Anästhesieverfahren ausgewählt und besprochen sowie die Einwilligung dafür eingeholt.

In diesem Kapitel werden die Herausforderungen bei der Organisation und Durchführung einer gut funktionierenden Sprechstunde beschrieben. Zudem werden, illustriert durch ein spezielles Anästhesie-Konsil, Anregungen für ein patientenzentriertes präoperatives Assessment gegeben.

12.1 Organisatorische Herausforderungen beim Betreiben einer PAS

Damit eine PAS effizient arbeiten kann, braucht es eine gut durchdachte Infrastruktur. Diese umfasst unter anderem eine Anmeldung, einen ansprechenden Wartebereich, Räume für Blutentnahmen und andere einfache Untersuchungen sowie einen Aufenthaltsraum für das Personal. Und natürlich und vor allem müssen geeignete Räume vorhanden sein, in denen die Patienten in Ruhe aufgeklärt und untersucht werden können.

Personal muss in ausreichender Zahl zu Verfügung stehen und die entsprechende Ausbildung und Erfahrung mitbringen. Die Anwesenheit von genügend Assistenzärzten und einem fest eingeteilten Oberarzt, einer Oberärztin, die jederzeit von den Assistenzärzten angesprochen werden kann, ist entscheidend. Es ist von Vorteil, wenn der Oberarzt, die Oberärztin über ein breites Erfahrungsspektrum in Anästhesie, innerer Medizin und Intensivmedizin verfügt. Medizintechnisches Personal spielt eine wertvolle Rolle bei der Organisation der Termine, dem Anfordern externer Berichte und Diagnostiken, der Blutabnahme und dem Schreiben von EKGs.

Zur Illustration sind hier die Eckdaten der PAS des Universitätsspitals Basel aufgelistet. Hier werden täglich bis zu 55 Patienten untersucht, beraten und aufgeklärt, inklusive spezieller Konsilien bei multimorbiden Patienten. Täglich sind eine Oberärztin oder ein Oberarzt vor Ort sowie vier bis fünf Assistenzärzte. Drei Praxisassistentinnen organisieren die Termine, empfangen die Patienten und führen Blutentnahmen sowie EKGs durch. In einem Spital der Maximalversorgung besteht das Patientengut zunehmend aus ASA-III- und -IV-Patienten, was einen deutlich erhöhten Zeitbedarf zur Folge hat.

Auch schwerkranke Patienten treten immer öfter erst am Tag der Operation ins Krankenhaus ein, was bedeutet, dass alle Vorabklärungen im ambulanten Setting erfolgen müssen, um einen reibungslosen Ablauf zu gewährleisten. Das bringt die PAS gelegentlich an ihre Grenzen.

Neben den Patienten, die mit einem regulären Termin in der PAS beurteilt werden, gibt es auch Patientinnen und Patienten, die aufgrund eines akuten Krankheitsereignisses bereits stationär behandelt werden und entweder notfallmäßig oder in absehbarer Zeit operiert werden müssen. Bei diesen Patienten ist zu prüfen, ob eine Verbesserung des medizinischen Zustands möglich und erforderlich ist. Für Patienten der ASA-Kategorien I und II, die zuvor triagiert werden, können Internetsprechstunden angeboten werden.

In der heutigen Zeit wird das Zeitmanagement immer wichtiger. Alles muss gut organisiert werden, wobei die wirtschaftliche Effizienz im Vordergrund steht, was manchmal auf Kosten der Patienten geht. Eine effektive PAS erfordert eine sorgfältige Planung und Organisation, um den Bedürfnissen der Patienten gerecht zu werden und gleichzeitig effizient zu arbeiten.

12.2 Assessment – Beurteilung des Gesundheitszustandes vor einer Operation

In der PAS wird ein Patient, eine Patientin mit gezielten Fragen, körperlicher Untersuchung und der Durchsicht bereits vorhandener Untersuchungsresultate dahingehend beurteilt, ob die Durchführung einer Anästhesie ohne weitere Untersuchungen oder Anpassungen der bestehenden Therapie durchgeführt werden kann. Dabei können Scores und andere Tools hilfreich sein. Welche sind das? Im Folgenden werden einige dieser Scores und Tools etwas näher vorgestellt und das praktische Vorgehen anhand eines realen Fallbeispiels illustriert.

Das ist die Ausgangslage in der Sprechstunde:

Fallbeispiel
Der 82-jährige Herr W. wird von der orthopädischen Abteilung in der präoperativen AnästhesiesprechstundeAnästhesiesprechstundepräoperative (PAS) zur Beurteilung angemeldet. Bei ihm war 2 Monate vorher ein Chondrosarkom Grad I des Beckens (cT4b cNx fraglich cM1) mit femoroazetabulärem Gelenkflächeneinbruch rechts diagnostiziert worden. Geplant ist eine Hemipelvektomie rechts. Im Rahmen des Stagings wurden bilaterale Lungenembolien festgestellt, weshalb Herr W. antikoaguliert wurde. Außerdem ist seit 4 Jahren eine PAVK bei Abgangsstenose der A. iliaca comm. links bekannt.

Die Anamnese in der Sprechstunde gestaltet sich aufgrund einer ausgeprägten Schwerhörigkeit schwierig. Die anwesende Lebenspartnerin kann dem Patienten bei der Beantwortung einiger Fragen hilfreich zur Seite stehen. Das Paar lebt in einem Einfamilienhaus und versorgt sich bis anhin selbstständig.

Herr W. ist in einem altersentsprechend guten Allgemeinzustand. Er kann zwei Stockwerke Treppen steigen, für längere Strecken benutzt er einen Gehstock. Er gibt keine im Alltag limitierende Claudicatio intermittens an. Die analgetische Therapie mit Opiaten in eher niedriger Dosierung und NSAR ermöglicht eine ausreichende Schmerzlinderung mit erhaltener Mobilität. Ein im Vorfeld bereits durchgeführtes transthorakales Echokardiogramm zeigte folgende Befunde: Pumpfunktion beider Ventrikel ist normwertig, keine relevanten Klappenvitien und keine Hinweise auf eine akute oder chronische Rechtsherzbelastung. Die klinische Untersuchung ist unauffällig. ◂

12.2.1 Frailty

Frailty – auf Deutsch am besten mit Gebrechlichkeit zu übersetzen – hat in den letzten Jahren einen festen Platz in der medizinischen Literatur gefunden. Der Begriff Frailty wurde vor beinahe 40 Jahren in der Geriatrie eingeführt, um eine individuelle Einschätzung von älteren Patienten zu ermöglichen (Sobhani et al. 2021). In den 1980er-Jahren waren es noch knapp 100 Artikel, die sich mit Frailty befassten. Eine aktuelle Suche nach dem Stichwort „Frailty" im Titel bei Pubmed, ergab knapp 13'000 Treffer.

Was ist Frailty? Es gibt bis heute keine allgemein anerkannte Definition von Frailty. Man ist sich aber einig, dass es sich um einen klinisch erkennbaren Zustand erhöhter Vulnerabilität handelt, der sich aus der altersbedingten Abnahme von Reserven und der Funktionalität der verschiedenen physiologischen Systeme entwickelt, sodass die Fähigkeit, mit alltäglichen oder akuten Stressoren umzugehen, beeinträchtigt ist (Xue 2011). Frailty ist somit ein Marker für das biologische Alter, das häufig nicht mit dem chronologischen Alter übereinstimmt.

Die Erfassung von Frailty erfolgt durch verschiedene Instrumente und Assessments, die sowohl physische als auch psychosoziale Aspekte berücksichtigen. So wie es keine allgemein anerkannte Definition von Frailty gibt, wurden unzählige Messinstrumente entwickelt und es hat sich keines dieser Instrumente als Standard etablieren können. 2019 konnte eine brasilianische Forschungsgruppe in einer Datenbanksuche 51 verschiedene Instrumente zu Messung von Frailty identifizieren (Faller et al. 2019). Das erschwert die Vergleichbarkeit von Studien zu Frailty ganz erheblich.

Es lassen sich drei Modelle von Instrumenten unterscheiden: das physische Phänotyp-Modell, das Modell akkumulierter Defizite und das multidimensionale Modell (Drewniok et al. 2022). Die Instrumente bewerten verschiedene Dimensionen der Gebrechlichkeit, einschließlich unbeabsichtigten Gewichtsverlust, Erschöpfung, geringe körperliche Aktivität, Schwäche und langsame Gehgeschwindigkeit. Darüber hinaus können auch spezifische Fragebögen und Tests zur Erfassung kognitiver Funktionen und sozialer Unterstützung eingesetzt werden, um ein umfassendes Bild der Gesundheit und des Wohlbefindens des Patienten zu erhalten.

Das *physische Phänotyp-Modell nach Fried* ist das älteste Modell und wurde in vielen Studien zur Bewertung von Frailty eingesetzt (Fried et al. 2001; Buta et al. 2016). Es basiert auf fünf physischen Kriterien, dem Fried Frailty Index FFI. Ein Individuum wird als gebrechlich angesehen, wenn drei oder mehr der folgenden Kriterien erfüllt sind:

- Gewichtsverlust: Unbeabsichtigter Gewichtsverlust von 4,5 kg oder mehr oder >5 % des Körpergewichts im vergangenen Jahr
- Erschöpfung: Gefühle der Erschöpfung, gemessen durch zwei Fragen aus der Depressionsskala des Center for Epidemiologic Studies
- Schwäche: Verminderte Griffstärke, korrigiert für Alter und Geschlecht

- Langsame Gehgeschwindigkeit: Gehgeschwindigkeit, die im untersten Quintil für Alter und Geschlecht liegt, gemessen auf einer bestimmten Strecke
- Geringe körperliche Aktivität: Ein niedriges Aktivitätsniveau, gemessen durch Kalorienverbrauch pro Woche

Der FFI zeigt eine hohe Standardisierung und kann von jeder Berufsgruppe problemlos durchgeführt werden. Allerdings werden spezielle Ausrüstungsgegenstände, vor allem ein Dynamometer benötigt, was die Alltagstauglichkeit einschränkt.

Das *Modell der akkumulierten Defizite* kommt aus Kanada (Rockwood et al. 2005). Der Frailty Index (FI) umfasst 70 mögliche Defizite aus den verschiedensten Bereichen (z. B. körperliche, psychische und kognitive Schwierigkeiten, Einschränkungen in der Bewältigung des Alltags etc.) und ist deshalb recht zeitaufwendig in der Erhebung.

Um die klinische Praktikabilität zu erhöhen, wurde deshalb die Clinical Frailty Scale (CSF) entwickelt. Diese besteht aus einer 9-teiligen Skala von 1 = sehr fit bis 9 = terminal und ist sehr schnell und einfach zu erheben. Sie besteht aus einer kurzen Tabelle, die mit Piktogrammen illustriert ist (Rockwood et al. 2005). Weil die Anwendung der CSF so einfach und schnell ist, wird sie in vielen Bereichen, vor allem in der Notfallmedizin und auf Intensivstationen häufig angewendet.

Das *multidimensionale Modell* sieht Frailty als Syndrom, das verschiedene Bereiche des täglichen Lebens betrifft. Die Edmonton Frail Scale ist ein multidimensionales Instrument, das auch eine Einschätzung der Problembereiche, in denen spezifische Defizite vorliegen, ermöglicht (Rolfson et al. 2006). Es werden verschiedene Bereiche evaluiert und mit Punkten bewertet je nach Grad der Einschränkung (z. B. Anzahl Medikamente, Gewichtsverlust, funktionelle Abhängigkeit). Sie ist zeitlich in angemessenem Rahmen durchführbar und hilft Problembereiche zu identifizieren.

Viele Studien haben gezeigt, dass gebrechliche Patienten ein deutlich höheres Risiko für postoperative Komplikationen wie Infektionen, Delir und längere Krankenhausaufenthalte haben (Shinall et al. 2020). Eine neue Studie, die in einem systematischen Review 22 Studien über Patienten mit Hüftfrakturen auswertete, fand beispielsweise ein erhöhtes Risiko von kardiovaskulären Komplikationen (OR 2.89; 95 % CI 1.49–5.62), häufigeres Auftreten eines Deliriums (OR 9.07; 95 % CI 5.21–15.78), und auch die Mortalität war bei Patienten mit Frailty deutlich höher (OR 3.48, 95 % CI 2.50–4.85) (Yan et al. 2022). Das konnte nicht nur für große Operationen, sondern auch für kleinere ambulante Eingriffe gezeigt werden (Seib et al. 2018).

12.2.2 Charlson Comorbidity Index

Der *Charlson Comorbidity Index* (CCI) wurde 1987 von Mary Charlson und Kollegen entwickelt und ist ein Index zur Vorhersage des Mortalitätsrisikos innerhalb eines Jahres für Patienten mit spezifischen Begleiterkrankungen (Charlson et al. 1987). Insgesamt wurden zunächst 19 Komorbiditäten in den Index aufgenommen, wobei jede basierend auf dem geschätzten 1-Jahres-Mortalitätsrisiko eine Gewichtung von 1 bis 6 erhielt.

Zu den eingeschlossenen Komorbiditäten gehören unter anderem Myokardinfarkt, Herzinsuffizienz, peripher-arterielle Verschlusskrankheit, zerebrovaskuläre Erkrankung, Demenz, chronische Lungenerkrankung und Diabetes. Patienten, die 50 Jahre oder älter sind, erhalten zusätzliche Punkte. Die Punkte werden summiert, um eine Gesamtpunktzahl zu erhalten, die die Mortalität vorhersagt. In der Praxis kann der CCI einfach über eine Webseite berechnet werden.[1]

Seit seiner Einführung wurde der CCI vielfach angepasst und aktualisiert, um seine Genauigkeit zu verbessern und ihn an moderne medizinische Kodierungssysteme anzupassen. Diese Anpassungen haben den CCI zu einem der am weitesten verbreitete Werkzeuge für die Bewertung von Komorbiditäten in der klinischen Forschung und Praxis gemacht.

Es wurde gezeigt, dass der CCI langfristige Mortalität in verschiedenen klinischen Populationen vorhersagen kann, einschließlich medizinischer, chirurgischer, Intensiv-, Trauma- und Karzinompatienten (Birim et al. 2005; Jiang et al. 2018; Kim et al. 2021).

12.2.3 Surgical Risk Calculator

Der *Surgical Risk Calculator* (SRC) ist ein Online-Tool, das vom American College of Surgeons, National Surgical Quality Improvement Program (ACS NSQIP) entwickelt wurde. Sein Ziel ist es, das Risiko chirurgischer Eingriffe für Patientinnen und Patienten auf der Basis von klinischen Daten und patientenspezifischen Risikofaktoren zu bewerten. Durch die Eingabe von Informationen wie Alter, Geschlecht, Gewicht, der Art der geplanten Operation und vorhandenen Begleiterkrankungen kann der SRC das Risiko von postoperativen Komplikationen, wie Infektionen, Herz-Kreislauf-Problemen, Lungenkomplikationen, Nierenversagen, thromboembolischen Ereignissen und die Mortalität sowie die Wahrscheinlichkeit einer postoperativ bleibenden Pflegebedürftigkeit vorhersagen.

Für die Entwicklung des SRC wurden umfangreiche Daten aus nationalen und internationalen chirurgischen Datenbanken gesammelt. Auf Basis statistischer Analysen wurde ein prädiktives Modell entwickelt, das die Wahrscheinlichkeit postoperativer Komplikationen auf der Grundlage spezifischer Patientencharakteristika und geplanter chirurgischer Eingriffe vorhersagt. Das Modell wurde durch den Vergleich mit realen postoperativen Ergebnissen validiert, um seine Genauigkeit und Zuverlässigkeit zu überprüfen. (Burgess et al. 2017; Long et al. 2020).

---

[1] https://www.mdcalc.com/calc/3917/charlson-comorbidity-index-cci. Zugegriffen 16. Juni 2024.

Nach erfolgreicher Validierung wurde der SRC als webbasiertes Tool oder App zugänglich gemacht, damit Ärzte und Patienten ihn leicht nutzen können.[2]

12.3 Beratung – Was ist das beste Vorgehen für einen individuellen Patienten, eine Patientin?

Der im Abschn. 12.2 beschriebene Patient wurde in der PAS untersucht, es wurden verschiedene Scores erhoben und daraus wurde ein schriftliches Konsil formuliert.

Fallbeispiel
Auszug aus dem anästhesiologischen Konsil:
  In der Gesamtschau muss von einem hohen perioperativen kardialen Risiko (Hochrisikooperation: kardiale Mortalität >5 %) ausgegangen werden. Patientenseitig bestehen, außer den kürzlich stattgehabten Lungenembolien, keine zusätzlichen kardialen Risikofaktoren («Revised Cardiac Risk Index» nach Lee = 0).
  Aufgrund der geplanten ausgedehnten chirurgischen Sanierung des Befundes mit entsprechender Operationsdauer (ca. 12 h) erläuterten wir mit Herrn W. und seiner Partnerin die Vor- und Nachteile einer Kombinationsanästhesie (Allgemeinanästhesie und Periduralanästhesie). Mit invasivem Monitoring (mehrere periphere Venenkatheter, Arterienkatheter, zentraler Venenkatheter, Schleuse). Ebenfalls wurde eine eventuell notwendige Nachbeatmung auf einer Intensivstation angesprochen.
  Es erscheint uns wichtig, Herr W. im Rahmen einer ganzheitlichen Beratung auch auf die durchaus wahrscheinliche Möglichkeit diverser postoperativer Komplikationen sowie einer längeren Rekonvaleszenz aufmerksam zu machen (z. B. Delir, Myokardinfarkt, Pneumonie/VAP, Niereninsuffizienz/Nierenversagen, Infekt/Sepsis und/oder Nachblutungen usw.). Außerdem versuchten wir, anhand verschiedener Risiko-Scores eine Vorhersage der Morbidität/Mortalität zu errechnen. Dabei zeigte der Charlson-Komorbiditätsindex eine 1-Jahres-Mortalitätsrate von 85 % (Alter, Tumor, PAVK = 13 Punkte) und das POPSON-Scoring-System eine Mortalität von 12,7 % (Alter, Tumor, PAVK, Orthopädie klein = 32 Punkte) oder 62,2 % (Alter, Trauma, PAVK, Orthopädie «groß» = 40 Punkte). Wir beurteilen die Durchführung einer Anästhesie bei Herr W. als möglich, möchten aber auf das hohe perioperative Risiko (Blutungen, Kreislaufinsuffizienz) hinweisen. Eventuell sollten dem Patienten auch alternative Therapie oder palliative medizinische Optionen angeboten werden. ◄

Beim Verfassen eines anästhesiologischen Konsils ist es wichtig, den Patienten in seiner Gesamtheit zu erfassen und darzulegen, ob zusätzliche diagnostische Anstrengungen

---

[2] https://riskcalculator.facs.org/RiskCalculator/. Zugegriffen 6. Juni 2024.

nötig sind und ob es angebracht wäre, präoperative Optimierungsmaßnahmen einzuleiten. Dazu gehören kardiologische Untersuchungen sowie die Intensivierung und Verbesserung der Herzinsuffizienztherapie, ebenso wie respiratorische Abklärungen.

Es ist von entscheidender Bedeutung, den Patienten, die Patientin nicht nur auf das intraoperative, sondern auch auf das postoperative Management und mögliche Komplikationen vorzubereiten. Dabei ist wichtig, die Erwartungen des Patienten nach der Operation zu verstehen. Dies schließt z. B. Überlegungen ein, ob der Patient sich ein Leben mit dauerhafter Dialyse oder einem Tracheostoma mit eventueller Langzeitbeatmung vorstellen kann, sowie die zu erwartende Lebensqualität.

Zudem sollte der Patient vorsichtig darauf hingewiesen werden, dass eine Rückkehr in das häusliche Umfeld nach der Operation möglicherweise nicht realistisch ist. Eine klare und verständliche Kommunikation hilft dem Patienten, informierte Entscheidungen zu treffen und sich mental auf die bevorstehenden Herausforderungen vorzubereiten.

12.4 Einbezug anderer Disziplinen in die Beratung von Patienten in der PAS

Es kann wichtig und hilfreich sein, Kolleginnen und Kollegen anderer Disziplinen einzubeziehen. Ein weiteres Fallbeispiel illustriert, dass das für schwer kranke Patienten ein Intensivmediziner, eine Intensivmedizinerin sein kann.

Fallbeispiel
Ein 68-jähriger Patient hat einen Termin in der PAS, weil wegen eines Oropharynxkarzinoms eine große Operation mit Tracheotomie, transoraler Tumorresektion, Neck Dissection beidseits und Rekonstruktion mit freiem Lappen zur Gaumenrekonstruktion geplant ist. Die Dauer der Operation ist für 12–15 h angesetzt.

Der Patient bringt einige Vorerkrankungen mit. Vor 3 Jahren musste er sich einer Pneumektomie rechts unterziehen. Das Thorax-Röntgenbild zeigt einen linksseitigen Zwerchfellhochstand sowie Zeichen einer schweren kardialen Rechtsherzbelastung. In der Blutgasanalyse zeigt sich bereits eine Globalinsuffizienz. Der Patient kann am Rollator 200 m gehen, dann muss er wegen Dyspnoe stehen bleiben. Es ist von einem sehr hohen intra- und postoperativen Risiko auszugehen mit deutlich erhöhter Mortalität und Morbidität. ◄

Eine Intensivmedizinerin wird beigezogen und um eine Einschätzung der postoperativen Risiken gebeten. Das ist ihre Beurteilung:

- Prolongierte postoperative Beatmungspflichtigkeit bei hohem Risiko einer Dys- und Atelektasenbildung
- Durch die anzunehmende verlängerte Beatmung postoperatives Risiko einer dauerhaften Beatmungspflichtigkeit

- Erhöhtes Risiko einer nosokomialen, ventilatorassoziierten Pneumonie, was wiederum Einfluss auf die Wundheilung postoperativ haben kann
- Erhöhtes Risiko einer Vasopressorenpflichtigkeit postoperativ bei eingeschränkter Rechtsherzfunktion, welches sich unter der derekrutierten Lunge weiter aggravieren kann (Anstieg des pulmonal-arteriellen Drucks bei Hypoxie und/oder Hyperkapnie)
- Erhöhtes Risiko eines Nierenversagens, auch wenn die Nierenretentionsparameter aktuell normal sind

Die Intensivmedizinerin teilt dem Patient ihre Risikoeinschätzung wie oben aufgelistet mit und erklärt auch, dass er bei längerem Verlauf möglicherweise nicht mehr nach Hause zurückkehren und dauerhaft auf Unterstützung und Pflege angewiesen sein könnte.

Der Patient versteht die Situation sehr gut und hat bereits zu Hause viele Vorkehrungen getroffen, falls er die Operation nicht überlebt. Die Möglichkeit einer dauerhaften Beatmungspflichtigkeit und Pflegebedürftigkeit oder einer Verschlechterung seiner bereits jetzt sehr eingeschränkten Mobilität hat er nicht in Betracht gezogen und wäre für ihn ein großes Problem.

Er hat aber auch einen klaren Therapiewunsch. Wenn es eine Option ohne Operation gäbe, würde er diese klar bevorzugen. In Anbetracht der relevanten postoperativen Risiken wird dem Patienten vorgeschlagen, eine konservative Therapie mit Radio- und/oder Chemotherapie mit den Kollegen der HNO zu evaluieren, womit er einverstanden ist.

12.5 Besondere Patientensituationen

12.5.1 Der Schmerzpatient, die Schmerzpatientin

Chronische Schmerzpatienten stehen vor mehreren Herausforderungen, wenn sie operiert werden. Patienten mit chronischen Schmerzen haben oft eine erhöhte Schmerzempfindlichkeit (Hyperalgesie) und ein höheres Risiko, nach der Operation anhaltende postoperative Schmerzen zu entwickeln (Rim und Waldman 2020). Viele chronische Schmerzpatienten nehmen Opioide ein, was zu einer Toleranz führt. Dies erschwert das Management akuter postoperativer Schmerzen, da höhere Dosen oder alternative Schmerzmittel erforderlich sein können, um eine wirksame Schmerzlinderung zu erreichen.

Eine multimodale Schmerztherapie, die verschiedene Schmerzmedikamente und Techniken kombiniert, ist oft erforderlich, um effektive Schmerzkontrolle zu gewährleisten. Dies kann regionale Anästhesie, nichtopioide Analgetika und adjuvante Schmerzmittel umfassen.

Zusammenfassend erfordern chronische Schmerzpatienten eine sorgfältige präoperative Planung und eine angepasste perioperative Schmerztherapie, um optimale Ergebnisse zu erzielen und postoperative Komplikationen zu minimieren. Ein multidisziplinärer Ansatz ist oft notwendig, um diesen Patienten die bestmögliche Versorgung zu bieten.

12.5.2 Der ängstliche Patient, die ängstliche Patientin

Um die Ängste ängstlicher Patienten in der präoperativen Anästhesiesprechstunde zu minimieren und eine optimale Vorbereitung auf die Operation zu gewährleisten, sind mehrere Aspekte entscheidend. Es ist wichtig, sachlich, ruhig und empathisch zu sein. Den Patienten sollte ausreichend Zeit gegeben werden, um alles in Ruhe zu besprechen. Es ist wichtig, ihnen zu vermitteln, dass ihre Ängste und Sorgen normal sind und dass sie diese zeigen dürfen.

Eine klare Erklärung des Anästhesieprozesses und der bevorstehenden Abläufe hilft, Ängste abzubauen. Patienten sollten über alle Schritte der infrage kommenden Anästhesieverfahren und deren Risiken informiert werden, um Transparenz und Vertrauen zu schaffen. Sie sollten ermutigt werden, ihre Ängste und Bedenken zu äußern. Das medizinische Personal sollte aktiv zuhören und verständnisvoll auf die Sorgen eingehen. Einige Patienten benötigen detailliertere Erklärungen, während andere durch beruhigende Gespräche und Zusicherungen beruhigt werden können. Die Anwesenheit vertrauter Personen kann beruhigend wirken. Patienten sollten ermutigt werden, Familienmitglieder oder Freunde zur Sprechstunde mitzubringen.

In manchen Fällen kann die präoperative Verabreichung von Beruhigungsmitteln notwendig sein. Das sollte jedoch sorgfältig abgewogen werden, um unerwünschte Nebenwirkungen zu vermeiden. Die Angst vor postoperativen Schmerzen kann durch eine Aufklärung über die verfügbaren Schmerztherapien und die Zusicherung, dass sie gut versorgt werden, gemindert werden.

12.6 Kann eine gezielte Vorbereitung das Outcome verbessern? Prähabilitation – Inhalt und Resultate

Die Medizin – gemeint sind hier die verschiedenen Berufsgruppen, die in der Behandlung und Betreuung von Patientinnen und Patienten involviert sind – ist immer bestrebt, die Resultate ihrer Bemühungen, also das Outcome, zu verbessern. Es ist deshalb nicht verwunderlich, dass die oben beschriebenen Erkenntnisse, dass es verschiedene Scores und Patientenmerkmale gibt, die diejenigen Patienten herausfiltern können, die ein höheres Komplikationsrisiko ausweisen, Bestrebungen in Gang setzten, Maßnahmen mit präventiver Wirkung zu konzipieren.

Ein 2017 erschienenes Editorial vergleicht große Chirurgie mit dem Laufen eines Marathons – beides erfordert Training (Wynter-Blyth und Moorthy 2017). Die chirurgische Stressreaktion, gekennzeichnet durch Katabolismus und erhöhten Sauerstoffbedarf, steht in direktem Verhältnis zur Größe der Operation und dem damit verbundenen Risiko postoperativer Komplikationen. Patienten, die postoperative Komplikationen erleiden, haben eine reduzierte langfristige Überlebensrate. Selbst ohne Komplikationen gibt es eine signifikante Reduktion der postoperativen physischen Funktion und eine erhebliche Verschlechterung der Lebensqualität nach größeren Operationen (Lawrence et al. 2004).

Die sogenannte Prähabilitation gewinnt deshalb immer größere Bedeutung. Prähabilitation sind Interventionen, die im Unterschied zur Rehabilitation vor chirurgischen Eingriffen durchgeführt werden. Das Ziel ist es, das Auftreten von Komplikationen zu reduzieren und die Erholung zu fördern. In der Praxis umfasst sie die Einbeziehung eines multidisziplinären Teams, zu dem Physiotherapeuten, Ergotherapeuten, Atemtherapeuten, Chirurgen, Pharmakologen, Anästhesisten, Psychologen, Psychiater und Sportphysiologen gehören können. Die Interventionen werden individuell angepasst, sodass auch Patienten mit vielen Begleiterkrankungen profitieren können (Kiselev et al. 2022). Die Forschungsergebnisse sind gemischt, deuten aber darauf hin, dass Prähabilitation die Länge eines Krankenhausaufenthalts, das Risiko von Infektionen wie Lungenentzündung reduzieren kann (Pfirrmann et al. 2018).

Die Prähabilitation in der Viszeralchirurgie zielt darauf ab, Patienten vor großen abdominalchirurgischen Eingriffen optimal vorzubereiten, indem sie die präoperative Phase nutzt, um modifizierbare Risikofaktoren wie Mangelernährung, Eisenmangelanämie, Sarkopenie und verringerte funktionelle Kapazität anzugehen. Das Konzept, das als Erweiterung des ERAS(Enhanced Recovery After Surgery)-Konzepts gesehen werden kann, soll die postoperative Genesung beschleunigen und die Krankenhausverweildauer sowie Komplikationsraten senken. Die Prähabilitation umfasst Maßnahmen wie Ernährungs- und Bewegungstherapie, psychologische Unterstützung und gegebenenfalls ein Patient Blood Management (Swilinski und Schnitzbauer 2023).

Studien zeigen heterogene Ergebnisse hinsichtlich der Effektivität der Prähabilitation, wobei einige signifikante Verbesserungen in der funktionellen Kapazität und eine Verringerung der Komplikationsraten feststellen, während andere keine eindeutigen Vorteile nachweisen konnten (Moran et al. 2016; Daniels et al. 2020). Die Evidenzlage ist also gemischt, und es gibt keine klaren Empfehlungen zu den spezifischen Maßnahmen, ihrer Intensität und Dauer (Baimas-George et al. 2020). Trotzdem hat sich eine Prähabilitationsdauer von 4–8 Wochen bewährt, um eine Steigerung der funktionellen Belastbarkeit zu erreichen, ohne die Operation unnötig hinauszuzögern. Ein multimodales Prähabilitationsprogramm, das auf die individuellen Bedürfnisse der Patienten zugeschnitten ist, scheint am vielversprechendsten zu sein, um das operative und postoperative Ergebnis zu verbessern.

Es muss aber klar festgehalten werden, dass die Planung und konsequente Durchführung prähabilitativer Maßnahmen vor einer Operation bei gebrechlichen Patientinnen und Patienten große logistische und praktische Herausforderungen bietet. Die Patienten müssen motiviert sein, ihr Verhalten, ihre Ernährung und ihren Tagesablauf anzupassen. Es gibt aber sicher nicht wenige Patienten, die psychologisch profitieren und besser mit der Situation umgehen können, wenn sie den Eindruck haben, selbst etwas zum Erfolg der Operation beitragen zu können.

12.7 Schlussbetrachtung des Fallbeispiels

Wir erinnern uns an Herrn W., der in der PAS vor einer sehr großen Operation beurteilt und beraten wurde. Das Konsil ergab keine Ablehnung der Durchführung einer Allgemeinanästhesie bei dem 82 Jahre alten Patienten. Es wird aber sehr klar auf das große Risiko von postoperativen Komplikationen hingewiesen, und man spürt, dass der Schreibende eher abrät, die Operation durchzuführen.

Wie ging es weiter?

Fallbeispiel

Herr W. und seine Partnerin entscheiden sich gegen eine Operation. Es erfolgt eine palliative Bestrahlung der Wirbelsäule, die eine Linderung der Schmerzen bringt und eine Reduktion der oralen Analgetika erlaubt. Zwei Monate nach dem anästhesiologischen Konsil, kurze Zeit nach Beendigung der Strahlentherapie, zeigt sich in einer Kontrolle eine deutliche Progression des Tumors mit neuen Lungen- und Knochenmetastasen. Es wird eine Chemotherapie mit Pazopanib (Multikinase-Inhibitor) begonnen. Unter dieser Therapie sind die Metastasen größenstabil. Zwei Monate später findet sich folgender Eintrag in der elektronischen Krankengeschichte: „Pat. und Partnerin sind rückblickend dankbar, keine chirurgische Intervention durchgeführt zu haben. Die Beratungsgespräche für die Entscheidungsfindung seien sehr wertvoll gewesen. Sie sind zufrieden mit dem aktuellen Gesundheitszustand des Pat."

Herr W. verstirbt 6 Wochen später, 5 Monate nach der Beurteilung in der PAS. ◄

Der Patient und seine Angehörigen konnten aufgrund der klaren Informationen darüber, was die Operation bedeutet, eigenständig entscheiden, die Operation nicht durchzuführen. Mit palliativen Maßnahmen gelang es, die Lebensqualität bis zum Tod des Patienten weitgehend aufrechtzuerhalten.

Eine umfassende Beratung eines Patienten in der PAS ermöglicht eine Entscheidung für oder gegen eine Operation basierend auf realistischen Informationen über den weiteren Verlauf und die Wahrscheinlichkeit des Auftretens von Komplikationen. Eine solch umfassende Beratung benötigt aber viel Zeit, Wissen und Fingerspitzengefühl. In einer Sprechstunde mit streng getaktetem Zeitplan ist das unter Umständen nur schwer zu leisten.

12.8 Zukünftige Entwicklungen in der PAS

Analog mit der zu erwartenden demographischen Entwicklung werden in Zukunft noch mehr ältere Patientinnen und Patienten operiert werden und vorgängig die PAS in Anspruch nehmen. Es wird dann wichtig sein, dass auch bei steigender Patientenzahl und unter erheblichem Zeitdruck eine gewissenhafte Prämedikation durchgeführt werden kann. Patienten müssen ernst genommen und es muss zugehört werden. Sie sollen nicht nur medizinisch, sondern auch menschlich wahrgenommen werden. Eine Massenabfertigung sollte selbst bei hohem wirtschaftlichem Druck vermieden werden. Die Prämedikation ist ein entscheidender Moment im medizinischen Behandlungsprozess, der nicht nur technische, sondern auch menschliche Fähigkeiten erfordert. Die Vermeidung des Einsatzes von künstlicher Intelligenz in diesem Bereich stellt sicher, dass Patienten individuell betreut und ihre spezifischen Bedürfnisse und Bedenken berücksichtigt werden. Menschliche Interaktion, Empathie und das klinische Urteilsvermögen eines erfahrenen Arztes sind durch keine Technologien vollständig ersetzbar.

Es wäre deshalb sehr zu begrüßen, wenn es in Zukunft gelänge, multidisziplinäre Ansätze einer präoperativen Beurteilung multimorbider Patientinnen und Patienten zu entwickeln und einzuführen, die entsprechend ausgestattet sind und vergütet werden. In einem tagesstationären Setting könnten die nötigen Untersuchungen durchgeführt und die Werte und Präferenzen der Patienten ermittelt werden. Die beteiligten Disziplinen (z. B. Anästhesie, Chirurgie, Geriatrie, Physiotherapie, Ernährungsberatung) beraten dann gemeinsam über das beste Vorgehen und legen ihre Überlegungen dem betroffenen Patienten vor. Es gibt bereits verschiedene Vorschläge für solche multidisziplinären Modelle der präoperativen Beratung (Dolin et al. 2021; Harari et al. 2007; Khadaroo et al. 2020; Leung et al. 2011; McDonald et al. 2018).

Literatur

Baimas-George M, Watson M, Elhage S, Parala-Metz A, Vrochides D, Davis BR (2020) Prehabilitation in frail surgical patients: a systematic review. World J Surg 44(11):3668–3678

Birim O, Kappetein AP, Bogers AJ (2005) Charlson comorbidity index as a predictor of long-term outcome after surgery for nonsmall cell lung cancer. Eur J Cardiothorac Surg 28(5):759–762

Burgess JR, Smith B, Britt R, Weireter L, Polk T (2017) Predicting postoperative complications for acute care surgery patients using the ACS NSQIP surgical risk calculator. Am Surg 83(7):733–738

Buta BJ, Walston JD, Godino JG, Park M, Kalyani RR, Xue QL, Bandeen-Roche K, Varadhan R (2016) Frailty assessment instruments: systematic characterization of the uses and contexts of highly-cited instruments. Ageing Res Rev 26:53–61

Charlson ME, Pompei P, Ales KL, MacKenzie CR (1987) A new method of classifying prognostic comorbidity in longitudinal studies: development and validation. J Chronic Dis 40(5):373–383

Daniels SL, Lee MJ, George J, Kerr K, Moug S, Wilson TR, Brown SR, Wyld L (2020) Prehabilitation in elective abdominal cancer surgery in older patients: systematic review and meta-analysis. BJS Open 4(6):1022–1041

Dolin TG, Mikkelsen M, Jakobsen HL, Nordentoft T, Pedersen TS, Vinther A, Zerahn B, Vistisen KK, Suetta C, Nielsen D, Johansen JS, Lund CM (2021) Geriatric assessment and intervention in older vulnerable patients undergoing surgery for colorectal cancer: a protocol for a randomised controlled trial (GEPOC trial). BMC Geriatr 21(1):88

Drewniok N, Mörgeli R, Eckardt-Felmberg R (2022) Frailty-Diagnostik in verschiedenen AINS-Settings. Anasthesiol Intensivmed Notfallmed Schmerzther 57:682–696

Faller JW, Pereira DDN, de Souza S, Nampo FK, Orlandi FS, Matumoto S (2019) Instruments for the detection of frailty syndrome in older adults: a systematic review. PLoS ONE 14(4):e0216166

Fried LP, Tangen CM, Walston J, Newman AB, Hirsch C, Gottdiener J, Seeman T, Tracy R, Kop WJ, Burke G, McBurnie MA, Cardiovascular Health Study Collaborative Research G (2001) Frailty in older adults: evidence for a phenotype. J Gerontol A Biol Sci Med Sci 56(3):M146–156

Harari D, Hopper A, Dhesi J, Babic-Illman G, Lockwood L, Martin F (2007) Proactive care of older people undergoing surgery (POPS): designing, embedding, evaluating and funding a comprehensive geriatric assessment service for older elective surgical patients. Age Ageing 36(2):190–196

Jiang L, Chou ACC, Nadkarni N, Ng CEQ, Chong YS, Howe TS, Koh JSB (2018) Charlson co-morbidity Index predicts 5-year survivorship of surgically treated hip fracture patients. Geriatr Orthop Surg Rehabil 9:2151459318806442

Khadaroo RG, Warkentin LM, Wagg AS, Padwal RS, Clement F, Wang X, Buie WD, Holroyd-Leduc J (2020) Clinical effectiveness of the elder-friendly approaches to the surgical environment initiative in emergency general surgery. JAMA Surg 155(4):e196021

Kim DH, Park HC, Cho A, Kim J, Yun KS, Kim J, Lee YK (2021) Age-adjusted Charlson comorbidity index score is the best predictor for severe clinical outcome in the hospitalized patients with COVID-19 infection. Medicine (Baltimore) 100(18):e25900

Kiselev J, Schaller SJ, Schmidt K (2022) Prähabilitation als OP-Vorbereitung bei Patienten mit Frailty. Anasthesiol Intensivmed Notfallmed Schmerzther 57:697–708

Lawrence VA, Hazuda HP, Cornell JE, Pederson T, Bradshaw PT, Mulrow CD, Page CP (2004) Functional independence after major abdominal surgery in the elderly. J Am Coll Surg 199(5):762–772

Leung AH, Lam TP, Cheung WH, Chan T, Sze PC, Lau T, Leung KS (2011) An orthogeriatric collaborative intervention program for fragility fractures: a retrospective cohort study. J Trauma 71(5):1390–1394

Long AM, Hildreth AN, Davis PT, Ur R, Badger AT, Miller PR (2020) Evaluation of the performance of ACS NSQIP surgical risk calculator in emergency general surgery patients. Am Surg 86(2):83–89

McDonald SR, Heflin MT, Whitson HE, Dalton TO, Lidsky ME, Liu P, Poer CM, Sloane R, Thacker JK, White HK, Yanamadala M, Lagoo-Deenadayalan SA (2018) Association of integrated care coordination with postsurgical outcomes in high-risk older adults: the perioperative optimization of senior health (POSH) initiative. JAMA Surg 153(5):454–462

Moran J, Guinan E, McCormick P, Larkin J, Mockler D, Hussey J, Moriarty J, Wilson F (2016) The ability of prehabilitation to influence postoperative outcome after intra-abdominal operation: a systematic review and meta-analysis. Surgery 160(5):1189–1201

Pfirrmann D, Simon P, Mehdorn M, Hansig M, Stehr S, Selig L, Weimann A, Knodler M, Lordick F, Mehnert A, Gockel I (2018) Präkonditionierung vor viszeralonkologischen Operationen. Ein Paradigmenwechsel in der Viszeralchirurgie? Chirurg 89(11):896–902

Rim F, Waldman SA (2020) Perioperative care of the orthopedic patient with chronic pain. In: MacKenzie CR, Cornell CN, Memtsoudis SG (Hrsg) Perioperative care of the orthopedic patient. Springer, S 267–272

Rockwood K, Song X, MacKnight C, Bergman H, Hogan DB, McDowell I, Mitnitski A (2005) A global clinical measure of fitness and frailty in elderly people. CMAJ 173(5):489–495

Rolfson DB, Majumdar SR, Tsuyuki RT, Tahir A, Rockwood K (2006) Validity and reliability of the Edmonton Frail Scale. Age Ageing 35(5):526–529

Seib CD, Rochefort H, Chomsky-Higgins K, Gosnell JE, Suh I, Shen WT, Duh QY, Finlayson E (2018) Association of patient frailty with increased morbidity after common ambulatory general surgery operations. JAMA Surg 153(2):160–168

Shinall MC, Youk A, Massarweh NN, Shireman PK, Arya S, George EL, Hall DE (2020) Association of preoperative frailty and operative stress with mortality after elective vs emergency surgery. JAMA Netw Open 3(7):e2010358

Sliwinski S, Schnitzbauer A (2023) Prähabilitation in der kolorektalen Chirurgie – Sinnhaft oder Lifestyle? Coloproctology 45(6):353–357

Sobhani A, Fadayevatan R, Sharifi F, Kamrani AA, Ejtahed HS, Hosseini RS, Mohamadi S, Fadayevatan A, Mortazavi S (2021) The conceptual and practical definitions of frailty in older adults: a systematic review. J Diabetes Metab Disord 20(2):1975–2013

Wynter-Blyth V, Moorthy K (2017) Prehabilitation: preparing patients for surgery. BMJ 358:j3702

Xue QL (2011) The frailty syndrome: definition and natural history. Clin Geriatr Med 27(1):1–15

Yan B, Sun W, Wang W, Wu J, Wang G, Dou Q (2022) Prognostic significance of frailty in older patients with hip fracture: a systematic review and meta-analysis. Int Orthop 46(12):2939–2952

„Ist der Patient noch relaxiert?" – Arbeitsbedingungen und Herausforderungen im Operationssaal

13

Barbara Meyer-Zehnder und Thierry Girard

Inhaltsverzeichnis

13.1 Merkmale des Operationssaals 178
    13.1.1 Ausstattung 178
    13.1.2 Spezialisiertes Personal 179
13.2 Interprofessionelle Zusammenarbeit im Operationssaal 180
13.3 Herausforderungen durch das spezielle Umfeld und die Abläufe 180
    13.3.1 Organisatorische Herausforderungen. 180
    13.3.2 Herausforderung Lärm. 181
13.4 Herausforderung Ablenkung und Multitasking 183
13.5 Herausforderungen durch besondere Patientensituationen 185
    13.5.1 Anästhesie bei hoher intraoperativer Mortalität. 185
    13.5.2 Multiorganentnahme 187
    13.5.3 Notfallmäßige Sectio 188
    13.5.4 Gemeinsamkeiten der Herausforderungen durch besondere Patientensituationen. 190
Literatur. 190

B. Meyer-Zehnder (✉) · T. Girard
Klinik für Anästhesiologie, Universitätsspital Basel, Basel, Schweiz
E-Mail: b.meyer-zehnder@bluewin.ch

T. Girard
E-Mail: thierry.girard@usb.ch

© Der/die Autor(en), exklusiv lizenziert an Springer-Verlag GmbH, DE, ein Teil von Springer Nature 2025
B. Meyer-Zehnder und T. Girard (Hrsg.), *Bitte bleiben Sie ruhig liegen!*,
https://doi.org/10.1007/978-3-662-69490-9_13

Der Operationssaal ist wohl der zentrale Arbeitsort eines Anästhesisten, einer Anästhesistin, zumindest zu Beginn der Ausbildung und vor einer allfälligen Spezialisierung auf eine der Subdisziplinen der Anästhesiologie. In diesem Kapitel wird ein Blick auf die Arbeitsbedingungen geworfen und es werden strukturelle Merkmale und Herausforderung der Arbeit in diesem Umfeld beschriebe. Dann wird auf spezielle Patientensituationen eingegangen, die alle Beteiligten fordern.

13.1 Merkmale des Operationssaals

Der Operationssaal (OP) ist ein spezialisierter Bereich in einem Krankenhaus, der für chirurgische Eingriffe eingerichtet ist. Er stellt ein komplexes adaptives System dar, in dem verschiedene Akteure zusammenarbeiten, um eine sichere und effektive Durchführung von Operationen zu gewährleisten. Der Patient, die Patientin stehen im Mittelpunkt und das meist wörtlich. Der Operationstisch steht fast immer in der Mitte des OPs und darum herum bewegen sich die Akteure.

Chirurgische Eingriffe können viele Stunden dauern, und das OP-Personal muss oft lange stehen und konzentriert arbeiten. Pausen sind selten und müssen gut koordiniert werden, um den Eingriff nicht zu stören. Die Arbeit im OP stellt hohe Anforderungen an die physische Ausdauer. Stehende Tätigkeiten und das Halten von Instrumenten über längere Zeiträume können körperlich belastend sein.

13.1.1 Ausstattung

Der Operationssaal ist ein hochkomplexes Umfeld, das technisch auf höchstem Niveau ausgestattet ist (Riedl et al. 2005). Hierzu gehören Anästhesiearbeitsplätze und Operationstische, spezielle Operationsleuchten, die den Operationsbereich optimal ausleuchten, sowie verschiedene technische Geräte wie Operationsmikroskope oder Röntgengeräte, die bei Bedarf eingesetzt werden können. Neuere Hybrid-OPs werden mit komplexen Röntgenanlagen, Computertomographie- oder Kernspintomographiegeräten ausgestattet, um gezielte, kontrollierte Eingriffe zu ermöglichen.

Der Operationstisch, wie erwähnt meist im Zentrum, ist der Ort, an dem der Patient, die Patientin während der Operation liegt. Er muss bequem, verstellbar und stabil genug sein, um das Gewicht zu tragen. Die Luft im OP sollte neben einer konstanten Temperatur (22–26 °C im Operationsfeld) und Luftfeuchtigkeit (30–65 % relative Feuchte) möglichst keimfrei sein. Die Konzentration von Narkosegasen muss möglichst gering gehalten werden, weshalb die Beatmungsgeräte der Anästhesie mit Gasabsaugvorrichtungen ausgestattet sind. Da im OP ein Überdruck besteht, kann Luft nicht ungeplant von außen eindringen. Die Säle müssen vollklimatisiert sein. Fenster werden aufgrund der ungleichmäßigen Lichtverhältnisse und möglichen Störungen der Hygiene in der

Regel nicht verwendet. Anschlüsse für Strom, Wasser, Gase und Netzwerk sind häufig deckenmontiert und bewegbar.

Dazu gibt es im OP-Bereich noch Räume zur chirurgischen Händedesinfektion, zur Sterilisation und Aufbereitung von Operationsbesteck und Instrumenten sowie Personalaufenthaltsräume und Büros.

Das ist nur eine abgekürzte Aufzählung dessen, was in einem OP zu finden ist. Es kann herausfordernd sein, alle Materialien angemessen zu lagern und die Geräte in gutem, funktionsfähigen Zustand zu halten (Liehn et al. 2014).

13.1.2 Spezialisiertes Personal

Menschen, die zum ersten Mal einen OP betreten, staunen darüber, wie viele Mitarbeitende hier arbeiten. Auf den ersten Blick scheint es ein Gewusel zu sein, schnell merkt man aber, dass alle sehr konzentriert und genau zu Werke gehen und genau wissen, was, wann und wie zu tun ist.

Neben den Teams der Anästhesie und der Chirurgie arbeiten viele weitere spezialisierte Berufsgruppen eng zusammen. Zu diesen Berufsgruppen gehören unter anderem:

- OP-Manager und -Managerinnen, die für die Koordination des OP-Programms und die optimale Auslastung der Ressourcen verantwortlich sind
- Fachpersonen für Operationslagerung, die die Patienten korrekt für die Operation positionieren
- Pflegefachkräfte im Operationsbereich, die bei der Operation assistieren und für die Einhaltung der Sterilität sorgen
- Sterilisationspersonal, das für die Aufbereitung der medizinischen Instrumente zuständig ist
- Fachleute in der Operationstechnik, die den Chirurgen während der Operation assistieren
- Perioperative Assistenten und Assistentinnen, die unterstützende Tätigkeiten vor und nach der Operation übernehmen
- Reinigungspersonal, das für die Sauberkeit des Operationsbereichs sorgt

Zusammengefasst ist der Operationssaal ein komplexes und dynamisches System, das höchste Anforderungen an Technik, Personal und Prozesse stellt. Effiziente Organisation, strikte Hygiene und exzellente Teamarbeit sind entscheidend für den Erfolg chirurgischer Eingriffe und die Sicherheit der Patienten. Alle Berufsgruppen müssen optimal zusammenarbeiten und ein Ausfall von Geräten kann den Ablauf empfindlich stören.

13.2 Interprofessionelle Zusammenarbeit im Operationssaal

In Kap. 7 wurde die interprofessionelle Zusammenarbeit zwischen den Teams der Anästhesie und der Chirurgie bereits intensiv beschrieben. Deshalb sollen hier nur einige wichtige Punkte wiederholt werden.

Die interprofessionelle Zusammenarbeit im OP erfordert eine klare Kommunikation, gegenseitigen Respekt und ein Verständnis für die Rollen und Aufgaben der anderen Teammitglieder. Herausforderungen in der interprofessionellen Zusammenarbeit können durch unterschiedliche Berufskulturen, Kommunikationsbarrieren und Hierarchieunterschiede entstehen. Eine effektive Zusammenarbeit setzt daher auch eine fortlaufende Weiterbildung und Teamtrainings voraus, um Missverständnisse zu minimieren und eine hohe Qualität der Patientenversorgung sicherzustellen.

Gemeinsam verfolgen die Berufsgruppen im OP das Ziel, den Patienten so sicher und zügig wie möglich durch den Prozess der Operation zu begleiten und ihm dabei die für ihn angemessene fachspezifische Therapie zukommen zu lassen, um seine Gesundheit wiederherzustellen bzw. zu erhalten. Diese Aufgaben sind sehr komplex, daher ist es unumgänglich, dass die einzelnen Disziplinen eng zusammenarbeiten.

In großen Operationseinheiten, wie in Krankenhäusern der Maximalversorgung, kommt es häufig vor, dass sich die Teammitglieder nur flüchtig bzw. gar nicht kennen. Dies trifft beispielsweise bei der Explantation von Organen zu, wenn die Teams aus unterschiedlichen Transplantationszentren anreisen. In solchen Situationen ist es sehr wichtig, dass sich alle dem Teamziel unterordnen, eindeutig miteinander kommunizieren und ihre speziellen Funktionen sehr verantwortungsbewusst wahrnehmen, um die gemeinsame Aufgabe zu bewältigen (Dressler 2021).

13.3 Herausforderungen durch das spezielle Umfeld und die Abläufe

13.3.1 Organisatorische Herausforderungen

Operationssäle und die dazugehörigen Einheiten sind, wie oben beschrieben, personal- und ressourcenintensiv. Es ist deshalb einleuchtend, dass sie gut ausgelastet sein müssen und man Leerstände verhindern möchte. Das wird unterem anderem durch eine Verkürzung der Naht-Schnitt-Zeit (Wechselzeit) versucht, was jedoch mehrere Probleme birgt. Nicht zuletzt kann es durch zu frühes Bestellen und Einleiten des nächsten Patienten dazu kommen, dass dieser unnötig lange in Allgemeinanästhesie sein muss. Zusätzlich zu der unnötigen Anästhesiebelastung für die Patienten bindet diese Fehlorganisation zusätzliches Personal, und das Ziel einer höheren Auslastung wird nicht erreicht.

Voraussetzung für einen effizienten Betrieb im OP ist eine entsprechende Planung. Die Arbeit von Grote et al. untersuchte 10'831 Operationen, bei denen die Planzeiten und Istzeiten sowie die Abweichungen zwischen diesen analysiert wurden (Grote et al. 2010). Ein Drittel der Operationen dauerte länger als geplant. Der Median der Plan-Ist-Abweichung betrug 10 min, was bedeutet, dass 50 % der Operationen um maximal 10 min überschätzt wurden. Operationen mit längeren Planzeiten (>150 min) wurden häufiger und stärker unterschätzt als kürzere Operationen. Die Autoren folgerten aus diesen Resultaten: Operationen mit langen Planzeiten sollten genauer prognostiziert werden, indem retrospektive Datenanalysen und statistische Modelle verwendet werden. Lange Operationen sollten an den Anfang des OP-Programms gesetzt oder mit ausreichendem Abstand zum Ende der OP-Nutzungszeit geplant werden.

Für den Mitarbeitenden der Anästhesie ist es hilfreich, den ungefähren Ablauf einer Operation zu kennen und die Fähigkeit des chirurgischen Teams, um die Dauer einer Operation einigermaßen korrekt vorhersagen und abschätzen zu können. So gelingt es eher, angemessen zu reagieren, wenn vom chirurgischen Team die Aufforderung über den Vorhang gerufen wird: «Bestellen Sie den nächsten Patienten.»

13.3.2 Herausforderung Lärm

Intuitiv denkt man, dass ein Operationssaal ein Arbeitsbereich ist, in dem alle hochkonzentriert und ruhig arbeiten. Wo Lärm höchstens in Ausnahmefällen auftritt. Lärmmessungen im Operationsbereich zeigen aber erschreckend hohe Resultate. Es werden Werte bis 85 dB gemessen (Barakate et al. 2010). Auch andere Untersuchungen ergaben eine hohe Lärmbelastung im Operationssaal. In einem Review mit 18 Studien lag das durchschnittliche Lärmniveau zwischen 51 und 75 dB, die maximalen Lärmniveaus zwischen 80 und 119 dB. Die höchsten Lärmniveaus wurden bei orthopädischen Operationen festgestellt (Hasfeldt et al. 2010).

Broom und Kollegen haben im Jahr 2011 Lärmmessungen in verschiedenen Phasen bei 30 Allgemeinanästhesien durchgeführt (Broom et al. 2011). Der mittlere Geräuschpegel während der Ausleitung (58,3 dB) war höher als während der Einleitung (46,4 dB) und der Aufrechterhaltung (52 dB). Plötzliche laute Geräusche, über 70 dB, traten häufiger bei der Ausleitung (34-mal) als bei der Einleitung (9-mal) oder der Aufrechterhaltung (13-mal) auf.

Die Lärmquellen können in zwei Gruppen unterteilt werden: gerätebezogene und personalbezogene Lärmquellen. Geräte im Operationssaal, die Lärm produzieren sind: Absaugungen und Geräte zum Spülen, Monitore der Anästhesie mit verschiedenen Alarmtönen. Geräte zum Wärmen der Patientinnen und Patienten. Lärmquellen des Personals sind: Gespräche und Telefonate, Öffnen und Schließen von Türen, Fallenlassen von Instrumenten, Auspacken von Instrumenten etc.

Lärm im Operationssaal kann verschiedene Auswirkungen auf das Operationsteam und den Patienten haben:

- Konzentration und Leistung des Operationsteams: Studien haben gezeigt, dass hohe Lärmpegel die Konzentration und Leistungsfähigkeit des chirurgischen Personals beeinträchtigen können. Dies kann die Präzision bei der Durchführung von Operationen verringern und das Risiko für Fehler erhöhen (McLeod et al. 2021). Untersuchungen zeigten, dass postoperative Wundinfekte nach Leistenhernienoperationen häufiger auftreten, wenn gegen Ende der Operation höhere Lärmpegel gemessen werden (dDholakia et al. 2015).
- Kommunikation: Lärm kann die verbale Kommunikation zwischen den Mitgliedern des Operationsteams erschweren. Dies kann zu Missverständnissen und Verzögerungen führen, insbesondere in kritischen Phasen der Operation (Enser et al. 2017).
- Stress und Ermüdung: Chronischer Lärm im Operationssaal kann zu erhöhtem Stress und Ermüdung bei den Teammitgliedern führen. Dies kann nicht nur die Arbeitszufriedenheit beeinträchtigen, sondern auch langfristig die Gesundheit der Mitarbeitenden (Arabaci und Onler 2021).
- Patientensicherheit und -erfahrung: Obwohl Patienten während der Operation oft sediert sind, kann der Lärmpegel vor und nach dem Eingriff ihre Stresslevel und Erholung beeinflussen. In einigen Fällen kann Lärm sogar intraoperativ Auswirkungen auf den Patienten haben, etwa durch eine erhöhte Stressreaktion, die zu einem Anstieg von Blutdruck und Herzfrequenz führt (Hasfeldt et al. 2010).

Eine Anzeige des aktuellen Lärmpegels im OP kann das Bewusstsein aller Personen im OP schärfen, reduziert den Lärm und reduziert den Stresslevel der Operateure (Ukegjini et al. 2020).

Diese Maßnahmen können die Lärmexposition im OP reduzieren (Wahr und Abernathy 2024):

- Keine unnötigen Arbeiten im OP durchführen während einer Operation (z. B. kein Auffüllen von Vorräten)
- Vermeidung von Gesprächen, die nicht mit der Operation zu tun haben
- Einsatz von blinkenden Indikatoren oder Vibrationsalarm anstelle von Klingeltönen für eingehende Anrufe
- Minimierung der Bewegungen in und aus dem OP während der Operation
- Systematisches Klemmen des Saugers, wenn er nicht in Gebrauch ist
- Reduzierung der Lautstärke der Alarmgeräusche der Monitore

Es gibt nicht wenige Chirurginnen und Chirurgen, die wünschen, dass während der Operation Musik abgespielt wird. Die Wirkung von Musik im OP ist umstritten. Während einige Studien positive Effekte auf die Leistung bestimmter OP-Mitarbeiter festgestellt haben, berichten andere, dass Musik die Kommunikation stört. Ein Viertel der befragten Anästhesisten gab an, dass Musik die Kommunikation mit dem OP-Team erschwert (Hawksworth et al. 1997).

Lärmschutzmaßnahmen sind in den meisten OPs umsetzbar und sollten ernsthaft in Betracht gezogen werden, um die Sicherheit und Effizienz zu verbessern. Musik sollte optional sein und bei erhöhtem Lärmpegel oder auf Wunsch eines Teammitglieds ausgeschaltet werden.

13.4 Herausforderung Ablenkung und Multitasking

Es gibt viele verschiedene Quellen und Ursachen von Ablenkung und Störungen in einem OP, bedingt einerseits durch die komplexen Aufgaben und andererseits durch die verschiedenen Berufsgruppen, die unterschiedliche Schwerpunkte ihrer Aufmerksamkeit setzen. Es liegt auch in der Natur der Arbeit in einem OP, dass häufig mehrere Dinge gleichzeitig die Aufmerksamkeit fordern und mehr oder weniger gleichzeitig getan werden sollten (Göras et al. 2019).

Zur Illustration der Häufigkeit der unterschiedlichen Störungsquellen sollen hier zwei Arbeiten genauer beschrieben werden. In der Arbeit von Sevdalis et al. beobachteten zwei Psychologen 48 Operationen und zeichneten Störungen auf (Sevdalis et al. 2007). Mehr als ein Viertel der Störungen (26,95 %) waren irrelevante Kommentare und Bemerkungen, Aussagen, die nichts mit der aktuellen Operation zu tun hatten, von den Autoren als «Small Talk» bezeichnet. In knapp einem Viertel der Störungen ging es um einen Patienten oder eine Patientin, aber nicht denjenigen oder diejenige, die gerade operiert wurde, sondern um einen Fall in der Liste der Operationen oder auf der Notfallstation. Knapp 10 % entfielen jeweils auf Teaching, Ausrüstung und ankommende Anrufe. Die neuere Studie von van Harten et al. (2021) beobachtete 58 Operationen mit Allgemeinanästhesie. Die häufigste Störung während der Einleitung war das Öffnen der Türe (63 %). Während der Operationen waren wieder fallunabhängige Konversationen und daneben der Gebrauch des Smartphones die häufigsten Unterbrechungen (32 %).

Multitasking im OP bezieht sich auf die Fähigkeit des OP-Teams, gleichzeitig verschiedene Aufgaben zu bewältigen, während ein chirurgischer Eingriff durchgeführt wird. Das lässt sich nicht vermeiden, da Operationen komplexe Prozesse sind, die eine simultane Ausführung verschiedener Aufgaben erfordern – von der Überwachung der Vitalfunktionen des Patienten bis hin zur Bereitstellung der benötigten Instrumente.

Das sind die wichtigen Aspekte des Multitaskings im OP:

- Aufgabenkoordination: Die Teammitglieder müssen ihre Aufgaben effizient koordinieren, um sicherzustellen, dass alle notwendigen Schritte zur richtigen Zeit durchgeführt werden.
- Kommunikation: Eine klare und präzise Kommunikation ist entscheidend, um Missverständnisse zu vermeiden und sicherzustellen, dass alle Teammitglieder über wichtige Entwicklungen informiert sind. Dazu gehört auch, sich zu vergewissern, dass Mitteilungen korrekt ankommen sind (Closed Loop Communication).

- Situationsbewusstsein: Das OP-Team muss sich kontinuierlich des Zustands des Patienten und des Fortschritts der Operation bewusst sein, um schnell auf Veränderungen reagieren zu können.
- Entscheidungsfindung: Schnelle und fundierte Entscheidungen sind immer wieder erforderlich, besonders wenn unerwartete Situationen eintreten.
- Stressmanagement: Das Arbeiten unter Druck und die Bewältigung mehrerer Aufgaben gleichzeitig können stressig sein, was effektive Strategien zum Stressmanagement erfordert.

Die Bewältigung mehrerer Aufgaben kann zu Fehlern führen, insbesondere wenn die Aufgaben komplexe kognitive Prozesse erfordern. Die gleichzeitige Konzentration auf mehrere Aufgaben kann die Aufmerksamkeit beeinträchtigen und die Leistung in einzelnen Aufgaben verringern. Längere Perioden von Multitasking können zu mentaler Erschöpfung führen, was wiederum die Leistungsfähigkeit beeinträchtigen kann.

Folgende Strategien können helfen, mit den Herausforderungen des Multitaskings umzugehen:

- Wichtige Aufgaben sollten Vorrang haben, um sicherzustellen, dass die Patientensicherheit und die korrekte Durchführung der Operation jederzeit gewährleistet sind.
- Delegation von Aufgaben innerhalb des Teams kann helfen, die Arbeitslast zu verteilen und die Effizienz zu steigern.
- Der Einsatz von Technologie und automatisierten Systemen kann das Team bei Routineaufgaben unterstützen und so mehr Kapazitäten für anspruchsvollere Aufgaben schaffen.
- Regelmäßige Trainings und Simulationen von OP-Szenarien können das Team auf die effektive Bewältigung von Multitasking in stressigen Situationen vorbereiten (Passauer-Baierl et al. 2014; Welk 2019).

Weil Störungen durch Ablenkungen und Multitasking im Operationssaal unvermeidlich sind, braucht es bewusste Anstrengungen zur Minimierung der damit verbundenen Risiken und zur Maximierung der Teamleistung für die Patienten, die Patientinnen und deren Sicherheit und Wohlbefinden.

Leserinnen und Lesern, die sich vertieft mit dem Thema Unterbrechung und Multitasking befassen möchten, kann der Forschungsbericht „Arbeitsunterbrechung und Multitasking" von Baethge und Rigotti empfohlen werden (Baethge und Rigotti 2010).

13.5 Herausforderungen durch besondere Patientensituationen

In den vorangegangenen Abschnitten wurden einige Herausforderungen durch das spezielle Arbeitsumfeld und die Organisation im OP betrachtet. Es gibt für das Team der Anästhesie auch einige medizinische und mentale Herausforderungen durch besondere Patientensituationen. Im Folgenden wird auf drei dieser Situationen eingegangen. Für die medizinisch-therapeutischen Aspekte wird auf die einschlägige Fachliteratur verwiesen.

13.5.1 Anästhesie bei hoher intraoperativer Mortalität

Es gibt einige Operationen – in der Regel Notfalloperationen – die mit einer hohen intraoperativen Mortalität vergesellschaftet sind. Das sind zum einen Patientinnen und Patienten mit Mehrfachverletzung, also Polytrauma-Patienten, und zum anderen Menschen mit einem rupturierenden Bauchaortenaneurysma oder thorakalen Aneurysma. Die erste Gruppe wird aller Wahrscheinlichkeit nach entweder bereits am Unfallort oder im Schockraum intubiert und kommt also in Narkose in den OP. Bei der zweiten aber wird mit der Einleitung der Narkose so lange gewartet, bis das chirurgische Team im OP bereitsteht. Welche mentalen Herausforderungen für den Patienten, die Patientin und das Team der Anästhesie während der Einleitung besteht, soll an einem Fall diskutiert werden:

> **Fallbeispiel**
> Ein 72-jähriger Patient wird mit der Ambulanz in Notarztbegleitung in der Schockraum gebracht. Die Verdachtsdiagnose lautet Lungenembolie. Der Patient klagt über Atemnot und atemabhängige Schmerzen im mittleren Rückenbereich. Er ist ansprechbar. Der Blutdruck ist knapp und es besteht eine leichte Tachykardie. Die Sauerstoffsättigung beträgt mit 3-l-Nasenbrille 94 %. Es wird eine Computertomographie des Thorax und des Abdomens durchgeführt. Dort zeigt sich zur Überraschung des ganzen Teams ein abdominales Aortenaneurysma mit gedeckter Perforation und es wird die Indikation zur sofortigen Notfalloperation gestellt. Die diensthabende Anästhesistin, die den Patienten von Anfang an begleitet, ist auch anwesend, als der diensthabende Gefäßchirurg die Einwilligung beim noch immer knapp stabilen Patienten einholt. Er sagt nur zu ihm: «Wenn wir Sie nicht operieren, sterben Sie. Sind Sie einverstanden mit der Operation?» Die Anästhesistin hält die Aufklärung über die notwendige Allgemeinanästhesie auch kurz, holt aber alle notwendigen Informationen, wie Größe, Gewicht, Allergieanamnese, frühere Operationen, letzte Mahlzeit und Medikamentenanamnese ein. Der Patient kommt danach sofort in den OP, wo das gesamte Team intensiv mit den Vorbereitungen der Operation beschäftigt ist. Es werden Instrumente gerichtet, Apparate bereitgestellt und die Atmosphäre ist konzentriert, aber geschäftig. Auch das Anästhesieteam beginnt sofort mit der Komplettierung des

Monitorings. Es wird unter Lokalanästhesie ein arterieller Zugang gelegt und Vorkehrungen für die Gabe von viel Volumen getroffen. Der Patient wird immer informiert, wenn eine unangenehme Prozedur ansteht, aber alles ist darauf ausgerichtet, die Einleitung möglichst zügig zu gestalten. Während der Gabe der ersten Medikamente wird schon begonnen, das Operationsgebiet zu desinfizieren und das Team der Chirurgie ist steril und bereit. Die Operation beginnt. Nach Eröffnen der Bauchhöhle wird viel Blut abgesaugt und die Aorta wird so schnell wie möglich abgeklemmt. Die Operation nimmt ihren Lauf. Es wird mit viel Volumen und Vasoaktiva gearbeitet. Es gelingt den Chirurgen nicht, die Blutung unter Kontrolle zu bringen und der Patient verstirbt noch auf dem Operationstisch. ◄

Die diensthabende Anästhesistin ist nach dem Ende der Operation unzufrieden. Nicht mit der fachlichen Durchführung der Anästhesie. Hier ist alles optimal nach Standard gelaufen. Sie fragt sich, ob man angemessen mit dem Patienten umgegangen ist, im Wissen, dass er die Operation möglicherweise nicht überleben wird. Sie fragt sich, ob das Team genug getan hat, um die Situation für ihn erträglich zu machen.

In dieser Situation könnte die Anästhesistin nach dem Stufenschema, das in Kap. 18 beschrieben wird, vorgehen. Sie könnte die Sachlage zuerst anhand der Tabelle „Identifikation der ethischen Herausforderung" (s. Tab. 18.1) für sich klären, sie danach mit den beteiligten Kollegen besprechen, und anschließend könnte eine retrospektive Fallbesprechung durchgeführt werden. In dieser könnte ein Vorgehen gesucht werden, wie die Patientinnen und Patienten, die sich einer riskanten Operation unterziehen müssen, nicht nur medizinisch, sondern auch psychologisch optimal betreut werden können.

Was wäre ein angemessenes Vorgehen? Natürlich sprechen Anästhesieteams bei der Einleitung immer mit den Patientinnen und Patienten. Kündigen an, was gerade gemacht wird. Fragen, ob die Lagerung, die Wärme passt. Bei der Einleitung eines rupturierten Aneurysmas ist aber das ganze Team ganz darauf fokussiert, dass alles so schnell wie möglich bereit ist. Dabei geht möglicherweise vergessen, dass der Patient noch wach ist und er, sie vieles mitbekommt. Wenn genug Personal der Anästhesie anwesend ist, kann eine Person bestimmt werden, die sich in erster Linie um den Patienten kümmert, die immer wieder mit ihm spricht, ihn informiert, allenfalls ablenkt. Die ihm die Situation erklärt und vermittelt, warum alles schnell gehen muss, und dass alles gemacht wird, damit die Operation erfolgreich verlaufen wird. Für das ganze Team sollte am Ende der Operation ein Debriefing durchgeführt werden (Arriaga et al. 2019, 2021; Salik und Paige 2024), um allen zu ermöglichen, über die Situation zu sprechen und so die Verarbeitung zu erleichtern.

13.5.2 Multiorganentnahme

Die Narkose bei einer Multiorganentnahme, also bei der Entnahme mehrerer Organe von einem verstorbenen oder hirntoten Spender für Transplantationszwecke, ist ein komplexes und spezialisiertes Verfahren. Gleichzeitig handelt es sich aber um einen seltenen Eingriff. In Deutschland werden pro Jahr um die 900 Organspenden von Hirntoten durchgeführt.[1] Obwohl der Spender hirntot ist, sind Maßnahmen erforderlich, um sicherzustellen, dass die Organe gut durchblutet und mit Sauerstoff versorgt werden, bis sie entnommen und konserviert werden. Das heißt, dass bereits auf der Intensivstation, wo die Patientinnen und Patienten vorgängig behandelt werden und wo die Hirntoddiagnostik stattfindet, dafür gesorgt werden muss, dass die zu entnehmenden Organe gut funktionieren können.

Es geht in diesem Abschnitt nicht um Kontroversen zum Thema Hirntod (Erbguth 2017; Schiller 2020) und auch nicht um das konkrete anästhesiologische Vorgehen (Felder et al. 2023). Es sollen einige der anderen, der psychologischen und organisatorischen Herausforderungen beleuchtet und Empfehlungen zum Vorgehen gegeben werden.

Ebenso wie für das Anästhesieteam stellt eine Organentnahme auch für das ganze OP-Personal eine besondere Herausforderung dar. Auch sie haben eine Reihe von besonderen Herausforderungen zu bewältigen. Dies sind unter anderem:

- Wie bereits erwähnt, handelt es sich um einen seltenen, hoch spezialisierten Eingriff. Entsprechend fehlt die Routine.
- Die Entnahmeteams kommen aus anderen Krankenhäusern. Die Zusammenarbeit mit unbekannten Personen erfordert hohe Aufmerksamkeit.
- Der Patient, die Patientin ist hirntot. Die Körpertemperatur ist aber normwertig, das Herz schlägt, die autonomen Reflexe sind noch vorhanden.

Das Pflegepersonal und die Ärzte aus dem OP-Bereich empfinden die psychische Belastung bei der ersten Organentnahme häufig weniger stark, da sie den Ablauf der Operation noch nicht kennen und ihre Aufmerksamkeit dadurch absorbiert ist, die Vorgaben einzuhalten. Bei wiederholten Organentnahmen, wenn der Ablauf bekannt ist, bleibt jedoch mehr Zeit, sich Gedanken zu machen, was die emotionale Belastung deutlich erhöhen kann. Dies ist besonders bei Entnahmen von Organen bei jugendlichen Spendern der Fall. Dabei spielt auch der persönliche Umgang mit Sterben und Tod sowie die individuelle Einstellung zu Organspenden eine wichtige Rolle. Kaum jemand kann sich angesichts des Todes vollständig von bedrückenden Gefühlen befreien.

---

[1] https://www.organspende-info.de/zahlen-und-fakten/statistiken/. Zugegriffen 27. Juni 2024.

Zusätzlich kommt die direkte Konfrontation mit dem Leichnam nach der Organentnahme hinzu. Dies ist im OP-Bereich sehr selten, da heutzutage nur sehr wenige Patienten während einer Operation versterben.

Außer in den Transplantationszentren sehen die Mitarbeiter aus den OP-Bereichen leider nur den weniger schönen Teil einer erfolgreichen Transplantation, die dazu notwendige Entnahme der Organe. Um den Sinn und die Richtigkeit dieser Maßnahme zu vermitteln, ist es wichtig, den beteiligten Mitarbeitern eine direkte Rückmeldung über den Transplantationserfolg zu geben.

Abschließend listen wir einige Empfehlungen für die Herausforderung Multiorganentnahme auf:

- Jedes Haus, das Multiorganentnahmen durchführt, sollte Checklisten oder Standard Operating Procedures (SOP) entwickeln und vorhalten.
- Bei der Einteilung der Teams darauf achten, dass erfahrene Mitarbeitende berücksichtigt werden, die im Idealfall bereits einmal bei einer Multiorganentnahme beteiligt waren.
- Jederzeit sorgfältig, wie bei jedem anderen Eingriff, die Würde der Spenderinnen und Spender beachten. Beim Time-out sollte die besondere Situation angesprochen werden. An dieser Stelle kann dem Spender gedankt werden, dafür dass er, sie anderen Patienten hilft.
- Am Ende des Eingriffs sollte ein Debriefing durchgeführt werden.

13.5.3 Notfallmäßige Sectio

Die Sectio caesarea stellt in der operativen Medizin zweifellos eine einmalige Situation dar. Nicht nur, dass das Operationsteam bei einer Geburt dabei sein darf, sondern auch dass die Operation in der Regel in Regionalanästhesie durchgeführt wird und das eine Begleitperson – häufig der werdende Vater – von Anästhesieeinleitung bis Ende der Operation dabei ist. Zudem wird das interprofessionelle und interdisziplinäre Team von Operateuren, Instrumentierpflege und Anästhesieteam noch durch eine Hebamme und möglicherweise Neonatologen ergänzt. Somit ist schon eine geplante Sectio caesarea eine kommunikative Herausforderung. In besonderem Maße trifft dies für die Notfallsituation zu. Der Sectio-Alarm wird durch einen „roten Knopf" ausgelöst, schon das Design verspricht ein Maximum an Zeitdruck und Stress. Die Patientin wird im Gebärbett mit wehenden Fahnen durch den Flur zum Sectio-Saal geschoben, höchste Dringlichkeit, höchste Konzentration, keine Zeit für Gespräche. Die Begleitperson – der Vater – folgt dem durch den Flur rollenden Bett und wird beim Eingang in den Operationssaal zurückgelassen. Sowohl die Patientin als auch die Begleitperson sind in größter Sorge um das Wohlergehen des ungeborenen Kindes. Der Vater sorgt sich häufig ebenso sehr um das Wohlergehen seiner Partnerin. Höchste Eile bedeutet Allgemeinanästhesie zur Sectio. Eine Maske wird zur Präoxygenation auf das Gesicht der Patientin gedrückt –

keine Zeit für Erklärungen, niemand weiß, wie es um das Kind steht. Gleichzeitig wird der Bauch desinfiziert und das Operationsgebiet abgedeckt, während schon bald die Anästhesie eingeleitet wird. Es ist selbstredend, dass während all dieser Handlungen nicht etwa konzentrierte Stille herrscht, sondern ein wildes Gewusel und Stimmengewirr – mal lauter, mal leiser – die Atmosphäre zusätzlich eskalieren lässt. Ist dann das Kind geboren und kümmert sich ein Team um dessen Erstversorgung, führt eine allfällige postpartale Blutung zur nächsten bedrohlichen Situation. Volle Konzentration auf die notwendigen Behandlungsschritte, vielleicht bringt jemand mit eiligen Schritten ein Uterotonikum, Blutprodukte oder zusätzliches Material in den Saal und läuft – unwissend – am verängstigten und besorgten Partner vorbei, ohne diesen auch nur wahrzunehmen, geschweige über die Situation zu informieren.

Auch wenn – oder gerade weil – der Zeitdruck enorm ist, sollte mit der Patientin und der Begleitperson kommuniziert werden. Der Begleitperson sollte ein Platz (in der Regel außerhalb des Operationssaals) zugewiesen und versichert werden, dass sich ein spezialisiertes Team um Patientin und Kind kümmern. Eine Person sollte für die Kommunikation mit der Begleitperson bestimmt werden und diese Person soll regelmäßig informieren. So ist es für die Begleitperson essenziell zu wissen, dass das Kind jetzt geboren ist und „es ihm aktuell gut geht" oder „dass sich ein Team um das Kind kümmert" und er, sie zeitnah weiter informiert wird. Ebenso wichtig ist die Kommunikation mit der Patientin. Schon beim Auslösen des Alarms kann sie informiert werden: „Es kommen jetzt viele Personen und es kann etwas hektisch werden. Gemeinsam möchten wir, dass Ihr Kind möglichst bald zur Welt kommt". Im Operationssaal sollte möglichst nur eine Person mit der Patientin sprechen. Es besteht in der Regel keine Zeit für ausschweifende oder detaillierte Erklärungen, aber schon kurze Informationen können helfen, die Verunsicherung und die Angst der Patientin zu verringern. Einfache Sätze können hilfreich sein, so z. B.:

- „Wir installieren die Überwachung, während Ihr Bauch mit einer kühlen Flüssigkeit abgewaschen wird."
- „Über diese Maske erhalten Sie Sauerstoff, dieser geht auch zu Ihrem Kind."
- „Sobald alle bereit sind, werden Sie einschlafen. Erst danach beginnen wir mit der Operation."
- „Wir sind sowohl für Sie und für Ihr Kind hier und werden Sie beide optimal betreuen."

Es kann sehr hilfreich sein, das Erlebnis nachzubesprechen. Oft sind zwei Nachbesprechungen notwendig: eine mit der Patientin und der Begleitperson, eine zweite mit den involvierten Berufsgruppen. Während die Nachbesprechung mit den involvierten Berufsgruppen in der Regel zeitnah erfolgen sollte, braucht das Paar häufig etwas Zeit, bevor sie dazu bereit sind. Beim Nachgespräch mit dem Paar nehmen in der Regel ein Geburtshelfer, eine Hebamme, eine geburtshilfliche Anästhesistin oder ein Anästhesist und allenfalls eine Neonatologin, ein Neonatologe teil.

13.5.4 Gemeinsamkeiten der Herausforderungen durch besondere Patientensituationen

Die drei oben beschriebenen patientenbezogenen Herausforderungen haben ein gemeinsames Merkmal. Sie kommen nicht allzu häufig vor. Die Herangehensweise hat deshalb einige Gemeinsamkeiten, die hier zur Abrundung noch einmal aufgelistet werden sollen:

> **Fazit**
>
> - Weil solche Situationen selten sind, ist es unerlässlich, jeweils ein Standardprozedere (SOP) vorzuhalten und einfach auffindbar abzulegen. Simulationen können ebenfalls hilfreich sein (Flentje et al. 2014; Issleib und Zöllner 2015).
> - Die Kommunikation ist essenziell, einerseits innerhalb und zwischen den verschiedenen Berufsgruppen, andererseits mit dem Patienten, der Patientin und der Begleitperson bei einer Sectio. Dafür sollte eigens eine Person bestimmt werden.
> - Ein Debriefing nach der jeweiligen Herausforderung ist indiziert und hilft den beteiligten Personen, das Geschehene zu verarbeiten und bei ähnlichen Situationen von den gemachten Erfahrungen zu profitieren. Das wird noch immer zu wenig häufig gemacht (Arriaga et al. 2019). ◄

Literatur

Arabaci A, Onler E (2021) The effect of noise levels in the operating room on the stress levels and workload of the operating room team. J Perianesth Nurs 36(1):54–58

Arriaga AF, Chen YK, Pimentel MPT, Bader AM, Szyld D (2021) Critical event debriefing: a checklist for the aftermath. Curr Opin Anaesthesiol 34(6):744–751

Arriaga AF, Sweeney RE, Clapp JT, Muralidharan M, Burson RC 2nd, Gordon EKB, Falk SA, Baranov DY, Fleisher LA (2019) Failure to debrief after critical events in anesthesia is associated with failures in communication during the event. Anesthesiology 130(6):1039–1048

Baethge A, Rigotti T (2010) Arbeitsunterbrechungen und Multitasking. Bundesanstalt für Arbeitsschutz und Arbeitsmedizin, Dortmund. https://www.baua.de/DE/Angebote/Publikationen/Berichte/F2220.pdf?__blob=publicationFile&v=2. Zugegriffen: 19. Juni 2024

Barakate M, Jacobson I, Geyl A, Wilkinson M, Havas T (2010) Noise in the operating theatre: how much is too much? ANZ J Surg 80(6):467–468

Broom MA, Capek AL, Carachi P, Akeroyd MA, Hilditch G (2011) Critical phase distractions in anaesthesia and the sterile cockpit concept. Anaesthesia 66(3):175–179

Dholakia S, Jeans JP, Khalid U, D'Souza C, Nemeth K (2015) The association of noise and surgical-site infection in day-case hernia repairs. Surgery 157(6):1153–1156

Enser M, Moriceau J, Abily J, Damm C, Occhiali E, Besnier E, Clavier T, Lefevre-Scelles A, Dureuil B, Compere V (2017) Background noise lowers the performance of anaesthesiology residents' clinical reasoning when measured by script concordance: a randomised crossover volunteer study. Eur J Anaesthesiol 34(7):464–470

Erbguth F (2017) »Hirntod« – irreversibler Hirnfunktionsausfall. In: Erbguth F, Jox RJ (Hrsg). Angewandte Ethik in der Neuromedizin. Springer, Berlin, Heidelberg, S 165–178

Felder S, Fischer P, Böhler K, Angermair S, Treskatsch S, Witte W (2023) Anästhesiologisches Management von postmortalen Organspendern. Welche Evidenz gibt es? Anästhesiol Intensivmed Notfallmed Schmerzther 58(03):183–193

Flentje M, Schott M, Pfützner A, Jantzen JP (2014) Etablierung eines interprofessionellen simulationsgestützten Kreißsaaltrainings. Notfall Rettungsmed 17(5):379–385

Göras C, Olin K, Unbeck M, Pukk-Härenstam K, Ehrenberg A, Tessma MK, Nilsson U, Ekstedt M (2019) Tasks, multitasking and interruptions among the surgical team in an operating room: a prospective observational study. BMJ Open 9(5):e026410

Grote R, Sydow K, Walleneit A, Leuchtmann D, Menzel M (2010) Die Qualität der OP-Planung: Vermeidung von Unter- oder Überauslastung des OP-Bereiches. Anaesthesist 59:549–554

Hasfeldt D, Laerkner E, Birkelund R (2010) Noise in the operating room – what do we know? A review of the literature. J Perianesth Nurs 25(6):380–386

Hawksworth C, Asbury AJ, Millar K (1997) Music in theatre: not so harmonious. Anaesthesia 52(1):79–83

Issleib M, Zöllner C (2015) Simulationsbasiertes Training – Für den Notfall vorbereitet sein in Anästhesie und Notfallmedizin. Bundesgesundheitsbl 58(1):67–73

Liehn M, Nietz A, Gudat A, Fachinger C, von Kajdacsy A, Horn N, Fischbach R (2014) Medizinisch-technische Geräte. In: Liehn M, Richter H, Kasakov L (Hrsg) Ausbildung zur Operationstechnischen Assistenz. Springer, Berlin, Heidelberg, S 39–74

McLeod R, Myint-Wilks L, Davies SE, Elhassan HA (2021) The impact of noise in the operating theatre: a review of the evidence. Ann R Coll Surg Engl 103(2):83–87

McNeer RR, Bennett CL, Dudaryk R (2016) Intraoperative noise increases perceived task load and fatigue in anesthesiology residents: a simulation-based study. Anesth Analg 122(2):512–525

Passauer-Baierl S, Baschnegger H, Bruns C, Weigl M (2014) Interdisziplinäre Teamarbeit im OP: Identifikation und Erfassung von Teamarbeit im Operationssaal. ZEFQ 108(5):293–298

Riedl S, Ott G, Graf B, Fleischer F (2005) Operationsplanung und Operationsmanagement. Bedingungen für effiziente Abläufe im OP-Bereich. Viszeralchirurgie 40(02):117–122

Salik I, Paige JT (2024) Debriefing the interprofessional team in medical simulation. StatPearls Publishing, Treasure Island

Dressler S (2021) Feind oder Freund? Im OP 11(02):72–75

Schiller J (2020) Benötigen hirntote Organspender eine Narkose bei der Organentnahme? intensiv 28(01):32–43

Sevdalis N, Healey AN, Vincent CA (2007) Distracting communications in the operating theatre. J Eval Clin Pract 13(3):390–394

Ukegjini K, Kastiunig T, Widmann B, Warschkow R, Steffen T (2020) Impact of intraoperative noise measurement on the surgeon stress and patient outcomes. A prospective, controlled, single-center clinical trial with 664 patients. Surgery 167(5):843–851

van Harten A, Gooszen HG, Koksma JJ, Niessen TJH, Abma TA (2021) An observational study of distractions in the operating theatre. Anaesthesia 76:346–356

Wahr JA, Abernathy JH (2024) Too loud to hear myself think: deleterious effects of noise in the operating room. Br J Anaesth 132(5):840–842

Welk I (2019) Teamwork im OP. Im OP 09(05):211–215

Tun oder Nicht-Tun? Herausforderung REA-Nein im Operationssaal

14

Barbara Meyer-Zehnder, Simon A. Amacher und Sabina Hunziker

Inhaltsverzeichnis

14.1	Geschichte der Reanimation	194
14.2	Illustration aus der Praxis	195
14.3	Was ist eine Reanimation und wann beginnt sie?	196
14.4	Wie ist die Prognose eines perioperativen Herz-Kreislauf-Stillstands?	197
	14.4.1 Definition	197
	14.4.2 Epidemiologie	197
	14.4.3 Ätiologie und spezielle Umstände	198
	14.4.4 Prognose	199
	14.4.5 Unterstützung der Entscheidungsfindung bei Herz-Kreislauf-Stillstand	199
14.5	Was sagen bestehende Leitlinien zum Thema Anästhesie und DNR?	200
14.6	Kommunikation und Festlegung des perioperativen Reanimationsstatus bei einem vorbestehenden DNR-Status: Eine gemeinsame Entscheidungsfindung	202
	14.6.1 Vorbereitung auf das Gespräch	202
	14.6.2 Das Gespräch	203
	14.6.3 Nach dem Gespräch	204
14.7	Schlussbetrachtung des Fallbeispiels	204
	Literatur	205

B. Meyer-Zehnder (✉)
Klinik für Anästhesiologie, Universitätsspital Basel, Basel, Schweiz
E-Mail: b.meyer-zehnder@bluewin.ch

S. A. Amacher
Intensivstation, Departement für Akutmedizin, Universitätsspital Basel, Basel, Schweiz
E-Mail: simonadrian.amacher@usb.ch

S. A. Amacher · S. Hunziker
Abteilung für Medizinische Kommunikation, Klinik für Psychosomatik, Universitätsspital Basel, Basel, Schweiz
E-Mail: sabina.hunziker@usb.ch

© Der/die Autor(en), exklusiv lizenziert an Springer-Verlag GmbH, DE, ein Teil von Springer Nature 2025
B. Meyer-Zehnder und T. Girard (Hrsg.), *Bitte bleiben Sie ruhig liegen!*,
https://doi.org/10.1007/978-3-662-69490-9_14

Wie viele Male mussten Sie in Ihrem Berufsleben als Anästhesist, Anästhesistin im Operationssaal einen Patienten reanimieren? Wahrscheinlich (oder hoffentlich) noch nicht allzu oft. Immer wieder aber betreuen wir Patientinnen und Patienten mit einem sogenannten REA-Nein während einer Operation, eines Eingriffs – und in Zukunft wird das wahrscheinlich aufgrund der immer älter werdenden Bevölkerung noch öfter vorkommen.

Wenn ein Patient operiert wird, bei dem vorher festgelegt wurde, dass im Fall eines Herz-Kreislauf-Stillstandes keine Wiederbelebungsmaßnahmen durchgeführt werden sollen, stellen sich verschiedene Fragen. Welche Anästhesieformen können bei einem solchen Patienten zur Anwendung kommen? Wann beginnt eine Reanimation? Muss ich wirklich „untätig" zusehen, wenn beispielsweise ein Kammerflimmern auftritt?

Diese und weitere Fragen werden in diesem Kapitel beleuchtet und hoffentlich beantwortet. Anhand eines realen Falls werden verschiedene Aspekte diskutiert.

14.1 Geschichte der Reanimation

Die Geschichte der kardiopulmonalen Reanimation (CPR) ist faszinierend und erstreckt sich über Jahrhunderte (Safar 1996). Erste Versuche der Wiederbelebung lassen sich bis in die Antike zurückverfolgen, wobei Methoden wie das Blasen von Luft in den Mund oder die Anwendung von Wärme beschrieben wurden. Im Mittelalter wurden Wiederbelebungsversuche oft mit spirituellen oder mystischen Praktiken kombiniert ohne wissenschaftliche Basis. Die *Society for the Recovery of Drowned Persons* wurde 1767 in Amsterdam gegründet und ist eine der ersten Organisationen, die systematisch Wiederbelebungstechniken entwickelte. Sie empfahl Techniken wie die Anwendung von Tabakrauch-Einläufen und künstliche Beatmung. Fortschritte in den Kenntnissen der Anatomie und Physiologie führten im 19. Jahrhundert zu einem besseren Verständnis des Atmungs- und Kreislaufsystems. Methoden wie die „Silvester-Methode" (manuelle Kompression und Expansion des Brustkorbs) wurden eingeführt. Ab den 50er-Jahren des letzten Jahrhunderts begannen sich die modernen Techniken der CPR zu entwickeln. Kouwenhoven und Kollegen zeigten, dass geschlossene Herzdruckmassage Leben retten kann (Kouwenhoven et al. 1960). Reanimationsmaßnahmen wurden initial vor allem im Operationssaal durchgeführt, wurden dann schnell populär und verbreiteten sich über das ganze Krankenhaus und darüber hinaus (Bishop et al. 2010). In den 1970er-Jahren kam man dann zur Erkenntnis, dass CPR nicht in allen Situationen sinnvoll ist, und es entwickelte sich das Konzept Do-Not-Resuscitate (DNR) (Rabkin et al. 1976). Parallel zum Erstarken der Bedeutung des Patientenwillens verbreitete sich DNR von Amerika aus auch auf Europa. Die American Society of Anesthesiologists (ASA) veröffentlichte 1993 Richtlinien, die die automatische Aussetzung von DNR-Anordnungen während Operationen als Konflikt mit den Selbstbestimmungsrechten der Patienten bezeichneten. Auf diese Richtlinien wird später genauer eingegangen. Das folgende reale Fallbeispiel soll das Thema illustrieren. Am Ende des Kapitels werden einige Punkte diskutiert.

14.2 Illustration aus der Praxis

> **Fallbeispiel**
>
> Die 84-jährige Frau B. ist stark schwerhörig. Seit einem zerebrovaskulären Insult vor 10 Jahren fällt ihr das Sprechen schwer. Wegen eines Mamma-Ca mit zwei Rezidiven musste sie in der Vergangenheit dreimal operiert werden.
>
> Seit einem Jahr leidet sie an rezidivierenden vaginalen Blutungen. Sie berichtete ihrer Hausärztin davon, lehnte aber weitere Untersuchungen immer ab. Die Blutungen nehmen an Stärke zu und belasten die Patientin zunehmend. Sie lässt sich von der Hausärztin zur weiteren Diagnostik stationär einweisen. In der Narkoseuntersuchung wird ein Endometrium-Ca nachgewiesen und die Gynäkologin auf der Station rät dringend zur Hysterektomie und Adnexektomie. Die Patientin lehnt dies aber strikt ab und tritt nach Hause aus.
>
> Einen Monat später verschlechtert sich der Allgemeinzustand und Frau B. klagt nun über Schwindel. Nachdem sie zu Hause gestürzt ist, wird sie von der Hausärztin via Notfallstation ins Unispital eingewiesen. Weil der Hb-Wert 63 g/l beträgt, wird sie stationär aufgenommen. Es werden insgesamt 4 Ec-Konzentrate verabreicht. Nach intensiven Gesprächen willigt Frau Berger schließlich in die Operation ein. Geplant ist eine videoassistierte Laparoskopie mit Hysterektomie und Adnexektomie bds. Die Patientin wird am Vortag in der Anästhesiesprechstunde beurteilt. Die Prämedikationsmaske enthält u. a. folgende Einträge:
>
> - AZ/Bewusstsein: V. a. beg. Demenz | St. n cerebrovaskulären Insult 2007 | außer schwerer Hypakusis keine neurol. Defizite
> - Herz/Kreislauf: arterielle Hypertonie, BD 135/65 P: 64, belastbar
> - Leber/Niere: V. a. Harnwegsinfekt
> - Magen/Darm: Kein Reflux
> - Stoffwechsel/Endo: Hyperthyreose, regelmäßige Kontrollen beim HA anamnestisch ok.
> - Diverses: St. n. Mamma-Ca vor >20 J, mehrere AA ohne Probleme
>
> Die Patientin wird als ASA III klassifiziert. Geplant ist eine Intubationsanästhesie mit invasiver arterieller Blutdruckmessung. Das behandelnde Anästhesieteam kennt die Patientin nicht. Es bleibt vor Beginn der Einleitung noch kurz Zeit, um neben der Prämedikationsmaske auch die Einträge des Stationsarztes in der elektronischen Krankengeschichte zu studieren. Dort fällt folgender Eintrag auf: «Pat. hat eine Patientenverfügung, dort REA-Ja, wenn Pat. urteilsfähig ist, REA-Nein, wenn aussichtslose Situation. Nochmals Rea-Status besprochen, Pat. möchte nicht reanimiert werden. Festlegung REA: Nein/IPS: Ja».

Dem Anästhesieteam präsentiert sich im Vorbereitungsraum eine stark schwerhörige Patientin mit einer Zimmerluftsättigung von 87 %. Neben der standardmäßigen Überwachung erfolgt die Einlage eines arteriellen Katheters nach Lokalanästhesie bei der wachen Patientin. Kurz nach Beginn der Einleitung der Allgemeinanästhesie sinkt der Blutdruck (BD) kontinuierlich. Es werden bolusweise Vasoaktiva i. v. gegeben. Weil der BD weiter fällt, wird auch 10-µg-weise Adrenalin injiziert. Der BD erholt sich etwas und es erfolgt die problemlose Intubation. Der BD fällt wieder und es ist weiterhin die Gabe von Vasoaktiva und Volumenboli nötig. Wegen eines persistierenden systolischen Drucks von um die 50 mmHg wird die Patientin knapp eine Minute mechanisch reanimiert. Nach der Etablierung eines Adrenalin- und Noradrenalinperfusors stabilisiert sich die Kreislaufsituation auf tiefem Niveau. Es erfolgt die US-kontrollierte Einlage eines zentralen Venenkatheters. Dabei fällt ein stark erhöhter zentralvenöser Druck auf. Zur weiteren Diagnostik wird eine transösophageale Echokardiographie durchgeführt. Dort zeigt sich eine starke Dilatation des rechten Ventrikels mit eingeschränkter Funktion. Der linke Ventrikel ist leer und hyperkontraktiert. Gemeinsam mit dem Chirurgenteam wird beschlossen, zur weiteren Abklärung eine CT-Untersuchung durchzuführen. Die geplante Operation wird sistiert.

Ein thorakales CT bestätigt die Diagnose beidseitiger zentraler Lungenembolien. Zur weiteren Betreuung wird die Patientin auf die Intensivstation (IPS) verlegt. Dort stellt die Oberärztin die Frage: «Haben wir mit der Reanimation in der Vorbereitung zu viel gemacht»? ◄

14.3 Was ist eine Reanimation und wann beginnt sie?

Die neuesten Richtlinien des European Resuscitation Council von 2021 nennen in der Zusammenfassung des Basic Life Supports (BLS) folgende fünf Punkte: 1) Prüfen der Atmung, 2) Alarmierung des Rettungsdiensts, 3) Thoraxkompression, 4) automatisierten externen Defibrillator (AED) holen lassen, 5) Reanimationskurs besuchen (Olasveengen et al. 2021). Der BLS beinhaltet also in erster Linie die Durchführung der Thoraxkompression und, wenn indiziert, eine Defibrillation eines Kammerflimmerns mit einem AED. Diese beiden Maßnahmen sind es wohl auch, die ein medizinischer Laie unter Reanimation versteht und die ein Mensch, der sich gegen eine Reanimation ausspricht, nicht über sich ergehen lassen möchte. Wir sind deshalb nicht der Meinung, die gelegentlich in Artikeln über die anästhesiologische Betreuung von Patienten mit einem REA-Nein geäußert wird, dass diese keine Allgemeinanästhesie mit Intubation erhalten können (Mohr 1997).

Diese Frage wurde den Assistenzärztinnen und -ärzten der Abteilung Anästhesie eines Universitätsspitals beim Rapport am Nachmittag gestellt: „Wann beginnt für euch eine Reanimation?" Die Teilnehmenden meinten übereinstimmend, dass die Durchführung von Thoraxkompressionen immer der Durchführung einer Reanimation entsprechen. Die Gabe von Vasoaktiva aufgrund eines Blutdruckabfalls allein ist noch keine Reanimation. Aber sie meinten auch, dass die Beantwortung dieser Frage kontextabhängig sei.

14.4 Wie ist die Prognose eines perioperativen Herz-Kreislauf-Stillstands?

14.4.1 Definition

Es existieren unterschiedliche Definitionen des perioperativen Herz-Kreislauf-Stillstands (PHKS). In der Regel wird ein Herz-Kreislauf-Stillstand, der sich nach dem Eintreffen im Operationsbereich und bis zu 24 h postoperativ ereignet, als PHKS gewertet. Der PHKS ist eine eigene klinische Entität, die von Herz-Kreislauf-Stillständen außerhalb eines Krankenhauses sowie von anderen innerklinischen Herz-Kreislauf-Stillständen bezüglich Ätiologie und Prognose abgegrenzt werden muss (Meng et al. 2024). Die Behandlung hingegen ist identisch mit der Behandlung anderer innerklinischer oder präklinischer Herz-Kreislauf-Stillstände, abgesehen von wenigen Spezialfällen mit spezifischen potenziell reversiblen Ursachen. Entsprechend orientiert sich die Akut- wie auch die Postreanimationsbehandlung an den aktuellen Leitlinien des European Resuscitation Council und wird hier nicht näher besprochen (Lott et al. 2021; Nolan et al. 2021; Soar et al. 2021). Im Vergleich zu außerklinischen und anderweitigen innerklinischen Kreislaufstillständen tritt ein PHKS in der Regel beobachtet oder unter kontinuierlichem Monitoring auf (Meng et al. 2024). Infolgedessen ist das Betreuungsteam in der Anwendung von Advanced-Cardiac-Life-Support-Maßnahmen geschult und eine rasche leitliniengerechte Behandlung des PHKS kann unverzüglich beginnen. Bedingt durch das perioperative Setting sind auch reversible Ursachen wie beispielsweise Hypoxie etwas häufiger als bei Herz-Kreislauf-Stillständen außerhalb der perioperativen Phase. Insgesamt resultieren diese spezifischen Umstände in einer deutlich reduzierten Mortalität im Vergleich zu anderen Herz-Kreislauf-Stillständen (Meng et al. 2024).

14.4.2 Epidemiologie

Ein PHKS ist ein sehr seltenes Ereignis mit einer Inzidenz von 3,0—5,6 PHKS pro 10'000 Operationen, wobei bei gewissen Eingriffen (z. B. thorax-herz-chirurgische Eingriffe oder Lebertransplantationen) ein erhöhtes Risiko besteht (Ramachandran et al. 2013; Nunnally et al. 2015; Hur et al. 2017; Kaiser et al. 2020; Smith et al. 2021; Geube et al. 2022). Aus großen Kohortenstudien (Braz et al. 2006; Kazaure et al. 2013; Ramachandran et al. 2013; Nunnally et al. 2015; Hur et al. 2017; Sobreira-Fernandes et al. 2018; Fielding-Singh et al. 2020; Kaiser et al. 2020; Smith et al. 2021; Geube et al. 2022) ist zudem bekannt, dass vor allem Patientinnen und Patienten, die als ASA-Klasse ≥ III (American Society of Anesthesiologists) klassifiziert sind, ein signifikant erhöhtes Risiko für einen PKHS aufweisen (Mayhew et al. 2019). Ältere Patienten mit einem erhöhten Body-Mass-Index (≥ 40 kg/m^2), terminaler Niereninsuffizienz, schweren Elektrolytstörungen, schwerer Herzinsuffizienz mit reduzierter Ejektionsfraktion, pulmonal arterieller Hypertonie oder bereits präoperativ eingeschränktem funktionellem Status sind stärker gefährdet (Braz et al. 2006; Kazaure et al. 2013; Ramachandran et al. 2013; Nunnally et al. 2015; Hur et al. 2017; Sobreira-Fernandes et al. 2018; Fielding-Singh et al. 2020; Kaiser et al. 2020; Smith et al. 2021; Geube et al. 2022).

14.4.3 Ätiologie und spezielle Umstände

Die Ätiologie von PHKS unterscheidet sich deutlich von anderen Herz-Kreislauf-Stillständen durch die speziellen Gegebenheiten des perioperativen Settings (Moitra et al. 2018). Die möglichen Differenzialdiagnosen sind breit, wobei häufig ein Zusammenhang mit dem aktuellen Eingriff oder den damit einhergehenden anästhesiologischen oder intensivmedizinischen Maßnahmen besteht (Anthi et al. 1998; Biboulet et al. 2001; Newland et al. 2002; Kopp et al. 2005; Braz et al. 2006; Ramachandran et al. 2013; Harper et al. 2018; Moitra et al. 2018; Russotto et al. 2021; Downing et al. 2023; Meng et al. 2024; Armstrong et al. 2024). Das können sein:

- Bradykardisierende Maßnahmen oder Medikamente (z. B. chirurgische Manipulationen, Sympathikolyse durch Anästhetika, Betablocker, neuraxiale Anästhesieverfahren)
- Hypoxie (z. B. im Rahmen der endotrachealen Intubation)
- Hypovolämie (z. B. chirurgischer Blutungen oder größerer Volumenverschiebungen)
- Hypervolämie (z. B. inadäquate Therapie mit Kristalloiden)
- Intoxikationen (z. B. intravenöse oder inhalative Anästhetika, Lokalanästhetika, Vasopressoren und Inotropika, Insulin)
- Anaphylaxie (z. B. Antibiotika, Muskelrelaxanzien)
- Lungenarterienembolien (z. B. Thromben, chirurgischer Knochenzement, Gas, Amnionflüssigkeit)
- Elektrolytstörungen (z. B. Hypo-, Hyperkaliämie)
- Metabolische Azidose (z. B. akutes Nierenversagen)
- Long-QT-Syndrom (z. B. Neuroleptika, Makrolidantibiotika, Antiemetika)
- Obstruktiv (z. B. Spannungspneumothorax, Perikardtamponade)
- Perioperativer Myokardinfarkt
- Intrazerebrale Blutungen oder ischämische zerebrovaskuläre Ereignisse

Selbstverständlich ist diese Auflistung nicht abschließend und soll lediglich einen Anhalt bieten für die breite Differenzialdiagnose eines PHKS. Meng et al. haben sich in einer kürzlich publizierten Übersichtsarbeit für einen pragmatischen und pathophysiologisch orientierten Diagnose- und Behandlungsalgorithmus des PHKS ausgesprochen, anhand dessen sich die mögliche Ätiologie eines PHKS rasch eingrenzen und behandeln lassen soll (Meng et al. 2024).

14.4.4 Prognose

Die Prognose eines individuellen Patienten im Falle eines PHKS abzuschätzen, beruht auf klinischer Erfahrung unter Einbezug aller individuellen Parameter des Patienten. Dabei sollten man sich jedoch bewusst sein, dass auch Gesundheitsfachpersonen aus den Bereichen Anästhesie, Intensiv- und Notfallmedizin die Prognose eines Herz-Kreislauf-Stillstandes häufig überschätzen und dies ein wichtiger Prädiktor für oder gegen einen Reanimationsentscheid ist (Amacher et al. 2024).

Ein PHKS hat eine durchschnittliche Überlebensrate bis zur Entlassung aus dem Krankenhaus von 31–35 %, wobei ca. zwei Drittel der Patientinnen und Patienten ein gutes neurologisches Outcome aufweisen (Sprung et al. 2003; Ramachandran et al. 2013; Nunnally et al. 2015; Fielding-Singh et al. 2020). Männer, Kinder <1 Jahr und Patienten >65 Jahre, multimorbide Patienten und PHKS während einer Notfalloperation haben eine deutlich höhere Letalität (Sprung et al. 2003; Fielding-Singh et al. 2020). Die Überlebensrate ist bei den PHKS etwas höher als bei den übrigen innerklinischen Herz-Kreislauf-Stillständen, wo die Überlebenswahrscheinlichkeit bis zur Entlassung bei ca. 27 % liegt, wovon ebenfalls zwei Drittel der Patienten ein gutes neurologisches Ergebnis aufweisen (Virani et al. 2021).

14.4.5 Unterstützung der Entscheidungsfindung bei Herz-Kreislauf-Stillstand

Zur Unterstützung der Entscheidungsfindung in Bezug auf Reanimationsmaßnahmen und der Prognostizierung potenziell aussichtsloser Maßnahmen existiert seit 2013 ein prognostischer Score, der sich auf klinische Daten vor dem Auftreten eines Herz-Kreislauf-Stillstands bezieht, der sogenannte GO-FAR Score (Good Outcome Following Attempted Resuscitation Score). Dieser erlaubt die Abschätzung der Wahrscheinlichkeit eines Überlebens mit gutem neurologischem Ergebnis (Rückkehr ins Berufsleben, evtl. milde kognitive Defizite) im Falle eines innerklinischen Herz-Kreislauf-Stillstands (Ebell et al. 2013). Der Score basiert auf US-amerikanischen Daten und berechnet unter Einbezug von Komorbiditätsfaktoren (u. a. Alter, vorbestehende neurologische Einschränkungen, dialysepflichtige Niereninsuffizienz, Pflegebedürftigkeit) und Faktoren, welche den akuten Hospitalisierungsgrund betreffen (u. a. zerebrovaskulärer Insult, Sepsis, Pneumonie, Katecholamintherapie, respiratorische Insuffizienz) die Überlebenswahrscheinlichkeit für ein gutes neurologisches Ergebnis im Falle eines innerklinischen Herz-Kreislauf-Stillstands. Der Score zeigte in einer kürzlich publizierten Metaanalyse eine gute prognostische Perfomance für die Vorhersage eines guten neurologischen Ergebnisses (Amacher et al. 2022). Im Jahr 2019 erfolgte basierend auf schwedischen Daten die Publikation einer modifizierten Form des Scores (PIHCA: Prediction of Outcome for In-Hospital Cardiac Arrest Score), welcher vor allem die Komorbiditäten als entscheidenden prognostischen Faktor besser abbildet und die Definition des guten neurologischen Ergebnisses breiter definiert (Piscator et al. 2019). Für beide Scores existieren einfach zu bedienende Online-Kalkulatoren,[1] welche eine unkomplizierte Anwendung des Scores erlauben. Zu beachten ist, dass beide Scores nicht explizit für PHKS entwickelt und/oder validiert wurden (Ebell et al. 2013; Piscator et al. 2019; Amacher et al. 2022).

14.5 Was sagen bestehende Leitlinien zum Thema Anästhesie und DNR?

Die American Society of Anesthesiologists ASA entwickelte 1993 die *Ethical Guidelines for the Anesthesia Care of Patients with Do-Not-Resuscitate Orders or Other Directives that Limit Treatment,* die in der Zwischenzeit mehrmals aktualisiert und auch vom American College of Surgeons übernommen wurden.[2] Da es, soweit uns bekannt, keine Übersetzung der Richtlinien auf Deutsch gibt, folgt diese hier:

Diese Leitlinien gelten sowohl für Patienten, die entscheidungsfähig sind, als auch für nicht entscheidungsfähige Patienten, die ihre Präferenzen zuvor geäußert haben.

I. *Angesichts der Vielfalt der Meinungen und Kulturen in der Gesellschaft ist die Kommunikation zwischen den Beteiligten ein wesentliches Element der präoperativen Vorbereitung und der perioperativen Betreuung von Patienten mit einer Patientenverfügung (PV), die keine Reanimation vorsieht, oder mit anderen Anordnungen, die die Behandlung einschränken. Es ist wichtig, die relevanten Inhalte dieser Kommunikation zu dokumentieren.*

II. *Richtlinien, die eine PV oder andere behandlungseinschränkende Verfügungen vor Eingriffen mit einer Anästhesie automatisch außer Kraft setzen, beachten das Selbstbestimmungsrecht des Patienten nicht angemessen und auf verantwortungsvolle ethische Weise. Falls solche Richtlinien existieren, sollten sie überprüft und gegebenenfalls überarbeitet werden.*

III. *Die Durchführung einer Anästhesie beinhaltet notwendigerweise einige Praktiken und Verfahren, die in anderen Bereichen als „Wiederbelebung" angesehen werden könnten. Vor Eingriffen, die eine Anästhesie erfordern, sollten bestehende Verfügungen zur Einschränkung von Wiederbelebungsmaßnahmen (d. h. Nicht-Wiederbelebungsverfügungen und/oder Patientenverfügungen) nach Möglichkeit mit dem Patienten oder dessen Stellvertreter überprüft werden. Bei dieser Überprüfung sollte der Status dieser Verfügungen geklärt oder entsprechend der Präferenzen des Patienten geändert werden. Eine der drei folgenden Alternativen kann in vielen Fällen zu Anwendung kommen:*

---

[1] GO-FAR Score: https://www.gofarcalc.com; PIHCA Score: https://www.imm.ki.se/biostatistics/calculators/pihca/. Zugegriffen 21. Juni 2024.

[2] https://www.asahq.org/standards-and-practice-parameters/statement-on-ethical-guidelines-for-the-anesthesia-care-of-patientswith-do-not-resuscitate-orders. Zugegriffen 21. Juni 2024.

A. **Vollständiger Versuch der Reanimation:** Der Patient oder der benannte Stellvertreter kann die vollständige Aussetzung bestehender Weisungen während der Anästhesie und der unmittelbaren postoperativen Phase beantragen und damit der Anwendung jeglicher Wiederbelebungsmaßnahmen zustimmen, die zur Behandlung von klinischen Ereignissen, die während dieser Zeit auftreten, geeignet sein können.
B. **Begrenzter Wiederbelebungsversuch** in Bezug auf **bestimmte Verfahren:** Der Patient oder sein Stellvertreter kann entscheiden, bestimmte Wiederbelebungsmaßnahmen (z. B. Herzdruckmassage, Defibrillation oder Intubation) weiterhin abzulehnen. Der Anästhesist sollte den Patienten oder den Vertreter darüber informieren, welche Verfahren 1) für die Durchführung der Anästhesie und den geplanten Eingriff unerlässlich sind und 2) welche Verfahren nicht unerlässlich sind und abgelehnt werden können.
C. **Begrenzter Wiederbelebungsversuch** unter **Berücksichtigung der Ziele und Werte** des Patienten: Der Patient oder sein Stellvertreter kann dem Team von Anästhesie und Chirurgie gestatten, nach klinischem Ermessen zu entscheiden, welche Wiederbelebungsmaßnahmen im Kontext der Situation und der vom Patienten angegebenen Ziele und Werte angemessen sind. Einige Patienten möchten beispielsweise, dass alle Wiederbelebungsmaßnahmen eingesetzt werden, um unerwartete Ereignisse zu behandeln, von denen angenommen wird, dass sie schnell und einfach behandelbar sind, dass aber auf die Behandlung von Komplikationen verzichtet wird, wenn dauerhafte Folgeerscheinungen wahrscheinlich sind, wie z. B. neurologische Beeinträchtigungen oder Abhängigkeit von lebenserhaltenden Technologien.
IV. Alle Klarstellungen oder Änderungen der PV sollten in der Krankenakte dokumentiert werden. Wenn der Patient oder der benannte Stellvertreter festlegt, dass der Anästhesist bei der Entscheidung, welche Wiederbelebungsmaßnahmen angemessen sind, sein klinisches Urteilsvermögen einsetzt, sollte die erklärten Ziele und Werte des Patienten sorgfältig dokumentiert werden.

Die Leitlinie des ASA hält unmissverständlich fest, dass eine automatische Aussetzung einer DNR-Order perioperativ ethisch nicht vertretbar ist. Präoperativ muss mit Patientinnen und Patienten gesprochen und geklärt werden, welche der drei Optionen perioperativ gelten soll:

- Festhalten am Wunsch, dass auch perioperativ keine Reanimation durchgeführt werden soll.
- Festlegung, dass bestimmte Verfahren perioperativ nicht durchgeführt werden sollen, z. B. eine Herzdruckmassage.
- Die Teams der Anästhesie und Chirurgie sollen entscheiden basierend auf den Zielen und Werten des Patienten, der Patientin, welche Maßnahmen im Falle eine PHKS angemessen sind.

14.6 Kommunikation und Festlegung des perioperativen Reanimationsstatus bei einem vorbestehenden DNR-Status: Eine gemeinsame Entscheidungsfindung

14.6.1 Vorbereitung auf das Gespräch

Es sollte zum Standard gehören, mit Patientinnen und Patienten, die bereits früher festgelegt haben, dass sie keine Reanimationsmaßnahmen wünschen, im Rahmen des präoperativen Anästhesiegesprächs darüber zu reden, was das während der geplanten Operation bedeutet. Um therapeutische Möglichkeiten und individuelle Präferenzen der Patienten korrekt einschätzen zu können, sollten alle notwendigen Dokumente (z. B. Patientenverfügungen oder Organspendeausweise) vorliegen, damit diese mit den Patientinnen und Patienten besprochen und auf häufig auftretende unklare oder widersprüchliche Inhalte geprüft werden können (Baumann et al. 2023). Oft haben sowohl die Patienten als auch das Behandlungsteam unrealistische Vorstellungen bezüglich der therapeutischen Möglichkeiten einer Reanimation, wie kürzlich in zwei Umfragen unter der Allgemeinbevölkerung und Gesundheitsfachpersonen gezeigt werden konnte (Gross et al. 2023; Amacher et al. 2024).

Im Gespräch sollte geklärt werden, ob der geplante Eingriff bei einem Patienten sinnvoll durchgeführt werden kann, wenn dieser *grundsätzlich* nicht reanimiert werden möchte. Gewisse Eingriffe (z. B. komplexe herzchirurgische Eingriffe beim polymorbiden Patienten oder kathetergestützte Ballonangioplastien im Bereich des Hauptstammes der linken Koronararterie) tragen ein hohes Risiko eines potenziell reversiblen Kreislaufstillstandes, welcher mit einer kurzzeitigen kardiopulmonalen Reanimation inklusive Defibrillation potenziell gut behandelt werden könnte. Zudem kann ein Eingriff, welcher in der Regel eine Intubation erfordert (z. B. Laparoskopie), bei einem Patienten nicht durchgeführt werden, der eine invasive mechanische Ventilation ablehnt.

Die Entscheidung gegen lebenswiederherstellende Maßnahmen (z. B. kardiopulmonale Reanimation oder Intubation) ist nicht gleichzusetzen mit einem expliziten Sterbewunsch des Patienten, sondern ist in der Regel Ausdruck der Präferenz, schwere Hirnschäden oder andere Komplikationen zu vermeiden, und soll so eine Therapie entsprechend den Zielen und Wertvorstellungen gewährleisten (Shapiro und Singer 2019). Ebenso ist der Wunsch, auf eine Reanimation zu verzichten, keinesfalls gleichzusetzen mit einer allgemeinen Ablehnung weiterer Therapien. Es kann sinnvoll sein, gewisse Operationen, die zum Erhalt der Lebensqualität oder der Lebensdauer beitragen (z. B. Gastrostomie oder Schienung der Ureteren) unter Beibehaltung eines Reanimation-Nein-Status durchzuführen (Shapiro und Singer 2019). Dies gilt es, mit den Patientinnen und Patienten zu besprechen und nach fachlicher Aufklärung bezüglich der medizinischen Möglichkeiten deren Präferenz zu klären. Falls gewünscht, sollte dann die Durchführung einer Anästhesie oder einer Operation gewährleistet werden, auch wenn ein DNR-Status perioperativ erwünscht ist. So kann dem medizinethischen Grundsatz des Respekts vor dem Patientenwillen entsprochen werden, ohne eine operative Therapie vorzuenthalten.

14.6.2 Das Gespräch

Für das Arzt-Patienten-Gespräch betreffend Therapielimitationen ist ein geeigneter zeitlicher und örtlicher Rahmen entscheidend. Dies ist im hektischen klinischen Alltag und bei Prämedikationsgesprächen auf der Notfallstation oder im Sprechzimmer nicht immer einfach, sollte aber soweit möglich beachtet werden.

In der modernen patientenzentrierten Medizin stellt die partizipatorische Entscheidungsfindung (Shared Decision Making) bei urteilsfähigen Patientinnen und Patienten den Goldstandard dar. Sie hat zum Ziel, gemeinsam die Vor- und Nachteile der verschiedenen Optionen sorgfältig abzuwägen und anschließend eine gemeinsame Entscheidung zu treffen (Whitney et al. 2004). Das Prämedikationsgespräch ist ein klassisches Beispiel hierfür.

Zu Beginn des Gesprächs wird angekündigt, dass man diese Thematik mit allen Patientinnen und Patienten, die sich in der gleichen oder einer ähnlichen Situation befinden, besprechen würde. Dies entlastet sie und verhindert den Eindruck, dass die geplante Intervention oder das Anästhesieverfahren für die betroffene Person besonders gefährlich sei. Weiter wird darauf hingewiesen, dass gemeinsam entschieden werden soll und die Entscheidung in der Patientenakte dokumentiert wird.

Dann werden die gleichwertigen Optionen aufgezeigt (s. Abschn. 14.4). Dabei werden sowohl die potenziellen Vorteile (häufig deutlich bessere Überlebenschancen und neurologische Ergebnisse als bei anderen innerklinischen Herz-Kreislauf-Stillständen) als auch die potenziellen Nachteile (z. B. hohe Mortalität trotz Reanimation, potenziell Überleben mit schweren neurokognitiven Einschränkungen, Verzicht auf einen schmerzfreien Tod bei palliativen Situationen, iatrogene Schäden durch die Reanimation) einer allfälligen Reanimation sorgfältig diskutiert.

Es kann sinnvoll sein, die Entscheidungskompetenz durch die Verwendung von Entscheidungshilfen („decision aids") zu unterstützen, die komplexe medizinische Sachverhalte bildnerisch darstellen (Stacey et al. 2017). In einer demnächst publizierten multizentrischen randomisierten Studie, welche den Einfluss einer checklistenbasierten Kommunikationsstrategie unter der Zuhilfenahme von Entscheidungshilfen in Form von Cates Plots und bildnerischen Darstellungen von kardiopulmonaler Reanimation und Intensivtherapie untersucht hat, konnte gezeigt werden, dass sich mehr Patientinnen und -Patienten gegen eine Reanimation entscheiden, bei gleichzeitig besserem Wissen bezüglich der Reanimationsmaßnahmen sowie signifikant weniger Unsicherheit in der Entscheidungsfindung.

In einem letzten Schritt werden die besprochenen Punkte gemeinsam mit dem Patienten analysiert und anschließend eine gemeinsame Entscheidung getroffen.

Die Thematisierung von Therapielimitationen generell kann im klinischen Alltag zu emotionalen Diskussionen und Konflikten innerhalb des Behandlungsteams und auch im Gespräch mit Patienten und deren Angehörigen führen. Dies sind häufig komplexe Gespräche, bei denen unter Berücksichtigung der Patientenpräferenzen und der medizinischen Möglichkeiten gleichermaßen medizinische und ethische Grundprinzipien beachtet werden müssen.

14.6.3 Nach dem Gespräch

Wichtig ist, die Vereinbarungen des präoperativen Anästhesiegesprächs inklusive Ziele und Wertvorstellungen der Patientin, des Patienten detailliert festzuhalten, damit sich das Behandlungsteam jederzeit daran orientieren kann. Wenn vereinbart wurde, dass der DNR-Status auch perioperativ vollständig bestehen bleibt, sollte das vorgängig mit dem betreuenden chirurgischen Team besprochen werden.

14.7 Schlussbetrachtung des Fallbeispiels

Die Oberärztin der IPS stellte bei der Übergabe die Frage: «Haben wir mit der Reanimation in der Vorbereitung zu viel gemacht»? Wie ist die Antwort auf diese Frage? Die Patientin wurde etwa eine Minute lang mittels Herzdruckmassage reanimiert bei einem kaum messbaren Druck. Die Patientin wurde reanimiert, obwohl bei ihr ein DNR in der elektronischen Akte verzeichnet war. Das war wohl nicht dem Patientenwillen entsprechend. Zur Entlastung des Teams kann ins Feld geführt werden, dass wohl nicht jedes Team in dieser Situation zur Herzmassage geschritten wäre. Es ist gut möglich, dass der Druck auch ohne Massage wieder angestiegen wäre, wenn man die Wirkung der Vasoaktiva, die schon appliziert waren, abgewartet hätte. Man kann natürlich einwenden, dass die Gabe von hochdosierten Vasoaktiva auch schon eine Form der Reanimation ist.

Warum fällt es einem Anästhesieteam schwer, einen DNR-Entscheid zu akzeptieren? Mitarbeitende der Anästhesie sind durch die tägliche Arbeit trainiert, ein Problem zu identifizieren und dann zu behandeln. Wir fühlen uns sehr unwohl dabei, nichts zu tun, wenn wir ein Problem identifiziert haben (Bishop et al. 2010). Das Team, das die Allgemeinanästhesie schließlich durchführt, kennt die Patientin, den Patienten meist kaum und ist unsicher, wie aktuell und stimmig der DNR-Entscheid wirklich ist (Ewanchuck und Brindley 2006). Es kann Bedenken hinsichtlich der rechtlichen Konsequenzen geben, wenn ein DNR-Beschluss beachtet wird, insbesondere in einem kritischen Notfall, wo Entscheidungen schnell getroffen werden müssen.

Im Fall der Patientin aus dem Beispiel hätte der bestehende DNR-Entscheid auf jeden Fall während der Prämedikationsvisite thematisiert werden müssen. Man hätte die Patientin fragen müssen, ob sie generell keine Reanimationsmaßnahmen wünscht oder ob sie mit kurzzeitigen Maßnahmen einverstanden wäre. Die Antworten auf diese Fragen hätten klar dokumentiert werden müssen. Dann wäre die Sachlage für das Team klar gewesen.

> **Weiterer Verlauf des Falles**
>
> Auf der IPS wurde eine Lysetherapie der pulmonalen Embolien begonnen. Zusätzlich erfolgte durch die interventionelle Radiologie eine superselektive Embolisation einer aktiven Blutung aus der linken A. uterina. Unter Lyse kam es zu einer raschen Erholung der Hämodynamik. Frau B. konnte noch am gleichen Abend problemlos

extubiert und am Folgetag auf Normalstation verlegt werden. Nach mehreren Gesprächen mit der Patientin wurde entschieden, auf die Operation zu verzichten und auch alle anderen Therapien zu beenden. Drei Tage nach dem Ereignis wurde sie in ein Hospiz verlegt. ◄

Fazit
- Auch Patientinnen und Patienten, die nicht reanimiert werden wollen, können operiert werden.
- Eine automatische perioperative Aussetzung eines DNR ist ethisch nicht vertretbar.
- In der präoperativen anästhesiologischen Visite sollte mit Patienten mit einem vorbestehenden DNR besprochen werden, welchen Maßnahmen perioperativ zugestimmt wird. Folgende Optionen kommen in Frage:
  - Auch perioperativ werden keine Reanimationsmaßnahmen erlaubt.
  - Es wird definiert, welche einzelnen Reanimationsmaßnahmen erlaubt oder nicht erlaubt sind.
  - Das anästhesiologische und chirurgische Team wird ermächtigt, perioperativ zu entscheiden, ob eine Reanimation durchgeführt werden soll und welche Maßnahmen sinnvoll sind, wenn der Fall eines Herz-Kreislauf-Stillstands eintritt, gestützt auf die Ziele und Werte des Patienten, der Patientin.
- Die Absprachen sollte in der Krankenakte dokumentiert und mit dem chirurgischen Team besprochen werden. ◄

Literatur

Amacher SA, Blatter R, Briel M, Appenzeller-Herzog C, Bohren C, Becker C, Beck K, Gross S, Tisljar K, Sutter R, Marsch S, Hunziker S (2022) Predicting neurological outcome in adult patients with cardiac arrest: systematic review and meta-analysis of prediction model performance. Crit Care 26(1):382

Amacher SA, Gross S, Becker C, Arpagaus A, Urben T, Gaab J, Emsden C, Tisljar K, Sutter R, Pargger H, Marsch S, Hunziker S (2024) Misconceptions and do-not-resuscitate preferences of healthcare professionals commonly involved in cardiopulmonary resuscitations: a national survey. Resusc Plus 17:100575

Anthi A, Tzelepis GE, Alivizatos P, Michalis A, Palatianos GM, Geroulanos S (1998) Unexpected cardiac arrest after cardiac surgery: incidence, predisposing causes, and outcome of open chest cardiopulmonary resuscitation. Chest 113(1):15–19

Armstrong RA, Cook TM, Kunst G, Kane AD, Kursumovic E, Lucas DN, Nickols G, Soar J, Mouton R (2024) Cardiac arrest in vascular surgical patients receiving anaesthetic care: an analysis from the 7th National Audit Project (NAP7) of the Royal College of Anaesthetists. Anaesthesia 79(5):506–513

Baumann SM, Kruse NJ, Kliem PSC, Amacher SA, Hunziker S, Dittrich TD, Renetseder F, Grzonka P, Sutter R (2023) Translation of patients' advance directives in intensive care units: are we there yet? J Intensive Care 11:53

Biboulet P, Aubas P, Dubourdieu J, Rubenovitch J, Capdevila X, d'Athis F (2001) Fatal and non fatal cardiac arrests related to anesthesia. Can J Anaesth 48(4):326–332

Bishop JP, Brothers KB, Perry JE, Ahmad A (2010) Reviving the conversation around CPR/DNR. Am J Bioeth 10(1):61–66

Braz LG, Modolo NS, do Nascimento P, Jr., Bruschi BA, Castiglia YM, Ganem EM, de Carvalho LR, Braz JR, (2006) Perioperative cardiac arrest: a study of 53'718 anaesthetics over 9 yr from a Brazilian teaching hospital. Br J Anaesth 96(5):569–575

Downing J, Yardi I, Ren C, Cardona S, Zahid M, Tang K, Bzhilyanskaya V, Patel P, Pourmand A, Tran QK (2023) Prevalence of peri-intubation major adverse events among critically ill patients: a systematic review and meta analysis. Am J Emerg Med 71:200–216

Ebell MH, Jang W, Shen Y, Geocadin RG (2013) Development and validation of the good outcome following attempted resuscitation (GO-FAR) score to predict neurologically intact survival after in-hospital cardiopulmonary resuscitation. JAMA Intern Med 173(20):1872–1878

Ewanchuk M, Brindley PG (2006) Ethics review: Perioperative do-not-resuscitate orders – doing 'nothing' when 'something' can be done. Crit Care 10(4):219

Fielding-Singh V, Willingham MD, Fischer MA, Grogan T, Benharash P, Neelankavil JP (2020) A population-based analysis of intraoperative cardiac arrest in the United States. Anesth Analg 130(3):627–634

Geube MA, Hsu A, Skubas NJ, Liang C, Mi J, Knuf KM, Marciniak D, Tong MZ-Y, Duncan AE (2022) Incidence, outcomes, and risk factors for preincision cardiac arrest in cardiac surgery patients. Anesth Analg 135(6):1189–1197

Gross S, Amacher SA, Rochowski A, Reiser S, Becker C, Beck K, Blatter R, Emsden C, Nkoulou C, Sutter R, Tisljar K, Prargger H, Marsch S, Hunziker S (2023) „Do-not-resuscitate" preferences of the general Swiss population: Results from a national survey. Resusc Plus 14:100383

Harper NJN, Cook TM, Garcez T, Farmer L, Floss K, Marinho S, Torevell H, Warner A, Ferguson K, Hitchman J, Egner W, Kemp H, Thomas M, Lucas DN, Nasser S, Karanam S, Kong KL, Farooque S, Bellamy M, McGuire N (2018) Anaesthesia, surgery, and life-threatening allergic reactions: epidemiology and clinical features of perioperative anaphylaxis in the 6th National Audit Project (NAP6). Br J Anaesth 121(1):159–171

Hur M, Lee H-C, Lee KH, Kim J-T, Jung C-W, Park H-P (2017) The incidence and characteristics of 3-month mortality after intraoperative cardiac arrest in adults. Acta Anaesth Scand 61(9):1095–1104

Kaiser HA, Saied NN, Kokoefer AS, Saffour L, Zoller JK, Helwani MA (2020) Incidence and prediction of intraoperative and postoperative cardiac arrest requiring cardiopulmonary resuscitation and 30-day mortality in non-cardiac surgical patients. PLoS ONE 15(1):e0225939

Kazaure HS, Roman SA, Rosenthal RA, Sosa JA (2013) Cardiac arrest among surgical patients: an analysis of incidence, patient characteristics, and outcomes in ACS-NSQIP. JAMA Surg 148(1):14–21

Kopp SL, Horlocker TT, Warner ME, Hebl JR, Vachon CA, Schroeder DR, Gould AB Jr, Sprung J (2005) Cardiac arrest during neuraxial anesthesia: frequency and predisposing factors associated with survival. Anesth Analg 100(3):855–865

Kouwenhoven WB, Jude JR, Knickerbocker GG (1960) Closed-chest cardiac massage. JAMA 173:1064–1106

Lott C, Truhlář A, Alfonzo A, Barelli A, González-Salvado V, Hinkelbein J, Nolan JP, Paal P, Perkins GD, Thies K-C (2021) European Resuscitation Council Guidelines 2021: cardiac arrest in special circumstances. Resuscitation 161:152–219

Mayhew D, Mendonca V, Murthy BVS (2019) A review of ASA physical status – historical perspectives and modern developments. Anaesthesia 74(3):373–379

Meng L, Rasmussen M, Abcejo AS, Meng DM, Tong C, Liu H (2024) Causes of perioperative cardiac arrest: mnemonic, classification, monitoring, and actions. Anesth Analg 138(6):1215–1232

Mohr M (1997) Ethische Konflikte während der Anästhesie. „Do not resuscitate"-Verfügungen im Operationssaal. Anaesthesist 46(4):267–274

Moitra VK, Einav S, Thies K-C, Nunnally ME, Gabrielli A, Maccioli GA, Weinberg G, Banerjee A, Ruetzler K, Dobson G (2018) Cardiac arrest in the operating room: resuscitation and management for the anesthesiologist: part 1. Anesth Analg 126(3):876–888

Newland MC, Ellis SJ, Lydiatt CA, Peters KR, Tinker JH, Romberger DJ, Ullrich FA, Anderson JR (2002) Anesthetic-related cardiac arrest and its mortality: a report covering 72,959 anesthetics over 10 years from a US teaching hospital. Anesthesiology 97(1):108–115

Nolan JP, Sandroni C, Böttiger BW, Cariou A, Cronberg T, Friberg H, Genbrugge C, Haywood K, Lilja G, Moulaert VRM, Nikolaou N, Olasveengen TM, Skrifvars MB, Taccone F, Soar J (2021) European Resuscitation Council and European Society of Intensive Care Medicine guidelines 2021: post-resuscitation care. Intensive Care Med 47(4):369–421

Nunnally ME, O'Connor MF, Kordylewski H, Westlake B, Dutton RP (2015) The incidence and risk factors for perioperative cardiac arrest observed in the national anesthesia clinical outcomes registry. Anesth Analg 120(2):364–370

Olasveengen TM, Semeraro F, Ristagno G, Castren M, Handley A, Kuzovlev A, Monsieurs KG, Raffay V, Smyth M, Soar J, Svavarsdottir H, Perkins GD (2021) European Resuscitation Council Guidelines 2021: basic life support. Resuscitation 161:98–11

Piscator E, Göransson K, Forsberg S, Bottai M, Ebell M, Herlitz J, Djärv T (2019) Prearrest prediction of favourable neurological survival following in-hospital cardiac arrest: the prediction of outcome for In-Hospital Cardiac Arrest (PIHCA) score. Resuscitation 143:92–99

Rabkin MT, Gillerman G, Rice NR (1976) Orders not to resuscitate. N Engl J Med 295(7):364–366

Ramachandran SK, Mhyre J, Kheterpal S, Christensen RE, Tallman K, Morris M, Chan PS (2013) Predictors of survival from perioperative cardiopulmonary arrests: a retrospective analysis of 2524 events from the Get With The Guidelines-Resuscitation registry. Anesthesiology 119(6):1322–1339

Rovas A, Seidel LM, Vink H, Pohlkötter T, Pavenstädt H, Ertmer C, Hessler M, Kümpers P (2019) Association of sublingual microcirculation parameters and endothelial glycocalyx dimensions in resuscitated sepsis. Crit Care 23(1):260

Russotto V, Myatra SN, Laffey JG, Tassistro E, Antolini L, Bauer P, Lascarrou JB, Szuldrzynski K, Camporota L, Pelosi P, Sorbello M, Higgs A, Greif R, Putensen C, Agvald-Öhman C, Chalkias A, Bokums K, Brewster D, Rossi E, Fumagalli R, Pesenti A, Foti G, Bellani G (2021) Intubation practices and adverse peri-intubation events in critically ill patients from 29 countries. JAMA 325(12):1164–1172

Safar P (1996) On the history of modern resuscitation. Crit Care Med 24(2S):3S-11S

Shapiro ME, Singer EA (2019) Perioperative Advance Directives: Do Not Resuscitate in the Operating Room. Surg Clin North Am 99(5):859–865

Smith NK, Zerillo J, Kim SJ, Efune GE, Wang C, Pai SL, Chadha R, Kor TM, Wetzel DR, Hall MA, Burton KK, Fukazawa K, Hill B, Spad MA, Wax DB, Lin HM, Liu X, Odeh J, Torsher L, Kindscher JD, Mandell MS, Sakai T, DeMaria S Jr (2021) Intraoperative cardiac arrest during adult liver transplantation: incidence and risk factor analysis from 7 academic centers in the United States. Anesth Analg 132(1):130–139

Soar J, Bottiger BW, Carli P, Couper K, Deakin CD, Djarv T, Lott C, Olasveengen T, Paal P, Pellis T, Perkins GD, Sandroni C, Nolan JP (2021) European Resuscitation Council Guidelines 2021: adult advanced life support. Resuscitation 161:115–151

Sobreira-Fernandes D, Teixeira L, Lemos TS, Costa L, Pereira M, Costa AC, Couto PS (2018) Perioperative cardiac arrests – a subanalysis of the anesthesia-related cardiac arrests and associated mortality. J Clin Anesth 50:78–90

Sprung J, Warner ME, Contreras MG, Schroeder DR, Beighley CM, Wilson GA, Warner DO (2003) Predictors of survival following cardiac arrest in patients undergoing noncardiac surgery: a study of 518,294 patients at a tertiary referral center. Anesthesiology 99(2):259–269

Stacey D, Légaré F, Lewis K, Barry MJ, Bennett CL, Eden KB, Holmes-Rovner M, Llewellyn-Thomas H, Lyddiatt A, Thomson R, Trevena L (2017) Decision aids for people facing health treatment or screening decisions. Cochrane Database Syst Rev 4(4):CD001431

Virani SS, Alonso A, Aparicio HJ, Benjamin EJ, Bittencourt MS, Callaway CW, Carson AP, Chamberlain AM, Cheng S, Delling FN, Elkind MSV, Evenson KR, Ferguson JF, Gupta DK, Khan SS, Kissela BM, Knutson KL, Lee CD, Lewis TT, Liu J, Loop MS, Lutsey PL, Ma J, Mackey J, Martin SS, Matchar DB, Mussolino ME, Navaneethan SD, Perak AM, Roth GA, Samad Z, Satou GM, Schroeder EB, Shah SH, Shay CM, Stokes A, VanWagner LB, Wang NY, Tsao CW (2021) Heart disease and stroke statistics-2021 update: a report from the American Heart Association. Circulation 143(8):e254–e743

Whitney SN, McGuire AL, McCullough LB (2004) A typology of shared decision making, informed consent, and simple consent. Ann Intern Med 140(1):54–59

Bitte bleiben Sie ruhig liegen! – Probleme und Herausforderungen im Aufwachraum

Susanne Tessmer

Inhaltsverzeichnis

15.1	Einführung	210
15.2	Formen und Aufgaben der postoperativen und postinterventionellen Überwachung	210
15.3	Herausforderung der Leitungsfunktion	211
15.4	Unruhe, Verwirrung und Delir im Aufwachraum	212
15.5	Postoperativer Schmerz und besondere Bedürfnisse chronischer Schmerzpatienten	213
15.6	Der schwierige Patient – Gibt es ihn?	215
15.7	Körperliche Nähe im Aufwachraum	217
15.8	Komplexe Patienten, die nicht auf die Intensivstation verlegt werden können	217
Leseempfehlungen		219

Der Aufwachraum ist Dreh- und Angelpunkt eines Operationsbetriebs. Patientinnen und Patienten werden dort nach unterschiedlichen Operationen oder interventionellen Eingriffen professionell betreut und überwacht. Einige sind noch etwas unruhig und müssen beruhigt werden. Der Alltag der Mitarbeitenden ist auf jeden Fall abwechslungsreich.

S. Tessmer (✉)
Klinik für Anästhesiologie, Universitätsspital Basel, Basel, Schweiz
E-Mail: susanne.tessmer@usb.ch

15.1 Einführung

Die Gesundheit ist der Zustand des vollständigen körperlichen, geistigen und sozialen Wohlbefindens und nicht nur das Freisein von Krankheit und Gebrechen. Der Gesundheitssektor befindet sich aktuell im Wachstum. Gründe hierfür sind die demographische Entwicklung, also das Bevölkerungswachstum und die Alterung, sowie der medizinisch-technische Fortschritt. Zusätzlich hat die materielle Lebenseinstellung dazu geführt, dass der Mensch als reparaturfähig angesehen wird. Dadurch wird der Körper als ein Gut verstanden, das man besitzen kann.

Eine Operation ist ein Eingriff, der die Gesundheit wiederherstellt oder auch lebensrettend sein kann. Nach einem operativen Eingriff kommt der Patient, die Patientin in den Aufwachraum einer klinischen Funktionseinheit zur intensiven Überwachung des Patienten nach Narkose und Operation, zur Behandlung zeitlich begrenzter Rest- und Nebenwirkungen von Anästhetika. Mit Fortschreiten der chirurgischen Behandlungsmöglichkeiten und Verschiebung der Alterspyramide des operativen Patientenkollektivs steigen die Anforderungen an den Aufwachraum ständig.

15.2 Formen und Aufgaben der postoperativen und postinterventionellen Überwachung

Der Aufwachraum (AWR) muss räumlich und apparativ eine lückenlose postoperative Überwachung und optimale Versorgung gewährleisten. Er sollte sich in unmittelbarer Nähe zum Operationsbereich befinden und ausreichend dimensioniert sein. Die fachliche Leitung obliegt der Anästhesie, für operationsbedingte Komplikationen bleibt der Operateur zuständig. Kurze Wege vom AWR zur angegliederten Intermediate-Care-Station (IMC) und Intensivstation sind postoperativ von großer Bedeutung für die Sicherheit der Patienten.

Manche Krankenhäuser bieten zur Verkürzung von Wartezeiten und zur Effizienzsteigerung im OP eine sogenannte Holding Area an. Hier werden Patienten vor der Operation vorbereitet, präoperative Zugänge gelegt, Patienten überwacht und Checklisten abgearbeitet. Die Holding Area trägt zur Steigerung der Patientenzufriedenheit bei und kann das Personal entlasten. Tageschirurgische Patienten werden ebenso wie stationäre Patienten postoperativ im Aufwachraum betreut und über ein Entlassungsmanagement aus der chirurgischen Tagesklinik entlassen.

Auch wenn die Ausleitungs- und Aufwachphase einer Anästhesie bei den meisten Patienten unkompliziert verläuft, muss in der unmittelbar postoperativen Phase die Homöostase der Organfunktionen erhalten oder wiederhergestellt werden. Dies erfordert ggf. Infusions- und medikamentöse Therapien, um die vitalen Funktionen schnell und umfassend zu stabilisieren. Der Aufwachraum fungiert als Puffer zwischen dem Operationsbereich und den peripheren Stationen, wo Entscheidungen zur weiteren Therapie und zum postoperativen Verbleib des Patienten getroffen werden. Diese Pufferfunktion verhindert die unnötige und kostenintensive Verlegung auf die Intensivstation, sofern eine ausreichende Stabilisierung erreicht werden kann.

Die Überwachung beginnt mit einer detaillierten Übergabe des Patienten durch das Anästhesieteam, inklusive Anamnese, Operationsdetails und Anästhesieverlauf. Die Verweildauer im AWR kann je nach Art des Eingriffs, der Operationsdauer, des Anästhesieverfahrens und dem Allgemeinzustand des Patienten variieren. Die postoperative Phase ist kritisch und erfordert eine engmaschige und kontinuierliche Überwachung, um frühzeitig operations- und anästhesiebedingte Komplikationen zu erkennen und zu behandeln.

Das Pflegepersonal übernimmt vielfältige Aufgaben, darunter die unmittelbare postoperative Überwachung und Pflege der Patienten. Diese Bereiche sind eng miteinander verbunden und erfordern sowohl Fachkompetenz als auch Einfühlungsvermögen, um individuelle Bedürfnisse und Komplikationen adäquat zu behandeln. Sie umfasst die Kontrolle der Herz-Kreislauf-Funktion, der Atmung, des Bewusstseinszustands, der Körpertemperatur sowie ggf. vorhandener Verbände, Drainagen, Zugänge und Laborwerte.

Es ist entscheidend, sich nicht ausschließlich auf Monitore und Apparaturen zu verlassen, sondern den Patienten als Individuum wahrzunehmen und zu beobachten. Alle Überwachungs- und Pflegemaßnahmen sowie ärztliche Anordnungen müssen sorgfältig und vollständig dokumentiert werden, um rechtliche Sicherheit zu gewährleisten und den postoperativen Verlauf nachvollziehbar zu machen.

15.3 Herausforderung der Leitungsfunktion

Wenn man in einer leitenden Funktion ist, ist es wichtig, auf den richtigen Umgangston im Team zu achten. Selbst hat man dafür eine Vorbildfunktion. Wer seine Mitarbeiter respektlos behandelt, kann keine ehrliche Kommunikation erwarten. Die zwischenmenschliche Kommunikation ist einer der wichtigsten Faktoren für die Zufriedenheit im Job und die Arbeitsqualität. Mitarbeiter, die sich geschätzt und verstanden fühlen, sind auch bereit, mehr zu leisten. Wichtig an dieser Stelle zu erwähnen ist auch die Wirkung der Kommunikation innerhalb des Teams. Wenn hier etwas nicht stimmt, wirkt das auf Patienten schnell unangenehm und inkompetent. Das Vertrauen in Pflegekräfte kann dadurch geschwächt werden. Durch aktives Zuhören legt man einen Grundstein für gegenseitiges Verständnis. Um ein Gespräch auf der Beziehungsebene zu fördern, ist es wichtig, möglichst auf Augenhöhe zu kommunizieren, eine ähnliche Körperhaltung einzunehmen und Blickkontakt zu halten. In Stimmlage und Sprachtempo sollte man sich auf das Gegenüber einlassen. Erst durch die Betonung verleihen wir Wörtern mehr oder weniger Bedeutung. Im Alltag können sich immer wieder konfliktträchtige Situationen ergeben. Diese entstehen durch Missverständnisse und Fehlinterpretationen oder ergeben sich aus der psychischen Situation der betroffenen Person. Wichtig ist, dies gleich zu erkennen und angemessen zu reagieren. Durch bewusste Kommunikation können sich Pflegefachleute selbst vor negativen Folgen schützen. So kommt es weniger zu Missverständnissen, Erschöpfung und Krankheitsausfällen.

15.4 Unruhe, Verwirrung und Delir im Aufwachraum

Zu Beginn jeder Aufwachphase gibt es Unterschiede in der Vigilanz von Menschen und der Orientierung bezüglich Zeit und Ort. Hier spielen Information und Orientierung, nämlich dass er sich im Aufwachraum befindet und dass die Operation bereits überstanden ist, eine wichtige Rolle. Eine ruhige Atmosphäre, eine einfühlsame Pflegekraft und Zeit geben dem Patienten die Möglichkeit, den Wachzustand gut zu erlangen. Wenn der Patient die Präsenz der Pflegefachperson wahrnimmt und das Gefühl vermittelt bekommt, dass man sich um ihn kümmert und dabei eine optimistische Haltung einnimmt, vermittelt dies Sicherheit. Dazu kann die Rolleneinnahme der Pflegefachperson als eine persönliche Begleitung durch den Aufwachraumprozess gesehen werden. Sie erklärt dem Patienten situativ angepasst, was fortlaufend geschieht. Wichtig ist hierbei, mit dem Patienten jederzeit so zu sprechen, als ob er alles hören und verstehen könne.

Dieser Zustand darf nicht mit dem postoperativen Delir, also dem akuten Verwirrtheitszustand verwechselt werden, welcher auch nach Stunden oder Tagen entstehen kann. Das Erleiden eines Delirs ist multifaktoriell bedingt. Ein entscheidender Risikofaktor ist die zerebrale Vorschädigung häufig bei hochaltrigen Patienten. Müssen sich ältere, kognitiv eingeschränkte Patienten einer Operation unterziehen, so ist eine auf sie und ihre besonderen Bedürfnisse abgestimmte Behandlung unverzichtbar. Eine zeitnahe belastungsstabile Versorgung hat entscheidenden Einfluss auf den weiteren Verlauf und schlussendlich auch auf die Lebensqualität. Eine angemessene Narkoseführung beinhaltet neben der Wahl des adäquaten Narkoseverfahrens (z. B. Regionalverfahren) auch den Verzicht auf bestimmte Medikamentengruppen wie Benzodiazepine.

Die Immobilität durch die Operation sowie die möglichen Nebenwirkungen der Narkose auf die Atmung und mangelhaftes bzw. fehlendes Abhusten stellen neben einer anamnestisch bekannten Vorerkrankung der Lunge des Patienten ein erhöhtes Risiko bereits im Aufwachraum dar. Bei Übernahme des Patienten sollte für eine adäquate Lage des Patienten im Bett gesorgt werden, sodass sich die Lunge bei der Atmung ausreichend ausdehnen kann und nicht behindert wird. Die Schmerzbekämpfung spielt bei der Pneumonie-Prophylaxe ebenfalls eine große Rolle. Ist der Patient schmerzkompensiert, kommt es seltener zu einer Beeinträchtigung der Atmung und es wird der Gefahr von pulmonalen Komplikationen durch eine schmerzbedingte Schonatmung entgegengewirkt. Auch eine atemtherapeutische Anleitung durch das Pflegepersonal wirkt unterstützend. Hierbei werden der Atem und die Wiederherstellung seines natürlichen Rhythmus in den Mittelpunkt der Aufmerksamkeit gestellt. Besonders in akuten Ausnahmesituationen wie postoperativ mit Stress und Schmerzen ist die Atmung hektisch, oberflächlich und schnell. Eine bewusste Atmung reagiert wie ein sensibles Messinstrument auf Gefühle und Gedanken und wirkt sich somit positiv auf das Wohlbefinden aus. Gleichzeitig gibt es dem Patienten die Möglichkeit, seine Situation aktiv zu verändern.

15.5 Postoperativer Schmerz und besondere Bedürfnisse chronischer Schmerzpatienten

Die schmerzmedizinische Versorgung gehört zu den bedeutsamen interdisziplinären Aufgaben der modernen Medizin. Sie verbessert die Lebensqualität, kann den Heilungsprozess beschleunigen, reduziert das Auftreten postoperativer Komplikationen und trägt zu einer ressourcenoptimierten Patientenversorgung bei. Die Therapie akuter Schmerzen beinhaltet die symptomatische Behandlung von akuten Schmerzzuständen, die primär auf eine akute Verletzung oder Erkrankung, ein Operationstrauma oder eine behandlungsbedingte Prozedur zurückzuführen sind. Der akute Schmerz ist ein Warnsymptom, und es gilt das Ursache-Wirkung-Prinzip. Wenn die Ursache eliminiert ist, verschwindet auch der Schmerz.

Das unterschiedliche individuelle Ansprechen auf Schmerzmittel ist unter anderem genetisch bedingt, aber auch vom Stoffwechsel, den Organfunktionen und der Durchblutung abhängig. Das bedeutet, es muss immer das für den Patienten am besten wirksame Schmerzmittel gefunden werden. Im Aufwachraum wird einerseits ein tragfähiges Schmerzkonzept erarbeitet, welches dem Patienten nach seiner Verlegung aus dem Aufwachraum auf der Station zur Verfügung steht, anderseits werden sogenannte Problempatienten erkannt, die mit Standardkonzepten unterversorgt sind.

Neben der Kooperation zwischen Anästhesie und Chirurgen in der operativen Routineversorgung benötigt eine Schmerzbehandlung bei bestimmten Eingriffen oder Indikationen eine Unterstützung durch besondere, auf die Schmerzbehandlung spezialisierte Strukturen, dem abteilungs- und fachübergreifend stationären Schmerzdienst. Postoperative Schmerztherapie ist nicht nur Patientenkomfort, sondern auch die Prävention schmerzbedingter Komplikationen. Gute Schmerzlinderung beschleunigt die Rekonvaleszenz. Sie beschreibt die Zeit nach einer Operation oder Erkrankung, in der der Mensch wieder den Gesundheitszustand und die Kraft erhält, die vor der Erkrankung vorhanden war. Bleibt der Schmerz bestehen oder kehrt ständig wieder, kann man nicht mehr von einer sinnvollen Warn- oder Schutzfunktion des Körpers ausgehen. Zusätzlich führen lang anhaltende Schmerzen zu enormem Schmerzmittelverbrauch (s. auch Kap. 17). Bei dauerhaftem und unkontrolliertem Schmerzmittelgebrauch kommt es zu Nebenwirkungen, und die Aufrechterhaltung von Schmerzen wird begünstigt. Daher ist es wichtig, jene Patienten frühzeitig zu erkennen, welche ein hohes Risiko für eine Chronifizierung aufweisen.

Jeder Mensch ist einzigartig und erlebt die Welt aus seiner subjektiven Wirklichkeit. Er entwickelt im Laufe seines Lebens seine persönlichen und ganz eigenen Strategien im Umgang mit Schmerz. Daher ist das Symptom Schmerz ein multifaktorielles Geschehen. Die Art und Weise, wie wir Schmerzen zeigen und über sie sprechen, wird von frühen Lernerfahrungen bestimmt, die von den jeweiligen kulturellen Werten beeinflusst sind und so z. B. die unterschiedliche Schmerztoleranz bzw. das unterschiedliche Schmerzverhalten von einzelnen Menschen und auch ganzer Volksgruppen erklären. Im allgemeinen Sprachverständnis verbinden wir mit dem Schmerz Erfahrungen des Leidens und der Qual für Körper, Geist und Seele. Der Schmerz ist über das individuelle Erleben hinaus von kulturellen und gesellschaftlichen Normen beeinflusst.

Es ist zu bedenken, dass nur der Betroffene selbst seine Schmerzen empfindet und wir von außen nicht beurteilen können, wie stark der Schmerz wirklich ist. Besonders Menschen mit chronischen Schmerzen haben häufig einen langen Leidensdruck hinter sich, da sie sich im Laufe der Zeit in ihrem Schmerzerleben nicht ernst und verstanden fühlen. Hält die Schmerzerkrankung lange an und bleiben Therapieerfolge aus, so gerät der Mensch in einen Kreislauf von Einsamkeit, Angst, Hoffnungslosigkeit und Depression. Diese Auswirkungen zeigen sich in der postoperativen Phase und stellen in der Ausarbeitung eines tragenden Schmerzkonzeptes eine große Herausforderung für die Anästhesie dar. Die Situation im Aufwachraum wird subjektiv wahrgenommen und interpretiert. Hierbei konstruieren Menschen sich ihre Wirklichkeit bestehend aus Motiven, Einstellungen, Werten und Normen. Außerdem spielen im aktuellen Kontext noch Stimmungen, Hoffnungen und Ängste eine Rolle. Menschen können kommunikative Situationen erleben, in denen sie sachlich verstanden werden, sich aber trotzdem hochgradig unwohl oder missverstanden fühlen. Diese Unstimmigkeit kann eintreten, wenn man zwar in einer Situation funktionieren, sich aber gefühlsmäßig verstellen muss. Wie wichtig hier Empathie ist, zeigt das folgende Beispiel.

Fallbeispiel
Eine 73-jährige Frau kommt nach einer Cholezystektomie zur postoperativen Betreuung in den Aufwachraum. Sie ist wach, orientiert, der Blutdruck hyperton, der Puls tachykard. Sie gibt starke Schmerzen an. Routinemäßig startet die Pflegefachfrau mit einer Basismedikation und gibt zusätzlich ein Opioid. Die Medikamente zeigen nicht die gewünschte Wirkung und so baut die Pflegefachfrau mit Unterstützung der Anästhesie die Schmerzmedikation aus. Zusätzlich beurteilt der Chirurg die Situation bei einer Visite am Bett. Es sind aus chirurgischer Sicht keine Komplikationen zu erkennen und keine diagnostischen Maßnahmen notwendig. Die Pflegefachkraft ist sich der Wirkung der Medikamente sicher und fragt sich, ob sie etwas übersehen hat. Wie durch eine innere Stimme geführt, wechselt die Pflegefachfrau die Seite des Bettes und somit auch ihre eigene Perspektive. Sie beugt sich zu der Patientin herunter und legte die Hand auf ihre. Plötzlich wie aus dem Nichts fängt die Frau an zu weinen. Die Pflegefachfrau bleibt in dieser intimen Situation unterstützend und gibt zu verstehen, dass es gut ist, wie sie sich in ihrer Verletzlichkeit zeigt. Sie zieht sich mit dem Einverständnis der Frau zurück und gibt ihr etwas Ruhe und Privatsphäre. Später, als die Tränen getrocknet sind, fühlt sich die Patientin in der Lage, ihre Gedanken und Gefühle zum Ausdruck zu bringen, und berichtet über den schmerzlichen Verlust ihres Mannes vor 3 Monaten. Sie waren über 40 Jahre verheiratet und zum ersten Mal ist sie in dieser Ausnahmesituation allein. Diese Interaktion wird von beiden Seiten geschätzt und als wertvoll empfunden. Die Patientin kann wenig später kreislaufstabil, schmerzkompensiert und zufrieden den Aufwachraum verlassen. ◀

Neben der systematischen Beobachtung, Einschätzung und Sorgfalt spielen zwischenmenschliche Beziehungen und die Kommunikation im Alltag des Aufwachraums eine entscheidende Rolle. Die Beziehung zwischen Pflegepersonal und Patient ist ein Teil des Fundaments einer guten Betreuung im Aufwachraum und trägt entscheidend zum Genesungsprozess bei. Sprache ist ein Schlüssel für die Gesundheit, Lebenskraft und Freude. Eine gute Kommunikation stärkt das Vertrauensverhältnis und unterstützt die Compliance des Patienten. Emotionale Situationen, Stress und komplexe Probleme können die Kommunikation erschweren. Personen im gesamten Pflegeberuf benötigen neben der Fachkompetenz eine hohe Gesprächskompetenz, um den Kontakt mit Patienten zu gestalten. Viele Pflegehandlungen sind mit verbaler, aber auch nonverbaler Kommunikation verbunden und so wird das Gespräch selbst zur einer Pflegehandlung.

Wie in dem Beispiel gezeigt, kann man einen Menschen mit wenigen Worten aufrichten, trösten oder ermutigen. Nonverbale Kommunikation und Beziehungsebene spielen im Alltag oft eine größere Rolle als der Sachinhalt selbst. Im schnellen und stressigen Alltag wird der Umgangston oft rauer und es fallen schnell Worte, die man später bereut. Kommunikation ist immer eine Interaktion zwischen Menschen, wobei es mit einigen Menschen besser funktioniert als mit anderen. Wichtig ist aber immer, respektvoll im Umgang zu bleiben. Die Grundlage des respektvollen Miteinanders beginnt beim Respekt den eigenen Bedürfnissen und Gefühlen gegenüber. Nur wer die eigenen Bedürfnisse kennt und kommunizieren kann, kann wertschätzend mit den Bedürfnissen anderer umgehen. Wertschätzende Kommunikation bedeutet aber nicht, auf Kritik zu verzichten. Kritik kann wertschätzend sein, wenn sie nicht vorwurfsvoll vorgetragen wird. Aufrichtiges Lob und Anerkennung für geleistete, gute Arbeit sind Balsam für die Seele und fördern sowohl die Arbeitsmoral als auch die zwischenmenschliche Beziehung.

15.6 Der schwierige Patient – Gibt es ihn?

Den schwierigen Patienten, die schwierige Patientin gibt es nicht, jedoch immer wieder schwierige Situationen. Sie entstehen dann, wenn ängstliche, aggressive oder fordernde Patienten auf gestresstes Personal und schwierige Umstände treffen. Patienten befinden sich in einer ungewohnten Umgebung, welche kühl und funktionell eingerichtet ist. Die Angst vor Schmerzen und Komplikationen, das Hingeben in die Hände von Anästhesiefachpersonen und der damit verbundene Kontrollverlust sind Faktoren, die präoperativ schon eine Rolle spielen und sich dann postoperativ im Aufwachraum zeigen. Es sind relevante Faktoren, welche das Wohlgefühl der Patienten beeinflussen. Der Patient, der sich einer Operation unterziehen muss, empfindet diesen Zustand oftmals als sehr belastend. Angst und Stress können sich negativ auf die Behandlung intraoperativ und auf die postoperative Phase auswirken. In der Folge müssen mehr Medikamente und Schmerzmittel verabreicht werden.

Die Patientenbetreuung beginnt mit der Begrüßung und endet mit der Entlassung des Patienten in die Hände der weiter betreuenden Pflegenden. Das In-Beziehung-Treten beginnt, wenn grundsätzliches Interesse am Menschen vorhanden ist und zugleich ein gemeinsames Verständnis von Menschlichkeit existiert. Die Betreuung kann durch professionelle Fürsorge und hohe soziale Kompetenz gestaltet werden. Unter professioneller Fürsorge versteht man das Einbringen von menschlichen Gefühlen und einen persönlichen Umgang. Pflegende werden als fürsorglich gesehen, wenn sie aufmerksam sind und individuell auf den Patienten eingehen. Für den Patienten ist es wichtig, zusichernde und beruhigende Worte zu hören, dass er in guten Händen ist, dass er menschlich, richtig und gut behandelt wird. Ein professionelles Auftreten in verbaler und nonverbaler Hinsicht vermittelt Sicherheit und zeigt die Bereitschaft, sich mit dem Patienten als Individuum auseinanderzusetzen.

Um eine bestmögliche Betreuung des Patienten zu gewährleisten, sollte sich die Pflegeperson ihrer Gedanken, Gefühle und Erfahrungen bewusst sein. Es gibt verschiedene Kategorien von Menschen, welche uns im Alltag begegnen. Sie können jung und gesund sein, sich in einer lebensbedrohlichen Situation befinden, chronisch krank sein oder eine lange Spitalaufenthaltsdauer hinter sich haben. Eines haben all diese Patienten gemeinsam: Sie wurden plötzlich aus einem selbstbestimmten Alltag geholt und müssen sich passiv schwer durchschaubaren Routineabläufen unterwerfen. Patienten erleben ein diffuses Gefühl der Unsicherheit verbunden mit dem Kontrollverlust und dem Ausgeliefertsein. Schon präoperative Stressoren wie Entzug von Nahrung und Wasser, Lärm und Schmerzen, um nur einige zu nennen, können das Gefühl von Angst verstärken. Um professionell mit dieser Situation umgehen zu können, ist es hilfreich, das Problem als gemeinsame Aufgabe zu sehen. Begegnet man dieser Situation mit einem lösungsorientierten Ansatz, so steht nicht Ursache, Schuld und Verantwortung im Vordergrund, sondern die angemessene Bewältigung. Wird in der Kommunikation bewusst auf Menschlichkeit, Empathie, Interesse, Akzeptanz, Echtheit, Respekt und Freundlichkeit geachtet, so beruhigt schon eines dieser Stimmungsbilder im Gespräch den Menschen.

Alte und kranke Menschen sind oft fordernd, da sie versuchen, Angst zu mindern oder zu verstecken. Sie sind einerseits sehr bedürftig, aber auch sehr empfänglich für den heilsamen Impuls von Würde und Menschlichkeit. Zu angstreduzierenden Maßnahmen zählen diese zwei: ein freundliches, empathisches Auftreten der betreuenden Person und das Bestreben, keine Hektik aufkommen zu lassen. Eine willkommen heißende Atmosphäre bei der Begrüßung ist eine wichtige Voraussetzung für die Reduktion von Angst. Das Informationsmanagement hat zum Ziel, mit durchdachten, auf den Patienten abgestimmten Informationen möglichst viele Unsicherheiten des Patienten auszuräumen. Die individuelle Sorge und adäquate Informationsgabe der Pflegenden sowie die Wertschätzung des Patienten fördern das Vertrauen. Der Patient fühlt sich informiert und wertgeschätzt. Das hat zur Folge, dass er sich den Umständen entsprechend fast wie zu Hause fühlen kann, was sich positiv auf die Gefühle von Angst und Ärger auswirkt. Der Patient kann sich beruhigen, wenn die Umgebung als angenehm empfunden wird.

Die Verantwortung ist jedoch hoch, da die Auswirkungen einer misslungenen Kommunikation negative Stimmung, Stress, Überforderung und Hilflosigkeit entstehen lassen. Da der Zeitraum eng ist, zählt im Aufwachraum vor allem die Qualität der Worte. Innerhalb dieser kurzen Zeitspanne kann eine vertrauensvolle Beziehung mit dem Patienten aufgebaut werden. Dieses Vertrauen wird durch Wissen, die Fähigkeiten und die Haltung der Pflegenden gegenüber den Patienten beeinflusst. Der Kontrollverlust durch die Hospitalisation kann mit einem Kontrollgewinn durch gezielten Vertrauensaufbau erzielt werden. Ein weiterer Punkt in der Betreuung von Patienten ist das Aufrechterhalten seiner Hoffnung unter Einbezug seiner Ressourcen und Hoffnungsquellen. Die betreuende Pflegefachkraft kann mit ihrer Haltung und ihrem Wissen diese Hoffnung unterstützen und fördern.

15.7 Körperliche Nähe im Aufwachraum

Körperliche Nähe ist im Zusammenhang mit professionellem Begleiten, Betreuen und Pflegen im Aufwachraum unumgänglich. Dieses Handeln in der Intimsphäre der anderen Person verlangt viel Feingefühl im Wahrnehmen und Einhalten von Grenzen. Die Bereitschaft und Fähigkeit, kontrolliert Beziehungen eingehen zu können, ist ein Zeichen von Professionalität. Die Erholungsphase nach einer Anästhesie ist abgeschlossen, sobald keine Komplikationen vonseiten der vitalen Funktionen mehr zu erwarten sind. Dies kann bereits nach wenigen Minuten oder erst nach einigen Stunden der Fall sein. Die Dauer der erforderlichen Überwachung ist an standardisierte Verlegungskriterien gebunden. In der Regel ist eine weitere anästhesiologische Überwachung nicht mehr erforderlich, wenn folgende Kriterien erfüllt sind. Die Bewusstseinslage, Schutzreflexe, Atmung und Kreislauf sind in einem stabilen Zustand, gleichzeitig ist der Patient schmerzkompensiert, die Wundverhältnisse kontrolliert und es ist keine signifikante Blutung vorhanden.

15.8 Komplexe Patienten, die nicht auf die Intensivstation verlegt werden können

Intensivmedizinische Maßnahmen können im Aufwachraum kurzfristig übernommen werden, wenn davon auszugehen ist, dass sich die postoperative Situation des Patienten nach einer mehrstündigen Überwachung im Aufwachraum so weit stabilisiert hat, dass eine Verlegung in die Intensivtherapieeinheit nicht mehr nötig ist. Die Intensivtherapieeinheit ist eine Betteneinheit für Schwerstkranke, deren vitale Funktionen in lebensbedrohlicher Weise gestört sind und wiederhergestellt bzw. durch besondere Maßnahmen aufrechterhalten werden müssen. Wenn zu erwarten ist, dass der Zustand des Patienten nicht innerhalb weniger Stunden nach der Operation gebessert werden kann, kann ein Patient mit noch vorhandener vitaler Gefährdung auch auf die Intermediate-Care-Station verlegt werden, sofern eine solche Einheit in einem Krankenhaus vorhanden ist. Der Aufwachraum ist als ein Bindeglied zwischen dem Operationsbereich und den peripheren Stationen zu sehen, da hier die Weichen für eine patientenorientierte Weiterbehandlung gestellt werden.

Patienten nach operativen Eingriffen werden immer differenziert behandelt. Tagesabläufe im Operationsbereich unterliegen einem Zeitrahmen und personelle Strukturen im Aufwachraum sind nicht immer flexibel der Situation anzupassen. Damit sich vorhandene personelle Ressourcen nicht erschöpfen, braucht es einerseits Anpassung und Flexibilität in der Verteilung von vorhandenem Personal und anderseits eine engmaschige, zeitlich abgestimmte Betreuung seitens der Anästhesie, um in einem zeitlich vorgegebenen Rahmen therapeutische Maßnahmen durchzuführen, zu beurteilen und anzupassen. Die Notwendigkeit, zu einem passenden Moment eine Entscheidung zu treffen, stellt eine flexiblere, patientenadaptierte und optimale Versorgung sicher.

Fazit

- Patienten im Aufwachraum werden kontinuierlich überwacht bezüglich Herzfrequenz, Blutdruck, Atmung und Sauerstoffsättigung, um Komplikationen frühzeitig zu erkennen und zu behandeln.
- Das medizinische Personal muss in der Lage sein, Schmerzen schnell zu erkennen und angemessen zu behandeln.
- Häufige postoperative Komplikationen wie Übelkeit, Erbrechen, Hypothermie und spezifische chirurgische Komplikationen wie Blutungen müssen prompt erkannt werden.
- Ein postoperatives Delirium sollte frühzeitig erkannt und behandelt werden. Dies erfordert sowohl präoperative Maßnahmen als auch kontinuierliches Monitoring im Aufwachraum.
- Die Betreuung im Aufwachraum beinhaltet auch emotionale Unterstützung und das Schaffen einer beruhigenden Umgebung.
- Eine effektive Kommunikation mit Chirurgen, Anästhesisten und anderen Pflegekräften ist wichtig, um eine umfassende Patientenversorgung zu gewährleisten. Informationen über den operativen Verlauf, mögliche Komplikationen und spezifische Patientenbedürfnisse müssen genau und zeitnah übermittelt werden.
- Aufwachräume können schnell überfüllt sein. Das Personal muss in der Lage sein, Prioritäten zu setzen und effizient zu arbeiten, um allen Patienten gerecht zu werden und gleichzeitig eine hohe Pflegequalität zu gewährleisten. ◄

Leseempfehlungen

Bosse G, Keller N, Fohre B, Konig S, Spies C (2016) Strukturierte Patientenübergaben im Aufwachraum. Anasthesiol Intensivmed Notfallmed Schmerzther 51(2):77–78

Günther U (2023) Delir im Aufwachraum – Frühes Erkennen ermöglicht zügiges Handeln. Anaesthesiologie 72(7):457–458

Hausknecht N, Berwanger U, Conrad D, Kleinschmidt S, Armbruster W (2021) Komplikationen und Notfälle im Aufwachraum. Anaesthesist 70(3):257–268

Hempel CJ, Olotu C (2019) Perioperative Versorgung älterer Menschen. Heilberufe 71(5):40–42

Spezifische Herausforderungen in der Anästhesiepflege

16

Florian Müller

Inhaltsverzeichnis

16.1	Einleitung	222
16.2	Einordnung und Tätigkeiten	222
	16.2.1 Ausbildung und Werdegang	222
	16.2.2 Einsatzgebiete und praktische Auswirkungen im Operationssaal	223
16.3	Evidenzbasierte Praxis (EBP)	226
16.4	Personenzentrierte Pflege	227
16.5	Fallbeispiele aus der Praxis	228
	16.5.1 Fallbeispiel 1 – Ein kommunikatives oder ethisches Problem?	228
	16.5.2 Fallbeispiel 2 – Pflege im Fokus	230
16.6	Schlusswort	232
Literatur		232

Im Gesundheitswesen ist die Pflege eine wichtige Berufsgruppe, welche einen wesentlichen Beitrag zum Wohle der Patienten und Patientinnen leistet. Im hochspezialisierten Bereich der modernen operativen Chirurgie und den damit einhergehenden anästhesiologischen Besonderheiten werden immer wieder neue Situationen auftreten, die ein angepasstes Handeln erfordern. Standards und eine fundierte Ausbildung legen den Grundstein, um sich in diesem Bereich beruflich, aber auch persönlich weiterzuentwickeln. In diesem Kapitel sollen die Hintergründe dargestellt und auf Herausforderungen eingegangen werden, ohne einen Anspruch auf Vollständigkeit zu erheben.

F. Müller (✉)
Klinik für Anästhesiologie, Universitätsspital Basel, Basel, Schweiz
E-Mail: florian.mueller@usb.ch

© Der/die Autor(en), exklusiv lizenziert an Springer-Verlag GmbH, DE, ein Teil von Springer Nature 2025
B. Meyer-Zehnder und T. Girard (Hrsg.), *Bitte bleiben Sie ruhig liegen!*,
https://doi.org/10.1007/978-3-662-69490-9_16

16.1 Einleitung

Auf den stationären Bettenstationen sowie im ambulanten Bereich ergeben sich klar definierte pflegerische Bereiche und Tätigkeiten, welche mit hoher Eigenverantwortung von Pflegefachpersonen durchgeführt werden. Die Anästhesie ist konträr dazu ein medizinischer Bereich, welcher auch von pflegerischen Themen geprägt ist, wie beispielsweise Schmerz, Dekubitus, Lagerung oder Wärmemanagement, den Fokus aber auf die medikamentöse und sichere Begleitung durch den Operationsprozess setzt. Es gilt die Vitalfunktionen während einer Operation im Normbereich zu halten und den gezielten Einsatz von Medikamenten zu nutzen, um eine sichere Anästhesie zu gewährleisten. Der Einsatz von technischen Geräten zur Beatmung oder zum Volumenersatz geht im Operationssaal (OP) über den in anderen Klinikbereichen hinaus und muss erlernt und trainiert werden. Dies erfordert auch ein vertieftes technisches Verständnis sowie eine erweiterte Handlungskompetenz bei der Bereitstellung und Handhabung der Geräte. Gerade diese Aspekte bewegen viele technisch und akutmedizinisch interessierte Pflegende, die Anästhesieweiterbildung anzustreben und sich in diesem hochspezialisierten Umfeld einen interessanten und abwechslungsreichen Arbeitsplatz zu sichern. Im Schweizer Kontext eine sehr hohe Eigenverantwortung gefordert, hier wird die Anästhesieführung in Delegation von Anästhesiepflegenden mit laufender oder abgeschlossener Weiterbildung übernommen.

16.2 Einordnung und Tätigkeiten

Im Folgenden wird zuerst die Grundlage geschaffen, um den Ausbildungsweg hin zum Erwerb des Titels *Dipl. Experte/in Anästhesiepflege NDS HF* in der Schweiz zu verstehen. Im Gegensatz dazu stehen die Fachpflege-Ausbildungen im deutschsprachigen Raum in Deutschland und Österreich, welche hier nicht vertieft erläutert werden. Durch dortige Gesetzgebung und Beschlüsse der zuständigen Berufsverbände sind diese in ihrem Einsatzgebiet und ihren Tätigkeiten stärker eingeschränkt als in der Schweiz. Hier herrscht eine hohe Eigenverantwortung der Anästhesiepflegenden und auch eine weitergehende Delegationsfähigkeit von bestimmten Zuständigkeiten (Becker et al. 2022).

16.2.1 Ausbildung und Werdegang

Die Grundlage für den Erwerb des geschützten Fachtitels *Dipl. Experte/in Anästhesiepflege NDS HF* bildet eine vorangehende Pflegeausbildung. In der Schweiz ist die Anästhesieausbildung kein eigener Studiengang mit Master-Abschluss, was in Amerika, Australien oder vielen skandinavischen Ländern schon länger üblich ist. Die Grundausbildung ist jedoch wie in vielen Ländern aktuell im Wandel. Durch die fortschreitende Akademisierung der Pflege schließen immer mehr Personen ihre Pflegeausbildung direkt auf dem

Bachelor-Niveau an einer Fachhochschule (FH) ab. Die Zunahme dieser Abschlüsse lässt sich im gesamten deutschsprachigen Raum beobachten, hat für die Anästhesieweiterbildung in der Schweiz aber nur indirekte Auswirkungen. Weiterhin kann der Weg über die Höhere Fachschule (HF) gegangen werden, die nach dem Abitur auch einen direkten Einstieg als dipl. Pflegefachperson ermöglicht. Unterschieden werden die Ausbildungen durch vermittelte Inhalte und die Endungen HF/FH. Während der Bachelor-Studiengang einen deutlich höheren theoretischen Teil und damit auch fokussiert akademische Inhalte vermittelt, wird in der HF-Ausbildung der Schwerpunkt auf die Praxis gelegt. Beide Ausbildungen lassen sich dem Bereich der tertiären Bildung zuordnen. Dies ist vor allem in Deutschland in der grundständigen Pflegeausbildung nicht der Fall, bei dem auch mit tieferem Schulabschluss eine Pflegeausbildung begonnen werden kann.

Somit existieren in der Schweiz zwei grundständige Ausbildungswege, um sich für das zweijährige Nachdiplomstudium (NDS) HF zu qualifizieren. Mit mindestens einem Jahr Berufserfahrung im Akutpflegebereich steht dem Einstieg somit nichts im Wege, außer einem geeigneten Praxisort. Das Nachdiplomstudium erfolgt grundsätzlich im dualen Prinzip. Es gibt einen Anbieter für den Theorieteil sowie einen Praxisort, welche nicht zwingend in der gleichen Institution verankert sein müssen. Viele kleinere Kliniken greifen auf kantonale theoretische Ausbildungsorte größerer Kliniken zurück und stellen so den Theorie-Praxis-Transfer sicher und bilden praktisch aus.

Das gesamte Nachdiplomstudium ist durch einen Rahmenlehrplan (RLP) für alle Nachdiplomstudiengänge (Intensiv-, Notfall- und Anästhesiepflege) der OdaSanté, der nationalen Dachorganisation der Arbeitswelt Gesundheit, auf Bundesebene reglementiert. Der RLP schreibt Kompetenzbereiche vor, welche theoretisch vermittelt und praktisch durchgeführt und erlernt werden müssen. Ebenso gibt es Vorgaben der Theorie- sowie begleiteten und unbegleiteten Praxisstunden, die während der 2 Jahre zu absolvieren und nachzuweisen sind. Das Diplomexamen umfasst drei Bereiche: eine schriftliche Diplomarbeit, eine mündliche Prüfung in der Form eines Fachgesprächs zu der vorgelegten Diplomarbeit und eine praktische Prüfung. Für die Anerkennung ausländischer Abschlüsse gibt es ein eigenes Anerkennungsverfahren mit festgelegtem Prozedere und Nachweispflichten der Qualifikationen (OdASanté 2022).

16.2.2 Einsatzgebiete und praktische Auswirkungen im Operationssaal

Der folgende Abschnitt widmet sich der eigentlichen praktischen, alltäglichen Arbeit. Während die Ausbildung der Anästhesiepflege in der Schweiz sehr reglementiert erscheint, so ist das Einsatzgebiet in- und außerhalb des Operationsbereiches doch sehr vielfältig und von vielen Faktoren abhängig.

Logistische Aufgaben, die Bereitstellung und Aufbereitung von Materialien oder verwendeten Geräten sowie Wartung und Instandhaltung von Narkoseeinheiten und weiteren vorhandenen Gerätschaften sind in vielen Bereichen oder Kliniken klar den

Anästhesiepflegenden zugeordnet. Hierbei werden diese häufig von Pflegeassistenten und Pflegeassistentinnen unterstützt, die meist aber nur die Bereiche ohne Patientenkontakt oder technische Geräte bewirtschaften.

Bei der eigentlichen Arbeit, die direkt am Patienten ausgeübt wird, ist eine sehr hohe Bandbreite an Kompetenzen und Fähigkeiten anzutreffen. Die Krankenhäuser in der Schweiz haben einen sehr unterschiedlichen Skill-Grade-Mix an Personal, die in den OP-Bereichen anzutreffen sind. Während Privatspitäler fast ausschließlich mit Fachärzten arbeiten, sind in den Kantons- und vor allem Universitätskliniken auch viele Assistenzärzte vertreten, bedingt durch den Ausbildungsauftrag, sowohl in der Medizin als auch in der Pflege. Somit findet sich in Privatkliniken häufig eine Betreuung durch ein Gespann aus einem meist erfahrenen Facharzt und einem dipl. Experten, einer dipl. Expertin in Anästhesiepflege NDS HF. Konträr dazu wird in Kliniken mit Ausbildungsauftrag häufiger ein Mix aus Fach- und Assistenzarzt oder Facharzt und Anästhesiepflegenden (in Ausbildung oder diplomiert) eingesetzt, teilweise bei komplexeren Patienten als Dreiergespann. Dies ermöglicht wiederum eine umfassendere Betreuung der Patienten und bietet bessere Lern- und Lehrmöglichkeiten.

Diese verschiedenen Konstellationen an Anästhesiepersonal, welches während Operationen für den Patienten Sorge trägt, wirken sich auch direkt auf den Einsatz und die Kompetenzen der Anästhesiepflege aus. Wie im Werdegang beschrieben arbeiten dipl. Experten Anästhesiepflege NDS HF prinzipiell auf Delegation eines Facharztes, Fachärztin Anästhesie, dies aber in manchen Bereichen sehr selbstständig, was häufig auch eine längere Zeitspanne ohne ärztliche Anwesenheit im Operationssaal ergibt. In dieser Zeit sind die Anästhesiepflegenden vollkommen für die Narkoseführung und Sicherheit des Patienten, der Patientin verantwortlich. Dies betrifft sowohl die selbstständige Gabe von Medikamenten in einem gewissen Spektrum als auch die sichere Narkoseführung und Überwachung, sowie Therapie der Vitalfunktionen (SIGA/FSIA 2017).

Das vollständige Tätigkeitsspektrum wurde vom Berufsverband der Schweizer Anästhesiepflegenden (SIGA/FSIA) in den publizierten Standards dargestellt (SIGA/FSIA 2017). Diese basieren auf den internationalen Standards des Welt-Berufsverbands *International Federation of Nurse Anesthetists (IFNA)* und wurden in einer landesweiten Validationsstudie im Schweizer Kontext überprüft (Braun et al. 2019). Sie sollen die Lücke des Rahmenlehrplans in die Praxis schließen, den eigentlichen Tätigkeitsbereich in seinen vielen Facetten aufzeigen und fördern so auch eine internationale Vergleichbarkeit. Alle Kernkompetenzen sind anhand der ebenfalls validierten CANMeds-Rollen (Canadian Medical Education Directives for Specialists) gegliedert und werden detailliert aufgelistet (Herion et al. 2019).

In Abgrenzung dazu ist vor allem in den anderen deutschsprachigen Ländern die selbstständige Arbeitsweise nicht verbreitet und auch gesetzlich nicht verankert. So ist die Anästhesieführung in Deutschland eine nicht delegierbare Tätigkeit, was eine verpflichtende Anwesenheit eines Facharztes während des ganzen Operationsprozesses als Konsequenz mit sich bringt (Münsteraner Erklärung 2005).

16.2.2.1 Kommunikation und Entscheidungsfindung im interdisziplinären Behandlungsteam

Im operativen Setting sind meist viele verschiedene Disziplinen tätig, um Patienten sicher durch den Prozess zu begleiten. Die Fülle an hochspezialisiertem Personal für verschiedene Zuständigkeiten schafft eine Qualitätssteigerung, zugleich aber auch ein nicht zu unterschätzendes Risiko. Während die chirurgischen Disziplinen im OP als Zuweiser fallführend sind, erbringt die Anästhesie meist eine Dienstleistung für den Operationsprozess. Diese geht einher mit der ausführlichen Prämedikation und ganzheitlichen Betreuung sowie der engen Zusammenarbeit und Risikoabschätzung prä-, intra- und postoperativ (Braun et al. 2019; SIGA/FSIA 2017).

Neben der Anästhesie und den Operateuren ist zudem meist die technische Operationsassistenz sowie Lagerungspflege in die Behandlung involviert. Hier ist sichere und effektive Kommunikation ein wesentlicher Bestandteil, der zu einem guten Outcome beiträgt. Sofern gerade kein Facharzt Anästhesie anwesend ist, treten die Anästhesiepflegenden als Partner für die anderen Disziplinen auf und sind somit zu diesem Zeitpunkt Ansprechpartner für das komplette Anästhesieteam. Dieser Umstand wird während des Nachdiplomstudiums trainiert, stellt manche jedoch vor Herausforderungen, da auch kommunikative Skills und in gewissen Situationen auch ein „Speak-Up" verlangt werden. Speak-Up meint hier das gezielte Ansprechen von Situationen oder Handlungen, welche die Patientensicherheit gefährden könnten. Anästhesiologische Probleme müssen darum klar kommuniziert werden, weil sie Einfluss auf das operative Prozedere haben können. Hier kann gerade in größeren Kliniken nicht zwingend zwischen ärztlicher oder pflegerischer anästhesieführender Person unterschieden werden. Durch eine hohe Fluktuation oder häufig wechselnde Teams scheint ein Kenntlich-Machen der Rollen nützlich, damit alle gegenseitig informiert sind, welche Personen mit welchen Kompetenzen anwesend sind. Umso wichtiger scheint eine direkte und zielführende Kommunikation und ggf. niederschwelliges Hinzuziehen des zuständigen Facharztes, der Fachärztin für einen Austausch, zur Problemlösung oder auch zur medizinischen vertieften Beurteilung mit möglicherweise neuen Anordnungen oder Behandlungsvarianten.

Eine Speak-Up-Kultur trägt zu einer erhöhten Patientensicherheit bei, muss aber geübt und aktiv praktiziert werden. Es erfordert Selbstvertrauen und eine gefestigte Persönlichkeit, hat dann aber einen sehr positiven Effekt auf das Outcome für den Patienten und Entscheidungen, welche im Team getroffen werden (Okuyama et al. 2014).

16.2.2.2 Delegation in der Narkoseführung/Patientenbetreuung intraoperativ – Fluch oder Segen?

Die schon zuvor angesprochene selbstständige Durchführung von Allgemeinanästhesien und Betreuung von Patienten mit Regionalanästhesien auf Delegation einer zuständigen fachärztlichen Person stellt das interprofessionelle Anästhesieteam immer wieder vor Herausforderungen. Spezifisch die Anästhesiepflegenden erleben Grenzsituationen, in denen eine genaue Einschätzung des Patientenzustandes nötig ist und eine telefonische oder persönliche Information, ggf. Konsultation der ärztlichen Person stattfinden muss.

Hier spielen eine Vertrauensbasis und das gegenseitige Kennen der individuellen Fähigkeiten, aber auch Bedürfnisse der beteiligten Personen eine wichtige Rolle. Teamtrainings werden in der Literatur für ein erweitertes Rollenverständnis empfohlen und tragen zu einer besseren Patientensicherheit und damit auch zu einem besseren Outcome und gesteigerter Qualität der Dienstleistungen bei (Wacker und Kolbe 2014).

16.3 Evidenzbasierte Praxis (EBP)

Der Beginn der Pflege als Profession wird häufig am Wirken von Florence Nightingale im 18. Jahrhundert verortet. Manche Wissenschaftler erkennen hier auch schon die ersten Formen einer evidenzbasierten Praxis, die sicher in der Pflege historisch gesehen eher auf Tradition und Ritualen beruht als auf erforschtem empirischem Wissen (Mackey und Bassendowski 2017).

In der Gegenwart hat die fortschreitende Professionalisierung der Pflege auch zu einem eigenen Forschungsfeld der Pflegewissenschaft geführt. Kennzeichen hierfür sind auch im deutschsprachigen Raum die flächendeckende Einführung von Bachelor- und Master-Studiengängen. Die Pflege durchläuft hier einen Änderungsprozess und kennzeichnet sich als Wissenschaft, die sich vieler anderer klassischer Felder bedient. Handlungswissenschaft ist ein häufig verwendeter Begriff, der den praktischen Aspekt gut mit den theoretischen Ansätzen vereint.

In der Anästhesiepflege tragen mehrere Umstände zu einer fortschreitenden Professionalisierung und der evidenzbasierten Praxis bei. Zum einen wird die enge Zusammenarbeit mit dem ärztlichen Personal häufig als bereichernd erlebt. Erfahrungen und Situationen werden im Anästhesieteam auf einem fachlich hohen Standard besprochen. Hier werden medizinische Kenntnisse und die Auseinandersetzung mit Literatur und aktuellen Studien vorausgesetzt. Dies weckt bei vielen Anästhesiepflegenden Lust, sich auch selbst mit Zusammenhängen auseinanderzusetzen und sich, nicht zuletzt mittels moderner Medien, zu informieren.

Das Konzept der EBP ist Bestandteil der Ausbildung und im Rahmenlehrplan verankert und wird somit auch während des Nachdiplomstudiums vermittelt. Die Forderung, speziell auch von Krankenkassen und anderen Verbänden, einer evidenzbasierten Behandlung schafft einen Rahmen für die jeweilige Klinik, ihren Mitarbeitenden die Vorgabe einer aktiven Auseinandersetzung mit der Thematik abzuverlangen.

Somit ist auch wissenschaftliches Arbeiten längst nicht nur eine Aufgabe von Pflegeexperten mit akademischem Abschluss, sondern mittlerweile bei vielen Pflegenden angekommen. In den kommenden Jahren werden immer mehr grundständig ausgebildete Pflegende auf Bachelor-Niveau direkt von einer Fachhochschule auf den Bettenstationen anzutreffen sein. Dieser Umstand findet sich in den Nachdiplomstudiengängen wieder, was zusätzliche Herausforderungen, aber große Chancen mit sich bringt (Panfil 2022).

16.4 Personenzentrierte Pflege

Entwickelt in Großbritannien, aber mittlerweile in ganz Europa angekommen, ist das Konzept der personenzentrierten Pflege in der Schweiz in vielen Kliniken etabliert und dient gemeinsam mit der Methodologie der Praxisentwicklung einer kontinuierlichen Weiterentwicklung der Pflege (McCormack und McCance 2016).

Die drei großen deutschsprachigen Universitätskliniken der Schweiz sind dem iPDc-Netzwerk (International Practice Development Collaborative) angeschlossen. Durch das europaweite Netzwerk besteht ein reger Austausch, zudem werden Basisseminare zum Thema veranstaltet. Die Plattform *Foundation of nursing studies*,[1] liefert wertvolles Material für Pflegeexperten und Abteilungsleitungen. Sie will einen Rahmen schaffen, um das Erlebnis der Pflege von Patienten zu stärken und Pflegende zu unterstützen, auch im Sinne einer evidenzbasierten Praxis.

Am Universitätsspital Basel sind alle Pflegeexperten durch die Abteilung Praxisentwicklung vernetzt und haben hier eine Austauschplattform, in denen Themen der Praxisentwicklung in Workshops vertieft und gefestigt werden. Die Anwendung der Ressourcen sowie verschiedener Methoden und Instrumente der Methodologie soll den Pflegenden in allen Bereichen dienen und die kontinuierliche Entwicklung vorantreiben (Grossmann et al. 2018).

„Facilitation" ist hier ein prägendes Stichwort, Lern- und Lehrsituationen bewusst zu gestalten. Im Gegensatz zum klassischen Anleiten, Ausbilden oder Begleiten besteht hier der Unterschied im Bewusstsein und der kritischen Reflexion der Zusammenarbeit im Lernverhältnis. Diese Methode erfordert ein Verständnis beider Seiten, hat aber den Vorteil, dass sie weitaus effektiver und nachhaltiger Wissen und Handlungen vermittelt.

Die personenzentrierte Praxis ist hier keineswegs ein Zustand, der zu einem bestimmten Zeitpunkt erreicht ist, sondern versteht sich als Vision bzw. Prozess, welcher gemeinsam beschritten wird. Im Mittelpunkt des Frameworks stehen personenzentrierte Ergebnisse und eine gesundheitsförderliche Kultur. Um dies zu erreichen, sollen fünf Prozesse angewandt werden: ganzheitliches Arbeiten, mit Werten und Überzeugungen der Person arbeiten, sich authentisch einbringen, gemeinsam Entscheidungen treffen und professionell sorgend präsent sein. Diese Prozesse können bewusst beeinflusst werden, auf der Abteilungs- oder Klinik- sowie der persönlichen Ebene der Mitarbeitenden. Allein das Bewusstsein hierfür schafft schon einen Rahmen, mittels dem Pflege weiterentwickelt werden kann (McCormack und McCance 2016).

Die fünf genannten Prozesse finden sich auch in der Arbeit der Anästhesiepflegenden wieder. Was hier konzeptuell als Hilfe und Möglichkeit benannt ist, stellt aber gleichzeitig eine Herausforderung im Arbeitsalltag dar. Gerade im von Notfallsituationen geprägten Anästhesiebereich liegt der Fokus häufig auf der akutmedizinischen Betreuung.

---

[1] https://www.fons.org. Zugegriffen 28. Juni 2024.

Trotzdem ist es essenziell, wie diese gestaltet wird. Leitungspersonen sind hier herausgefordert, ständig einen Blick für die Prozesse zu haben und diese bewusst in der Führung zu gestalten. Zudem ist eine Offenheit der Mitarbeitenden für die Methodologie und das Konzept sowie Kenntnisse von diesem ein zentraler Baustein der Methodologie.

16.5 Fallbeispiele aus der Praxis

Die hier beschriebenen Fallbeispiele wurden erlebt, dokumentiert und durch anschließende Fallbesprechungen mittels der vorhandenen Unterlagen und Anästhesieprotokolle oder der nochmaligen Befragung der involvierten Personen aufbereitet (s. Kap. 19).

Die Fallbeispiele stammen aus einer Universitätsklinik in der Schweiz und orientieren sich an den dortigen Zuständigkeiten und strukturellen Individualitäten sowie Kompetenzen der Anästhesiepflegenden, welche im interdisziplinären Behandlungsteam interagieren.

16.5.1 Fallbeispiel 1 – Ein kommunikatives oder ethisches Problem?

Fallbeispiel

Eine 78-jährige Patientin wird mit Verdacht auf einen Myokardinfarkt bei akutem retrosternalem Schmerz in den Schockraum eingeliefert. Im Schockraum anwesend sind die kompletten Teams der Notfallstation sowie der Anästhesie, vertreten mit je einer Pflegefachperson, einer Assistenzärztin sowie fachärztlichen Person.

Die Patientin erreicht den Schockraum in einem sehr schlechten Allgemeinzustand, sie ist hypoton, und auch mit maximal aufgedrehtem Sauerstoff via Maske ist nur eine knappe Oxygenation zu erzielen. Das Bewusstsein ist kaum verändert, es wird ein GCS von 15 festgestellt. Sie wirkt klar und orientiert, kann korrekte Angaben zu ihrer Person, der Zeit und dem Ort geben und beschreibt, wenn auch etwas kurzatmig, das Auftreten und Ausmaß der Symptome detailreich. Das initiale EKG zeigt keine Auffälligkeiten, daher wird entschieden, mit Verdacht auf Lungenembolie ein CT-Thorax durchzuführen. In diesem zeigt sich eine ausgeprägte thorakale Aortendissektion. Hierauf wird der gefäßchirurgische Dienstarzt hinzugezogen, der eine Operationsindikation stellt. Die Patientin, mit der eine Kommunikation noch möglich ist, lehnt aber eine operative Versorgung vehement und bewusst ab. Dies wird im gesamten Team, aufgrund der Einschätzung aller über die Urteilsfähigkeit der Patientin akzeptiert, auch nach Aufklärung durch den Chirurgen über eine mögliche letale Folge der Entscheidung. Die Patientin wird in einem palliativen und Best-Care-Setting von der Notfallstation auf eine periphere Bettenstation ohne weiteres Monitoring verlegt. Eine Patientenverfügung ist nicht vorhanden. Es wird versucht werden, Angehörige zu erreichen, um einen Abschied zu ermöglichen.

Nach etwa 5 Stunden, am frühen Nachmittag, wird die Patientin als dringlicher Notfall für eine operative Versorgung des Aneurysmas aufgeboten. Die OP-Koordination involviert für die Durchführung der Anästhesie die Anästhesiepflegende, welche am Vormittag in den Fall involviert war. Diese zeigt sich sichtlich irritiert über die Entscheidung, die Operation nun doch durchzuführen. Es stellen sich viele Fragen, die auch der verantwortliche Facharzt der Anästhesie (FA) nicht beantworten kann. Da nach einem kurzen Briefing zwischen den beiden Personen die Patientin schon in den OP gebracht werden soll, wird auf einen Consent für die Anästhesie bei dringlicher Indikation durch die Chirurgen verzichtet. Der FA versucht aber, den Chirurgen telefonisch zu erreichen, dieser lehnt am Telefon aber jegliche Diskussion über den Fall ab und besteht auf einen sofortigen Transport der Patientin in den OP-Bereich.

Die Patientin zeigt sich bei Ankunft in einem noch schlechteren Allgemeinzustand als bereits am Vormittag, die Vitalparameter sind sehr instabil und es wird eine ausgeprägte Somnolenz festgestellt. Es kann keine Kommunikation mehr mit der Patientin stattfinden. Nach einem kurzen Telefonat des FA mit dem behandelnden Chirurgen erfährt dieser, dass die Angehörigen erreicht wurden und diese telefonisch auf eine Operation bestanden haben. Da die Patientin im Verlauf nicht mehr fähig war, sich zu äußern, habe er mit den Angehörigen entschieden, die Operation durchzuführen.

Es wird danach mit der Anästhesieeinleitung begonnen, die sich wie erwartet als sehr anspruchsvoll herausstellt. Trotz erweitertem invasivem Monitoring und einer hochdosierten Katecholamin-Therapie können Normwerte der Vitalparameter nur knapp erreicht werden. Intraoperativ werden eine Massentransfusion sowie eine ausgeprägte Gerinnungskorrektur notwendig. Die Operation wird nach knapp zwei Stunden bei aussichtsloser operativer Versorgung sowie einer unzureichenden Kreislaufsituation bei maximal ausgebauter Katecholamin- und Volumentherapie eingestellt. Die Patientin verstirbt noch im Operationssaal. ◄

Für die Anästhesiepflegende ergaben sich aus diesem Fall folgende Fragen:

- Wie war die Urteilsfähigkeit der Patientin einzuschätzen?
- Patientenwunsch im Kontrast zum Wunsch der Familie: Wem soll mehr Gewicht geschenkt werden?
- Entscheidung von Chirurgie versus Anästhesie: Wäre mehr Kommunikation mit dem ganzen Behandlungsteam sinnvoll gewesen?

Nicht alle Fragen konnten in einer anschließenden retrospektiven ethischen Fallbesprechung vollumfänglich geklärt werden. Für die Anästhesiepflegende war aber eine Aussprache und Klärung bestimmter Umstände, die zu der Operationsentscheidung geführt haben, sehr wichtig und sie beschrieb dies als hilfreich für ihren persönlichen Verarbeitungsprozess.

Fazit zum Fallbeispiel
Kommunikative Aspekte sind häufig Auslöser für ethische Fragestellungen, aber auch für ein persönliches ungutes Gefühl der Involvierten. Dieses Beispiel zeigt, wie ein Mangel an Informationen für ein Behandlungsteam zu einer belastenden Situation werden kann. Auch bei einer dringlichen Indikation für eine Operation scheint eine kurze interprofessionelle Besprechung aller involvierten Disziplinen sinnvoll zu sein; gerade dann, wenn bei einer Fachperson Zweifel am Erfolg oder der Sinnhaftigkeit der Behandlung bestehen. Hier ist die Möglichkeit zum „Speak-Up" wichtig, genauso wie ein Arbeitsumfeld, das dieses fördert. Durch eine Verbesserung der interprofessionellen Kommunikation kann somit ein Mehrwert für die Patienten, aber auch für alle behandelnden Personen resultieren (Grace und Uveges 2022).

16.5.2 Fallbeispiel 2 – Pflege im Fokus

Im Normalbetrieb einer Klinik, ohne Ferienzeit oder Krankheitswelle, zu den üblichen Hauptzeiten des OP-Betriebs sind meist geregelte Verhältnisse anzutreffen. Mit ausreichend Personal kann im elektiv geplanten Operationsprogramm auch ein Notfall dazwischen eingeplant werden, ohne dass das System an seine Kapazitätsgrenzen stößt.

Fallbeispiel
Wir befinden uns mitten in der Nacht und es ist ein Feiertag im Dezember. Während das Personal, das sich im Bereitschaftsdienst befindet (in diesem Fall ein komplettes Anästhesieteam bestehend aus Facharzt, Arzt in Weiterbildung und Anästhesiepflege) zu Hause bei den Feierlichkeiten ist, geht es im Operationssaal der Klinik bereits zu Beginn des Nachtdienstes um 22.00 Uhr sehr turbulent zu.

Der Operationsbetrieb in der Nacht der betreffenden Klinik ist auf eine Spur ausgelegt, zusätzlich kann ein hochakuter Notfall parallel versorgt werden. Im Verlauf des Nachtdienstes spitzt sich die Situation zu, es werden immer mehr dringliche Notfälle angemeldet und das Dienstteam entscheidet sich, die Bereitschaftsdienste aufzubieten. Zu diesem Zeitpunkt werden parallel bereits drei Eingriffe mit direktem Einbezug der Anästhesie durchgeführt. Die zuständige Fachärztin (FÄ) ist somit sehr ausgelastet und unmittelbar nach dem Aufgebot des zusätzlichen Personals wird ein Patient der Intensivstation zur sofortigen operativen Versorgung bei abdominellem Kompartment unter hochausgebauter Vasoaktivatherapie angemeldet. Nach kurzer Akteneinsicht zeigt sich hier eine Isolationssituation aufgrund eines multiresistenten Erregers, was die Situation zusätzlich ausreizt und spezielle Arbeitsweisen erfordert. Das System stößt hier auch mit dem zugezogenen zusätzlichen Personal an seine Kapazitätsgrenzen.

Die Konstellation hat zur Folge, dass schon zu Beginn des Nachtdienstes die beiden anwesenden Anästhesiepflegenden in vielen Situationen selbstständig arbeiten und Entscheidungen treffen müssen. Die FÄ ist zwar telefonisch erreichbar, aber aufgrund der vielen Anmeldungen und parallel stattfindenden Eingriffe auch nicht immer sofort verfügbar.

In einem Debriefing, welches mit dem noch anwesenden Team am Ende der Schicht durchgeführt wird, lobt die FÄ die hohe Selbstständigkeit der Pflegenden, ohne die das hohe Patientenaufkommen sowie auch die Intensität der Fälle nicht machbar gewesen wäre. Beide Pflegenden nehmen das Lob an, stellen sich aber persönlich einige Fragen und tauschen sich noch bilateral aus. ◄

In der Nachbearbeitung des Falls kommen folgende Fragen auf:

- Hohe Selbstständigkeit: Ist die übertragene Verantwortung zumutbar?
- Sind die Kompetenzen überschritten worden und war dies eventuell vermeidbar und falls ja, durch welche Maßnahmen?
- Gibt es Handlungsempfehlungen für Überlastungssituationen?
- Wie hätte anders reagiert oder sogar agiert werden können?

Eine Aufarbeitung des Erlebten wurde von den zwei Anästhesiepflegenden zusammen mit der Abteilungsleitung Pflege durchgeführt. Diese hat die Überlastungssituation des Dienstes mitbekommen und eine aktive Auseinandersetzung eingefordert.

Gemeinsam wurden folgende Problem- und Lernfelder identifiziert:

- Abgrenzung bei Überlastungssituationen
- Kompetenzen wahrnehmen bei Abwesenheiten der ärztlich zuständigen Person
- Speak-Up trainieren und aktiv anwenden
- Persönlicher Umgang mit Verantwortung gegenüber Patienten und Team
- Aktives Einfordern eines Debriefings/Feedbacks direkt im Anschluss an Situation

Fazit zum Fallbeispiel
Im Kontext des schweizerischen Gesundheitssystems ist vor allem der Anästhesiebereich ein Ort mit hohem dynamischem und flexiblem Umfeld und Arbeitsbedingungen. Das hohe Ausbildungsniveau der dipl. Expertinnen und Experten Anästhesiepflege NDS HF lässt eine Delegation verschiedener Tätigkeiten im perioperativen Prozess zu. Es braucht aber klare Strukturen und Zuständigkeiten innerhalb der Institution, um gegenseitiges Verständnis für die Erwartungen, aber auch Bedürfnisse der anderen Berufsgruppe zu haben.

Überlastungssituationen sind auch in der Literatur beschrieben mit einer manchmal leichtfertigen Übertretung bestimmter Kompetenzen und Zuständigkeiten, sowohl von den handelnden als auch den delegierenden Personen (Boll 2013). Das Verständnis hierfür und das Wissen um diesen Umstand kann schon dazu führen, dass bestimmte Handlungen, aber auch Anweisungen bewusster getroffen werden. Speak-Up sowie ein strukturiertes Debriefing können und sollen trainiert werden und tragen zu einem verbesserten Outcome und Teamverhalten auch in zukünftigen Situationen bei (Arriaga et al. 2019).

16.6 Schlusswort

Anästhesiepflegende arbeiten im akutmedizinischen Bereich in einem Spannungsfeld, welches Herausforderungen mit sich bringt. Der Kontext des Gesundheitssystems, die gesetzlichen und regulatorischen Vorgaben sowie das Wissen darüber sind essenziell, um sich in seinem Berufsfeld professionell zurechtzufinden und entsprechend agieren zu können. Fundament des Berufes sollte eine strukturierte und regulierte Ausbildung sein sowie Vorgaben der zuständigen Institution oder Berufsverbände auf Landesebene über Kompetenzbereiche und klare Verantwortlichkeiten.

Neben der Aus- und Weiterbildung sind eine kontinuierliche Fortbildung und Teamtrainings wichtig und können zu besser erlebten Team- und Patientensituationen führen. Fachliche Skills und Wissensvermittlung sollten ebenso wie Soft Skills (z. B. Kommunikation, Führung oder Teamwork) im Fokus stehen. Hier sind Kliniken und Abteilungen gefragt, dies auf institutioneller Ebene anzubieten und so an der kontinuierlichen Entwicklung des Personals, aber auch des Berufsbildes mitzuarbeiten. Ethische Fallbesprechungen können zu einem besseren Verständnis von erlebten Situationen beitragen oder andere nicht primär ethische Problemfelder oder Herausforderungen identifizieren.

Eine evidenzbasierte Praxis ist aus der heutigen Arbeitswelt nicht mehr wegzudenken und sollte sowohl im persönlichen Arbeiten als auch in klinikinternen Standards verankert sein. Methodologien wie die Praxisentwicklung mit einer personenzentrierten Praxis als Vision und Ziel sind hilfreich und können durch verschiedene Methoden unterstützen und die Teamkultur, Arbeitsplatzorganisation und gezielt Pflegehandlungen und Tätigkeiten verbessern. Mit dem Einzug der Pflegewissenschaft und damit immer neu generiertem Wissen und einem Konzept zu dessen Implementierung ist eine kontinuierliche Entwicklung sichergestellt für eine Zukunft der Anästhesiepflege, welche den spezifischen Herausforderungen professionell gegenübertreten kann.

Literatur

Arriaga AF, Sweeney RE, Clapp JT, Muralidharan M, Burson RC 2nd, Gordon EKB, Falk SA, Baranov DY, Fleisher LA (2019) Failure to debrief after critical events in anesthesia is associated with failures in communication during the event. Anesthesiology 130(6):1039–1048

Becker P, Gebhardt S, Losch M, Scheer A, Schiller B, Stolecki D, Ullrich L (2022) Anästhesie kann nicht jeder! intensiv 30(04):212–217

Boll M (2013) Strafrechtliche Probleme bei Kompetenzüberschreitungen nichtärztlicher medizinischer Hilfspersonen in Notsituationen. Springer, Berlin, Heidelberg

Braun A, Ries Gisler T (2019) Bosshart K (2019) Validierte Standards Anästhesiepflege: Umfrageergebnisse aus der Deutschschweiz. Anästh J 3:10–11

Grace PJ, Uveges MK (2022) Nursing ethics and professional responsibility in advanced practice. Jones & Bartlett Learning, Burlington

Grossmann FF, Schäfer UB, van Lieshout F, Frei IA (2018) Personenzentriert pflegen am Universitätsspital Basel. Padua 13(1):7–12

Herion C, Egger L, Greif R, Violato C (2019) Validating international Can MEDS-based standards defining education and safe practice of nurse anesthetists. Int Nurs Rev 66(3):404–415

Mackey A, Bassendowski S (2017) The history of evidence-based practice in nursing education and practice. J Prof Nurs 33(1):51–55

Lay R (2004) Ethik in der Pflege. Schlütersche Verlagsgesellschaft, Hannover, Ein Lehrbuch für die Aus-, Fort- und Weiterbildung

McCormack B, McCance T (2016) Person-centred practice in nursing and health care: theory and practice. Wiley, Chichester

Münsteraner Erklärung (2005) Gemeinsame Stellungnahme des BDA und der DGAI zur Parallelnarkose. intensiv 13:75–76

OdASanté (2022) Rahmenlehrplan NDS HF AIN. https://www.odasante.ch/fileadmin/odasante.ch/docs/Hoehere_Berufsbildung_und_Hochschulen/AIN/Rahmenlehrplan_NDS_HF_AIN.pdf. Zugegriffen 29. Juni 2024

Okuyama A, Wagner C, Bijnen B (2014) Speaking up for patient safety by hospital-based health care professionals: a literature review. BMC Health Serv Res 14:1–8

Panfil E (2022) Wissenschaftliches Arbeiten in der Pflege. Lehr- und Arbeitsbuch für Pflegende. Hogrefe, Bern

SIGA/FSIA (2017) Standards Anästhesiepflege Schweiz. https://siga-fsia.ch/wp-content/uploads/3standards-anaesthesiepflege-schweiz.pdf. Zugegriffen: 29. Juni 2024

Wacker J, Kolbe M (2014) Leadership and teamwork in anesthesia – making use of human factors to improve clinical performance. Trends Anaesth Crit Care 4(6):200–205

Wo tut es denn wirklich weh?

Gedanken, Anekdoten und Meinungen aus dem Alltag eines Schmerzarztes

Wilhelm Ruppen

17

Inhaltsverzeichnis

17.1	Präambel: Schmerz als psychosomatisches Konstrukt	236
17.2	Schmerz in Abhängigkeit von meinem Curriculum	236
17.3	Wo tut es denn wirklich weh: Schmerz als Kommunikation	236
17.4	Journalisten und Juristen sind gefährlich... Ärzte aber auch	239
17.5	Der Arzt als Beschützer des Patienten am Beispiel der Opioide	240
17.6	Von Patienten und Kunden	242
17.7	Eindrückliche Patientenbeispiele	243
17.8	Von Medizinern und Ärzten – Was braucht es nun genau?	243
Literatur		244

Lustiges. Nachdenkliches. Trauriges. Dramatisches. Ärgerliches. Bedenkliches. Fröhliches. Interessantes. Anspruchsvolles. Spannendes. Komisches. Erheiterndes. Nicht Nachvollziehbares. Schauervolles. Befremdendes.

Diese Liste an Erfahrungen in einem über 20-jährigen klinischen Leben eines Schmerzmediziners ließe sich noch erweitern. Fraglich, wie lange der geneigte Leser standhalten und diese farblose Aufzählung über sich ergehen lassen würde. Aus diesem Grunde hat sich der Autor, welcher sich fortan nun mit „ich" bezeichnet, entschieden, die obige Liste etwas genauer auf den nun folgenden Seiten zu erläutern.

W. Ruppen (✉)
Klinik für Anästhesiologie, Universitätsspital Basel, Basel, Schweiz
E-Mail: wilhelm.ruppen@usb.ch

© Der/die Autor(en), exklusiv lizenziert an Springer-Verlag GmbH, DE, ein Teil von Springer Nature 2025
B. Meyer-Zehnder und T. Girard (Hrsg.), *Bitte bleiben Sie ruhig liegen!*,
https://doi.org/10.1007/978-3-662-69490-9_17

Vorweg: Sollten Sie nicht daran interessiert sein zu erfahren, weshalb Ärzte gefährlich sind, man manchmal besser einen großen Bogen um sie machen sollte, warum Schmerzpatienten Patienten und nicht Kunden sind und wieso Analgetika nicht der Weisheit letzter Schluss sind, empfehle ich Ihnen, dieses Buchkapitel zu überspringen. Ansonsten sind Sie herzlich eingeladen, den folgenden Ausführungen zu folgen.

17.1 Präambel: Schmerz als psychosomatisches Konstrukt

Die Aussage Galileo Galileis auf dem Sterbebett *„und sie dreht sich doch"* ist wohl jedem bestens bekannt. Meine Überzeugung, dass eine ganzheitliche, insbesondere psychosomatische Betrachtungsweise eines komplexen Schmerzpatienten unerlässlich ist, ist in mir mindestens so stark gefestigt wie Galileos *„und sie dreht sich doch"*. Eine ganzheitlich-psychosomatische Herangehensweise hilft nicht zuletzt dem Patienten, sich selbst und seine Erkrankung besser zu verstehen sowie die zur Linderung seiner Beschwerden notwendigen Ressourcen in sich selbst zu identifizieren, zu mobilisieren und gezielt einzusetzen. Somit besteht jeder Schmerz immer aus einem somatischen und einem psychischen Anteil. Doch: wie das?

17.2 Schmerz in Abhängigkeit von meinem Curriculum

Bei der Schmerzverarbeitung und -wahrnehmung ist immer auch das limbische System mit all den daraus resultierenden Gefühlen beteiligt. Dies ist mittlerweile eine breit akzeptierte pathophysiologische Erkenntnis. Im limbischen System wird der Schmerz emotional bewertet. Abhängig vom aktuellen Gefühlszustand sowie früher Erlebtem kann die Reaktion des limbischen Systems auf den Schmerzreiz extrem unterschiedlich ausfallen, von „ach, so dumm, macht nichts" bis zu Tobsuchtsanfällen, absoluter Verzweiflung und Niedergeschlagenheit. Somit besteht jeder Schmerz bei jedem Menschen immer aus einem somatischen und einem emotional-psychischen Anteil. Fehlt eine der beiden Komponenten, handelt es sich nicht um einen Schmerz. Besonders Prägungen und Erlebtes im Leben eines Menschen haben starken Einfluss auf die zentrale Schmerzverarbeitung. Auf die psychosomatischen Begriffe der «pain proneness» sowie der «action proneness» soll zwar hingewiesen werden, weiterführende Erklärungen dazu finden sich aber an anderer Stelle (Minzer und Egloff 2020).

17.3 Wo tut es denn wirklich weh: Schmerz als Kommunikation

Schmerz, je länger, quälender und intensiver dieser erlebt wird, will dem Patienten und mitunter dessen sozialem Umfeld etwas sagen:

Oft werden innere Konflikte, Schuld, Scham, transgenerationale Vererbung, Unterdrückung, psychische wie physische Misshandlungen und Traumata, berufliche und private Überforderung jahrelang unterdrückt, bis irgendwann einmal der Körper die Notbremse zieht, weil er nicht mehr „kann". Einem Intercity-Zug gleich wird das Leben oftmals innert Sekunden durch Ziehen der Notbremse komplett ausgebremst und zum wortwörtlichen Stillstand gebracht. Es gibt wohl keine bessere, effizientere und den Patienten innert kürzester Zeit auf «Null» setzende Notbremse als den Schmerz. Somit kann Schmerz auch als Notrufsignal des Körpers verstanden werden, wenn der Mensch sich selbst, seiner Psyche und dem Körper zu viel zumutet (s. Abb. 17.1). Das Bild des Kochtopfs, in dem es immer mehr zu sieden beginnt und dessen innerer Druck zunimmt, bis es den berühmt-berüchtigten „Deckel wegjagt", kann als weitere, eindrückliche und dem Verständnis dienende Metapher zu Hilfe gezogen werden. Somit ist quälender, invalidisierender, chronischer Schmerz Ausdruck des Körpers, damit das Leiden und die Not des Patienten diesem selbst bewusst werden.

Ganz besonders bei Jugendlichen und Kindern begegnen wir regelmäßig Menschen, die über körperliche Schmerzen berichten und bei denen trotz umfangreicher (somatischer) Abklärungen keine korrelierende Pathologie gefunden werden kann, die die geschilderten Symptome erklären kann. Oft genügt eine Stunde intensive Schmerzedukation, bei der

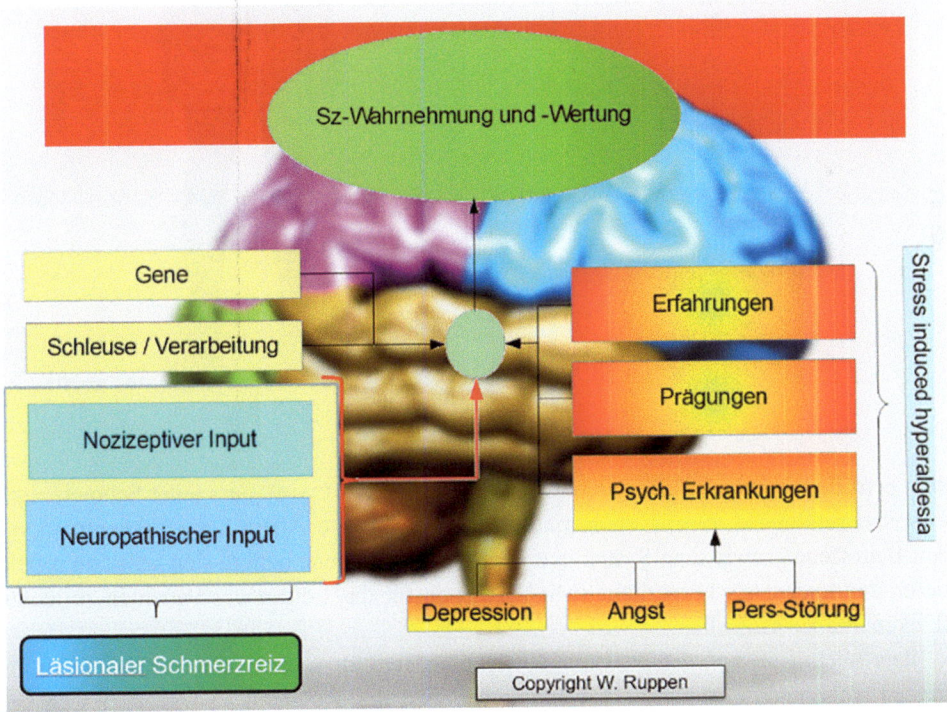

Abb. 17.1 Schmerzentstehung und -verarbeitung im Gehirn

Abb. 17.2 Einfluss der Lebenserfahrungen auf die Schmerzperzeption

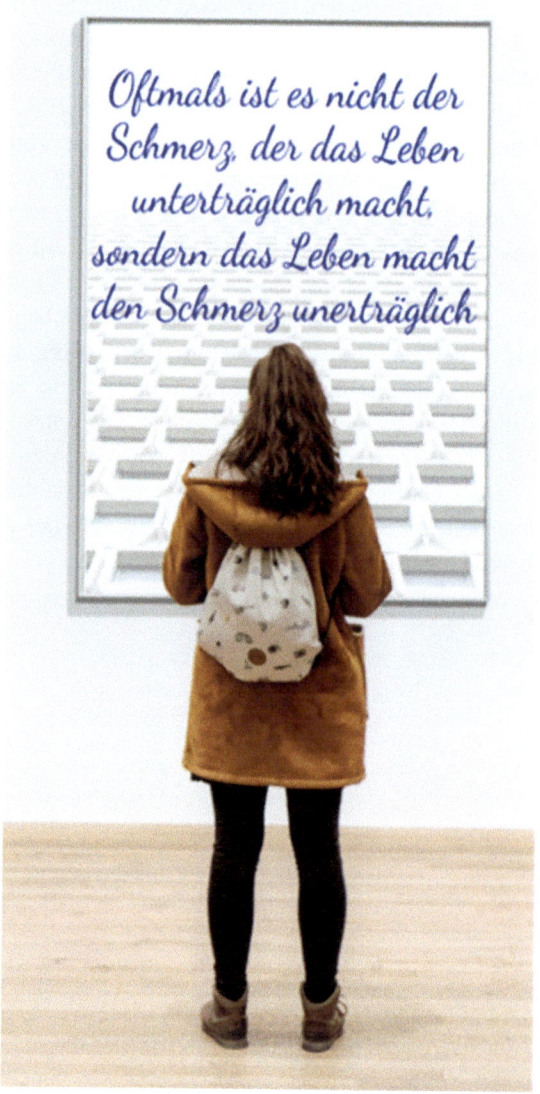

dem betroffenen jungen Patienten und seinen Eltern erklärt wird, dass jeder Schmerz, egal in welchem Kontext, ein psychosomatisches Konstrukt ist. Allein diese Erkenntnis kann den Betroffenen sowie dem System auf der kognitiven Ebene helfen, sich selbst zu reflektieren und andere als körperliche (Mit-)Ursachen für das Leiden des Patienten zu identifizieren und zu erforschen.

Sehr wichtig zu betonen ist, dass der Schmerz real als körperlicher Schmerz vom Patienten wahrgenommen wird. Das Schmerzerleben des Patienten ist also weit weg von Simulation und mimosenhaftem Erleben. Der Schmerz hat immer auch eine somatische, wenn oft auch „banale" Komponente. Bei Jugendlichen kann dieser somatische Schmerzreiz z. B. im Rahmen von physiologischen Wachstums- und Pubertätserscheinungen erzeugt werden.

Deshalb gilt es ganz besonders auf die Gesichtswahrung und Würde des Patienten sowie des sozialen Systems des Patienten Rücksicht zu nehmen. Denn Schmerz ist oft zusätzlich mit Scham- und Schuldgefühlen assoziiert.

Oft ist es somit nicht der Schmerz, der das Leben unerträglich macht, sondern viel eher das Leben, das den Schmerz unerträglich macht (s. Abb. 17.2). Eine, wie mir scheint, sehr wichtige und dennoch nicht immer einfach zu akzeptierende Schlussfolgerung.

Neben der Kommunikation des Körpers mit dem Patienten sendet der Schmerz auch an die Umgebung Signale, nicht zuletzt auch an den Therapeuten. Umgekehrt ist die Kommunikation zwischen Therapeuten und Patient unerlässlich für den Aufbau einer tragfähigen und somit auch belastbaren Beziehung.

17.4 Journalisten und Juristen sind gefährlich... Ärzte aber auch

„Wer sucht, der findet." Bereits in der Bibel (Lukas 11.10 sowie Matthäus 7.8) finden sich diese Worte geschrieben. Tatsächlich sind Ärzte stets Suchende nach Diagnosen, welche die Symptome des Patienten erklären sollen. Tun sie dies nicht, kann dies sogar als Sorgfaltspflichtverletzung bis hin zum Kunstfehler interpretiert und geahndet werden. Deshalb sind Ärzte angehalten, Symptome ernst zu nehmen und nach allfälligen Erklärungen zu suchen. Diagnostisches Vorgehen beinhaltet deshalb heute ausgedehnte radiologische und laborchemische Abklärungen, welche aber auch zu Befunden führen können, die fälschlicherweise als pathologisch interpretiert werden. Ein Beispiel: Noch bis vor etwa 30 Jahren (die Älteren unter uns erinnern sich vielleicht noch) wurde bei Männern, die älter als 40 Jahre alt waren, präoperativ durch den Anästhesisten ein Thorax-Röntgenbild verordnet. Dieses Vorgehen wurde erst abgelöst, als sich herausstellte, dass Männer, bei denen ein Thorax-Röntgenbild durchgeführt wurde, eine höhere Morbidität und Mortalität hatten als diejenigen, bei denen kein Thorax-Röntgenbild durchgeführt wurde. Grund dafür waren Artefakte und pulmonale Vernarbungen, die fälschlicherweise als mögliche Tumore interpretiert wurden und zu weitergehenden Abklärungen führten, die mitunter auch invasiv und potenziell tödlich sein konnten. Also ganz dem alten Spruch *„wer sucht, der findet"* beipflichtend.

Im Übrigen kann ein neu diagnostiziertes Tumorleiden bei einer über 90-jährigen Patientin nicht nur Ärzte, sondern vor allem auch den Patienten vor große, schon fast unlösbare Fragen stellen wie: weiter abklären? behandeln? abwarten? hoffen? Unwissenheit ist in solchen Situationen dem Wissen wohl oft vorzuziehen.

Der geneigte Leser mag sich fragen, warum ausgerechnet ein Schmerzarzt sich zur gewagten Äußerung hinreißen lässt, dass Ärzte gefährlich sind. Wie und wo besteht der Zusammenhang zur Schmerzmedizin?

Nun, wir wissen aufgrund robuster Daten, dass rund 2 % aller operierten Patienten neu auch noch 12 Monate nach Operationen an sehr starken bis invalidisierenden Schmerzen leiden. 2 %, so könnte man meinen, sind nicht viel. Doch rechnet man diese 2 % auf das Operationsvolumen z. B. in der Schweiz hoch, resultieren daraus pro Jahr Hunderte bis Tausende von Menschen mit neuen, chronischen, schwersten und invalidisierenden Schmerzen. Diese Tatsachen sind wenig bekannt, so dass auch Ärzte und insbesondere Chirurgen dieses Faktum oft skotomisieren.

Aus diesem Grunde geht an dieser Stelle der Appell insbesondere an die chirurgisch tätigen Kollegen, sich noch klarer der Konsequenzen eines chirurgischen Eingriffs bewusst zu werden und die Indikationsstellungen noch strenger zu treffen. Ein Chirurg, mag er noch so gut sein, setzt immer ein Trauma. Im besten Fall ein kontrolliertes Trauma. Ein Trauma mit einem Gewebeschaden, welcher potenziell zu chronischen Schmerzen führen kann, setzt der chirurgisch tätige Kollege allemal und ist in seiner Behandlung immanent enthalten. Es kann somit gefolgert werden: Die effektivste Methode, schwerste, chronische postoperative Schmerzen zu vermeiden, ist, weniger zu operieren.

Hier haben Ärzte und Therapeuten eine enorme Verantwortung. Ein Bewusstsein, welches offenbar in der Hektik des Alltags allzu rasch vergessen geht.

Es ist in der Sache der Natur des Menschen, dass wir unliebsame Misserfolge, Versagen und (speziell im therapeutischen Bereich) Komplikationen und Nebenwirkungen aus unserem bewussten Erleben und Wissen verbannen und deshalb uns nicht im Klaren sind, welchen Gefahren wir Patienten aussetzen. So gehe ich davon aus, dass der Thoraxchirurg, der einem betagten Patienten bei der Aufklärung erklärte, dass er eine Woche nach der Thorakotomie wieder derselbe wie vorher sei, einen schlechten Tag hatte. Und dabei wohl vergisst, welch großes Gewebetrauma er bei einer offenen Lobektomie setzt. Dasselbe gilt wohl ebenso für den Onkoradiologen, der auf die Frage nach Nebenwirkungen bei der geplanten Bestrahlung einer ebenfalls betagten Frau erwiderte: „keine". Diese beiden Fälle sind leider nicht erfunden, sondern erlebte persönliche Beispiele aus meinem familiären Umfeld.

17.5 Der Arzt als Beschützer des Patienten am Beispiel der Opioide

Es mag abgedroschen und selbstverständlich klingen. Dennoch: das *primum nihil nocere* hat über all die Jahrhunderte an seiner Bedeutung und Wichtigkeit nichst verloren. Nach wie vor ist es eine der wichtigsten Aufgaben eines Arztes, den Patienten vor Schaden zu bewahren und zu schützen. Was selbstverständlich und klar zu sein scheint, ist in meiner Alltagswahrnehmung alles andere als selbstverständlich und in unserem Bewusstsein nicht besonders prominent verankert. Eine vernünftige «Alertheit» dazu scheint mir sehr mangelhaft vorhanden zu sein. Nochmalig sei daran erinnert, dass es bei jedem noch so gut und gewissenhaft operierenden Chirurgen bei ca. 2 % seiner Patienten zu einem schweren bis sehr schweren chronischen Schmerzsyndrom kommt, welches präoperativ nicht vorhanden war. Ähnliche Gefahren für den Patienten lauern in jeder ärztlichen Tätigkeit. Allein ein Handschlag zwischen Arzt und Patient kann für den Patienten gefährlich sein, vergisst der Arzt seine Hände vorher zu desinfizieren.

In diesem Zusammenhang sei auch daran erinnert, wie leichtfertig Ärzte sich oftmals in Abhängigkeiten begeben. In erster Linie fallen mir dabei Abhängigkeiten auf, indem wir uns auf Annehmlichkeiten angefangen vom Kugelschreiber über den gesponserten Lunch bei einem Kongress bis hin zu Kick-back-Zahlungen einlassen. Wichtig und vorweg: Es geht im Folgenden überhaupt nicht darum, die Leistungen der (Pharma-)Industrie zu mindern. Im Gegenteil: Die letzten Jahre haben angesichts der Corona-Pandemie exemplarisch gezeigt, wie wichtig es ist, in der Medikamentenforschung und Entwicklung innovativ zu sein und zu bleiben. Auch bin ich der Meinung, dass gute Arbeit gut bezahlt sein soll. Somit darf und soll die Industrie auch verdienen.

Gleichzeitig gilt es zu bedenken, dass die Interessen von Industrievertretern und Patienten inkongruent sein können. Nicht immer sind (medikamentöse) Therapieoptionen indiziert oder der zu erwartende Nutzen im Vergleich zu den Risiken ist mehr als fraglich. Die Industrie hat umgekehrt das (legitime) Interesse, ihre Produkte an die Frau bzw. den Mann zu bringen. Die Aufgabe von uns Therapeuten ist es deshalb, nach bestem Wissen und Gewissen anwaltlich für den Patienten abzuwägen, ob eine Therapieoption indiziert ist. Zudem sind die dabei vorhandenen Risiken im Sinne einer Nutzen-Risiko-Analyse angesichts des zu erwartenden und von uns erhofften Therapienutzens abzuwägen.

Zu meinen, dass gewisse „Gefälligkeiten" vonseiten der Industrie gegenüber uns keinen bleibenden Eindruck machen würden, widerspricht der Literatur aus der psychologischen Forschung. Aus diesem Grunde vertrete ich die dezidierte Meinung, dass im Sinne und Dienste der Patienten und zu deren Schutz eine strikte Trennung und Unabhängigkeit von Industrie und Ärzteschaft bestehen muss. Dies beginnt in meiner Wahrnehmung bereits mit der gegenseitigen respektvollen Anrede, welche immer mehr auf Kosten der „Du-Kultur" an den Rand gedrängt wird.

Die allermeisten von uns verdienen immer noch genug, um das Essen und den Kaffee bei einem Kongress selbst zu bezahlen.

Wie wichtig der ärztlich-anwaltliche Schutz des Patienten ist, kann am Beispiel der Opioidkrise in Nordamerika erläutert werden. Während mehr als 20 Jahren wurde den Ärzten eingebläut, wie wichtig es sei, Patienten mit chronischen Schmerzen — wenn notwendig, auch hochdosiert und längerfristig — Opioide zu verschreiben, auch wenn dazu die wissenschaftliche Literatur zum großen Teil gänzlich fehlte. In Deutschland wurde, von einer großen Pharmafirma initiiert, sogar das „schmerzfreie Krankenhaus" propagiert. Mit etwas zeitlichem und räumlichem Abstand kann man über solche Werbesprüche nur verständnislos den Kopf schütteln, nicht außer Acht lassend, dass mit Bestimmtheit viele Therapeuten in bester Absicht mit dem großen Strom und Druck mitgerissen wurden und nur das Beste für ihre Patienten wollten. So wurde auch mir zu Beginn meiner Schmerztherapieausbildung von renommierten und von mir bis heute sehr geschätzten Lehrern beigebracht, Opioide seien hochwirksam und hätten kaum Nebenwirkungen.

Stutzig und in der Folge kritisch wurde ich, als mir vor vielen Jahren als Spitalarzt von einem Industrievertreter angeboten wurde, pro ausgestelltes Rezept für sein Produkt einen Frankenbetrag im einstelligen Bereich auf mein persönliches Konto zu überweisen. Diese Erfahrung hat mich nicht mehr losgelassen und bis heute geprägt.

Wohin die Opioidkrise in Nordamerika geführt hat, ist bekannt und wird an dieser Stelle nicht weiter ausgeführt. Sie sollte für uns alle aber Anlass dazu sein, uns bewusst zu sein, wie gefährlich und schädigend unsere in bester Absicht durchgeführten Therapieversuche für unsere Patienten sein können und uns bei Bedarf auch schützend vor den Patienten zu stellen bzw. unser Handeln auch selbstkritisch zu hinterfragen. Dies inkludiert auch die Möglichkeit, sich bei Bedarf gegen Therapieempfehlungen anderer Kollegen und Kolleginnen zu stellen, wenn diese mit dem vorhin Genannten in unserer Wahrnehmung nicht vereinbar sind.

Um nicht erneut in eine Falle zu tappen, ist es vielleicht besonders jetzt angebracht, dem aktuellen Hype bezüglich der Verschreibung von Cannabinoiden bei Schmerzen bis zum Vorliegen entsprechender robuster, wissenschaftlicher Analysen kritisch zu begegnen. Auch wenn wir damit klar im Kontrast zum aktuellen medialen Mainstream stehen.

17.6 Von Patienten und Kunden

Mir scheint, dass der Begriff „Kunde" anstelle des „Patienten" zumindest in der Schweiz zunehmend benutzt wird. Die Erfinder dieses Kunden-Platzhalters für Patienten scheinen sich nicht besonders viel gedacht zu haben. Inwieweit wohl ökonomische Interessen und Motivationen hinter dieser Wortschöpfung stehen, kann ich nicht abschließend beurteilen. Tatsache ist, dass chronische Schmerzen oftmals chronisch bleiben und nicht heilbar sind. Dem Patienten eine «Kunden-Garantie» für eine erfolgreiche Behandlung auszustellen, wäre nicht nur tollkühn, sondern insbesondere dem Patienten gegenüber verlogen. «Patient» kommt vom lateinischen Wort «patientia», also Geduld. Geduld ist bei allen chronischen Erkrankungen, insbesondere bei chronischen (Schmerz-) Erkrankungen, gefragt und es ist somit falsch, den Patienten im Sinne eines marktwirtschaftlichen Begriffs zu diffamieren. Auf einer unbewussten Ebene wird dem Patienten mit dem Begriff «Kunde» geradezu suggeriert, alles selbst in der Hand zu halten, ohne sich aktiv beteiligen zu müssen und eine sehr baldige Lösung/Heilung seiner Probleme zu erkaufen. Gerade im Angesicht der heutigen Konsumgesellschaft eine sehr naheliegende und verlockende (falsche) Folgerung.

Mag in der freien Marktwirtschaft der Kundenbegriff adäquat sein, in der Medizin, so meine dezidierte Überzeugung, hat der Kunde nichts, aber auch gar nichts verloren. Mit Kunden macht man Geschäfte. Der gewissenhafte Therapeut versucht Patienten adäquat zu behandeln, die Gewinnoptimierung darf dabei allerhöchstens an zweiter Stelle stehen. Somit dürfen wir Therapeuten die „Kunden" getrost der Marktwirtschaft überlassen und uns weiterhin mit „Patienten" beschäftigen.

17.7 Eindrückliche Patientenbeispiele

In über 20 Jahren Tätigkeit als Schmerzarzt hat sich ein Sammelsurium von speziellen, tragischen und auch lustigen Geschichten in meinem Gedächtnis verankert. Von der Manipulation am Bremssystem des Autos einer Assistenzärztin einhergehend mit entsprechenden Morddrohungen (der Ehegatte war von der psychosomatischen Behandlung seiner Ehefrau durch die Assistentin offensichtlich nicht vollständig überzeugt) bis hin zu tragischen Fällen von physischer und psychischer Kindsmisshandlung durch Mütter im Rahmen eines Münchhausen-by-proxy-Syndroms sowie von vier Patienten, die ihre Hoffnungslosigkeit nicht mehr ausgehalten haben und freiwillig aus dem Leben geschieden sind, könnte berichtet werden. Ebenso werde ich nie die Einlage eines intrathekalen Katheters in einer Messie-Wohnung bei einer unheilbar kranken Frau mit einer pathologischen Schenkelhalsfraktur vergessen, die für kein Geld der Welt nochmals ins Spital gehen wollte; das medizinische Equipment zur Überwachung beschränkte sich auf einen manuellen Blutdruck und ein Stethoskop (die Patientin lebte danach noch ca. 6 Wochen – schmerzfrei, nota bene). Sicherlich könnte mit weiteren und ähnlichen Geschichten ein eigenes Buch gefüllt werden.

Bei all den tragischen und eindrücklichen Lebensgeschichten ist immer wieder berührend zu erleben, wie das Zuhören gemischt mit Empathie und dem authentischen Anerkennen des Leidens, auch wenn keine erklärenden somatischen Befunde vorhanden sind, dazu führen, dass die Patienten sich verstanden fühlen und eine dankbare Beziehung aufbauen. Auch wenn keine Heilung der chronischen Schmerzerkrankung möglich ist.

17.8 Von Medizinern und Ärzten – Was braucht es nun genau?

Der Schmerzmediziner, der sich nur auf seine Analgetika, seine Interventionen und auf die Behandlung von Aλ- und C-Fasern konzentriert, reduziert den Menschen mit Schmerzen auf das Niveau eines rein mechanistischen Wesens, so wie ihn Descartes zu seiner Zeit bahnbrechend gesehen hat, und lässt die (mindestens so wichtigen) essenziellen psychosomatischen Faktoren, die in jedem Menschenleben einen wichtigen Platz einnehmen, außer Acht. Im besten Fall ist ein solcher Mediziner ein guter Techniker. Mir scheint der allgemeine Trend und die allgemeine Richtung vorgegeben: immer mehr Technik, künstliche Intelligenz, Genetik und Diagnostik in der (falschen) Annahme, so die Probleme des Patienten im optimalen Fall gänzlich lösen zu können. Umso mehr befremden auch obligatorisch-schikanöse, völlig realitätsfremde Prüfungen wie z. B. die Strahlenschutzprüfung für junge Ärzte in der Schweiz; die Konsequenz ist, dass wir den eh immer rarer werdenden jungen Ärzten und Ärztinnen die Freude und Motivation am Arztberuf verderben. Dabei wird vergessen, dass der Mensch eben mehr als nur die Summe seiner Moleküle und Gene ist. Auch wenn ein Neurochirurg noch nie einen Gedanken oder ein Gefühl im offenen Hirn entdeckt hat, existieren diese dennoch. Mediziner, die diese Aspekte verstehen, umsetzen und nicht auf der Technikstufe verharren, werden dadurch zum eigentlichen «Arzt». Das technische Denken wird uns vielleicht bald durch die künstliche Intelligenz abgenommen; das Zugewandtsein bleibt weiterhin unsere ureigentümlich ärztliche Aufgabe. Am besten kombiniert mit etwas echter Demut. Dann kommt's gut, unser Einsatz lohnt sich und kann auch uns Therapeuten sehr viel Sinnstiftung schenken. Ich jedenfalls bin zutiefst dankbar, diesen Beruf auch noch nach vielen Jahren mit Freude ausüben zu dürfen.

Literatur

Albrecht H (2015) Schmerz. Eine Befreiungsgeschichte. Droemer Knaur Verlag, München
von Hirschhausen E (2016) Wunder wirken Wunder. Wie Medizin und Magie uns heilen. Rowohlt Verlag, Reinbek bei Hamburg
Minzer A, Egloff N (2020) Pain proneness. Ther Umsch 77(3):85. https://doi.org/10.1024/0040-5930/a001158. PMID: 32669070
Seemann H (2018) Schmerzen, Notrufe aus dem Körper. Klett-Cotta Verlag, Stuttgart

Teil IV
Systematische Bearbeitung ethischer Herausforderungen

In den Teilen I bis III dieses Buchs wurden grundsätzliche Themen, die für Mitarbeitende der Anästhesie relevant sind, skizziert, sowie das Fach Anästhesiologie mit den verschiedenen Arbeitsbereichen und deren Herausforderungen detailliert beschrieben.

Teil IV enthält Vorschläge, wie diese Herausforderungen strukturiert analysiert und Strategien zur Bearbeitung oder Verhinderung von schwierigen Situationen entwickelt werden können.

Von Null auf Hundert – Stufenschema zur Bearbeitung ethischer Herausforderungen

Barbara Meyer-Zehnder

Inhaltsverzeichnis

18.1   Einführung 248
18.2   Stufenschema zur Bearbeitung herausfordernder Situationen 248
      18.2.1   Stufe 1: Eigene Orientierung 249
      18.2.2   Stufe 2: Besprechung mit einem Teammitglied 250
      18.2.3   Stufe 3: Retrospektive Fallbesprechung im Team 250
      18.2.4   Stufe 4: Ethikberatung durch Fachperson 250
18.3   Illustration der Stufen 1 und 2 mit einem Fallbeispiel 251
Literatur 252

In diesem Kapitel wird ein vierteiliges Schema vorgestellt, das die Identifikation und Bearbeitung von Herausforderungen in der Anästhesie strukturiert und leitet. Das Schema basiert auf dem sogenannten Eskalationsmodell, das Teil der Methode mit dem Namen METAP ist (Albisser et al. 2014, 2019). Ähnlich wie wir auch im Alltag Probleme stufenweise angehen – zuerst allein, dann besprechen wir das Ganze mit einer vertrauten Person –, wird beim Durchlaufen der Stufen immer mehr «Bearbeitungsvolumen» hinzugegeben. Verschiedene Hilfsmittel unterstützen die Bearbeitung der herausfordernden Situation.

B. Meyer-Zehnder (✉)
Klinik für Anästhesiologie, Universitätsspital Basel, Basel, Schweiz
E-Mail: b.meyer-zehnder@bluewin.ch

© Der/die Autor(en), exklusiv lizenziert an Springer-Verlag GmbH, DE, ein Teil von Springer Nature 2025
B. Meyer-Zehnder und T. Girard (Hrsg.), *Bitte bleiben Sie ruhig liegen!*,
https://doi.org/10.1007/978-3-662-69490-9_18

18.1 Einführung

Wer im beruflichen oder privaten Alltag einer Herausforderung begegnet, hat im Prinzip zwei Möglichkeiten. Man kann die Zähne zusammenbeißen oder die Augen schließen und warten, bis die unangenehme, herausfordernde Situation vorüber ist, und danach tun, als wenn nichts geschehen wäre. Oder man bewältigt die Situation auf die eine oder andere Weise und analysiert dann, worin genau die Herausforderung bestand, und überlegt, auf welche Weise derartige Situationen in Zukunft gemeistert sollen oder wie man sie vermeiden kann.

Mitarbeitende der Anästhesie, die Herausforderungen nicht scheuen (in Teil III dieses Buchs haben wir den abwechslungsreichen Alltag beschrieben), werden in der Regel den zweiten Weg wählen und die Situation strukturiert analysieren wollen. Im Folgenden wollen wir anhand eines Falles aufzeigen, wie die Analyse in mehreren Schritten erfolgen kann, und beschreiben Hilfsmittel, die dabei hilfreich sein können.

18.2 Stufenschema zur Bearbeitung herausfordernder Situationen

Wie bereits eingangs angetönt, unterscheidet sich der Vorschlag zur stufenweisen Bearbeitung von Problemen, Herausforderungen nicht grundsätzlich von der Herangehensweise, die wir instinktiv wählen würden. Das Stufenschema, das hier beschrieben wird, wird aber bewusst gewählt und schrittweise durchlaufen. So kann jederzeit nachvollzogen werden, wie vorgegangen wurde. Der Prozess ist transparent und strukturiert. Hilfsmittel unterstützen das systematische Vorgehen und erlauben eine Dokumentation, auf die bei ähnlich gelagerten Fällen zurückgegriffen werden kann. Das Stufenschema ist vierteilig (s. Abb. 18.1).

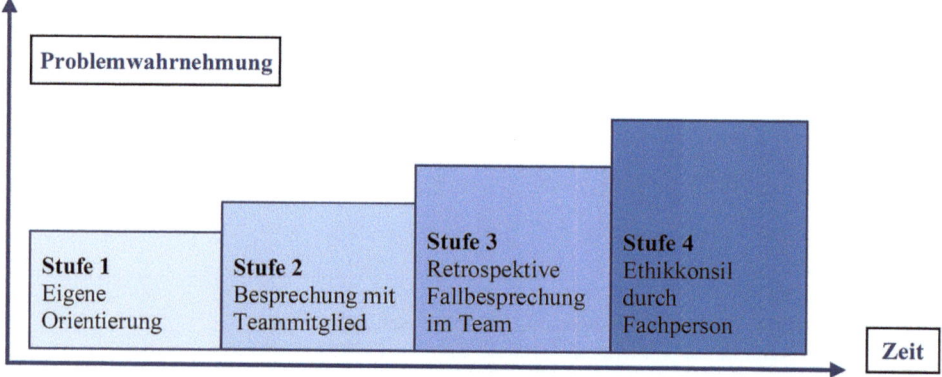

Abb. 18.1 Stufenschema zur Bearbeitung herausfordernder Situationen

18.2.1 Stufe 1: Eigene Orientierung

Um ein Problem angehen und wenn nötig mit einer anderen Person besprechen zu können, muss zuerst Klarheit darüber erlangt werden, worin genau das Problem besteht. Das geschieht mithilfe der Fragen, die in Tab. 18.1 *Identifikation der ethischen Herausforderung* zu-

Tab. 18.1 Identifikation der ethischen Herausforderung

Respekt vor der Autonomie/Respekt vor dem Patientenwillen
<u>Ist die betroffene Person urteilsfähig</u>?
• Ist der Patientenwille bekannt?
• Wird der Patientenwille berücksichtigt? Wenn nein, warum nicht?
• Wurde die Person angemessen und vollständig informiert? Hat sie die Informationen verstanden?
• Möchte die Person nicht informiert werden und vom „Recht, nicht zu entscheiden" Gebrauch machen?
• Konnte die Person ihren Willen ohne äußeren Zwang bilden?
• Bestehen Zweifel über die Gültigkeit des Patientenwillens?
<u>Ist die betroffene Person teilweise, wechselnd oder nicht urteilsfähig</u>?
• Wurde der mutmaßliche Patientenwille sorgfältig erhoben?
• Gibt es eine Patientenverfügung? Ist sie auf die Situation anwendbar?
• Wie ist die Haltung der Angehörigen, Stellvertreter? Gibt es Differenzen zum Willen der betroffenen Person?
• Wird ein kulturell bedingtes anderes Autonomieverständnis entsprechend berücksichtigt?
Hilfeleistung/Nutzen/Patientenwohl
• Bestehen Zweifel über den Erfolg des Eingriffs, der Maßnahmen?
• Definieren die beteiligten Personen das Patientenwohl unterschiedlich und/oder anders als die betroffene Person selbst und entstehen daraus Konflikte?
Schaden und Nebenwirkungen vermeiden
• Besteht der Eindruck, dass der Eingriff, die Maßnahme mehr schadet als nutzt?
• Kann das Team wegen struktureller oder organisatorischer Probleme nicht nach professionellem Standard vorgehen, arbeiten?
• Besteht der Eindruck einer Unterversorgung wegen Isolation (MRSA etc.)?
• Lehnt die betroffene Person, ihre Angehörigen oder Stellvertreter sinnvolle Maßnahmen ab? Können die daraus entstehenden Folgen eingeschätzt und getragen werden?
• Liegt mögliche Selbst- oder Fremdgefährdung vor?
Gerechtigkeit/Gleichbehandlung
• Besteht der Eindruck, dass der betreffende Patient, die Patientin überdurchschnittlich viele personelle und/oder materielle Ressourcen bindet, benötigt?
• Hat die Situation ungerechte Folgen gegenüber anderen Patienten?
Problemwahrnehmung und (interprofessionelle) Zusammenarbeit
• Bestehen Probleme wegen ungenügender Kommunikation innerhalb oder zwischen den verschiedenen Teams, Berufsgruppen?
• Gab es ein Fehlverhalten einzelner Personen?

sammengestellt sind. Diese Fragen, die unter anderem nach den vier medizinethischen Prinzipien geordnet sind, helfen, das Problem situationsbezogen einzugrenzen. Möglicherweise klärt sich die Situation, wenn die richtigen Fragen an die richtige Person gerichtet werden.

18.2.2 Stufe 2: Besprechung mit einem Teammitglied

Eine Problemstellung lässt sich sehr viel zielgerichteter mit einer anderen Person analysieren, wenn sie vorher auf Stufe 1 verortet wurde und explizit formuliert werden kann. Für die gemeinsame Besprechung können erneut verschiedene Hilfsmittel zur Anwendung kommen. Im gemeinsamen Gespräch kann wieder die Tab. 18.1 zur *Identifikation der ethischen Herausforderung* durchgegangen werden. Danach wird geprüft, ob alle wichtigen Informationen vorliegen. Die *Checkliste zur Informationssammlung* (s. Tab. 19.1) wurde dafür entwickelt. Zur Übersicht können die bereits bekannten Informationen und Befunde in eine sogenannte Problemmatrix eingetragen werden (s. Tab. 19.2). Die bessere Übersicht bringt zusätzliches Klärungspotenzial. Diese beiden Tabellen werden in Kap. 19 vorgestellt.

18.2.3 Stufe 3: Retrospektive Fallbesprechung im Team

Immer wieder ergeben sich bei der Behandlung und Betreuung kranker Menschen Situationen, in denen Expertise und Wissen mehrerer Fachpersonen erforderlich und ein Blick aus verschiedenen Perspektiven unerlässlich ist. Dieser Wissensaustausch kann in einer ethischen Fallbesprechung geschehen, wo sich die an der herausfordernden Situation beteiligten Personen austauschen können.

Anders als bei der Stufe 3 von METAP, wo die ethische Fallbesprechung prospektiv erfolgt (Albisser et al. 2019) – z. B. auf einer Intensivstation (Meyer-Zehnder et al. 2021) – können Fallbesprechungen zu Herausforderungen, die im Kernbereich der Anästhesie auftreten, nur retrospektiv durchgeführt werden. Der Ablauf der Besprechungen musste deshalb neu konzipiert werden.

Das Ziel einer solchen Besprechung ist die Analysierung der Herausforderung mit dem Austausch der Wahrnehmung der verschiedenen beteiligten Personen. Danach wird gemeinsam nach einer Strategie gesucht, um ähnliche Situationen künftig zu vermeiden oder, wenn dies nicht möglich ist, Verhaltensweisen zu entwickeln für den Umgang mit der Herausforderung. Der Ablauf wird in Kap. 19 genau beschrieben.

18.2.4 Stufe 4: Ethikberatung durch Fachperson

Krankenhäusern, die ein Ethikkomitee besitzen oder eine Ethikfachperson angestellt haben, können, wenn die Stufe 3 keine befriedigende Klärung der Situation, der Herausforderung ergibt, eine Ethikberatung durch dieses Gremium in Anspruch nehmen.

18.3 Illustration der Stufen 1 und 2 mit einem Fallbeispiel

Das konkrete Vorgehen bei der Bearbeitung der Herausforderung soll an einem Fallbeispiel erörtert werden. Das ist die Ausgangslage:

> **Fallbeispiel**
>
> Morgens um 06.30 Uhr erfolgt der Eintritt eines 46-jährigen Patienten aus einem auswärtigen Krankenhaus in den Schockraum eines Universitätsspitals wegen respiratorischer Verschlechterung bei vorbestehender Pneumonie. Er war noch vor Beginn des Transports vom Notarzt ohne Probleme intubiert worden. Kurz nach Eintritt wird bei einer pulslosen elektrischen Aktivität mit Reanimationsmaßnahmen begonnen, inkl. Thorax-Kompressionssystem. Weil die Reanimation lange dauert, ist der Nachschub an geladenen Akkus schwierig. Es geling nicht, die Sauerstoffsättigung über 60 % zu heben, trotz richtig liegendem Tubus und einem FiO2 von 1.0. Man entschließt sich, eine ECMO (extrakorporale Membranoxygenierung) einzulegen.
>
> Schließlich wird eine computertomographische Untersuchung des Schädels durchgeführt, die ein diffuses Hirnödem zeigt. Daraufhin werden nach Rücksprache mit der inzwischen anwesenden Ehefrau alle Reanimationsmaßnahmen abgebrochen und die ECMO gestoppt.
>
> Problematisch für das Team der Anästhesie ist, dass die Situation sehr viele personelle Ressourcen bindet und der Schichtwechsel der verschiedenen Teams um 7.00 Uhr den Informationsfluss massiv erschwert. Es ist nicht klar, wer die Schockraumsituation als Leader führt. Das Team hat den Eindruck, dass man den Patienten quält und die Einlage der ECMO sinnlos ist. Es wird im Team die Frage gestellt, ob man sich als Anästhesieteam weigern kann, sinnlose Maßnahmen „mitzumachen". ◄

Die geschilderte Situation beschäftigt einige Teammitglieder weiter. Vor allem einer Anästhesiepflegenden lässt das Vorgefallene keine Ruhe, und sie setzt sich zwei Tage später hin und analysiert die Sachlage mit der Tabelle „Identifikation der ethischen Herausforderung" (s. Tab. 18.1).

Diese Punkte notiert sie sich darauf auf einem Notizzettel:

- Der Patient war offensichtlich nicht urteilsfähig.
- Es war lange Zeit nichts über den Patientenwillen bekannt.
- Es bestanden beim Anästhesieteam erhebliche Zweifel über den Erfolg der Maßnahmen.
- Im Gegenteil bestand der Eindruck, dass man mehr schadet als nutzt.
- Die Situation band überdurchschnittlich viele personelle Ressourcen, die dann an anderer Stelle nicht mehr zur Verfügung standen.
- Die Kommunikation zwischen dem medizinischen Team des Schockraums und dem der Anästhesie war ungenügend.

Diese Liste fällt umfangreich aus. Die Pflegefachfrau beschließt, dass sie das Vorgefallene weitertragen möchte, und spricht den Teamleiter Schockraum der Anästhesie an. Die Auflistung, die sie vorher erstellt hat, erlaubt es ihr, ihm die Situation systematisch zu schildern und die Punkte, die ihr besonders problematisch erscheinen, konkret zu benennen.

Da ähnliche Situationen im Schockraum immer wieder auftreten (s. Kap. 11), beschließen die beiden, die Herausforderung in einer ethischen Fallbesprechung weiter zu analysieren und gegebenenfalls Handlungsanweisungen für ähnliche Situationen in der Zukunft zu entwickeln. Wie diese Fallbesprechung abläuft, wird in Kap. 19 erläutert und mit dem Fallbeispiel illustriert.

Literatur

Albisser Schleger H, Mertz M, Meyer-Zehnder B, Reiter-Theil S (2019) Klinische Ethik – METAP. Leitlinie für Entscheidungen am Krankenbett. Springer-Verlag, Berlin, Heidelberg

Albisser H, Meyer-Zehnder B, Tanner S, Mertz M, Schnurrer V, Pargger H, Reiter-Theil S (2014) Ethik in der klinischen Alltagsroutine – METAP, ein Modell zur ethischen Entscheidungsfindung in interprofessionellen Teams. Bioethica Forum 7(1):27–36

Meyer-Zehnder B, Barandun Schafer U, Wesch C, Reiter-Theil S, Pargger H (2021) Weekly internal ethical case discussions in an ICU – Results based on 9 years of experience with a highly structured approach. Crit Care Explor 3(3):e0352

19

Retrospektive Fallbesprechung oder: Was machen wir in Zukunft anders?

Barbara Meyer-Zehnder und Florian Müller

Inhaltsverzeichnis

19.1	Überlegungen bei der Entwicklung	254
19.2	Vorbereitung der retrospektiven Fallbesprechung	255
19.3	Ablauf der retrospektiven ethischen Fallbesprechung	256
	19.3.1 Phase 1: Beschreibung der Situation und wichtigste Informationen	259
	19.3.2 Phase 2: Identifizierung ethischer Herausforderungen/Probleme	260
	19.3.3 Phase 3: Identifizierung von Maßnahmen zur Bearbeitung und Verhinderung dieser Herausforderungen und Probleme	260
	19.3.4 Phase 4: Planung der Umsetzung /Dokumentation	261
19.4	Wie kann eine niederschwellige Struktur zur Bearbeitung ethischer und anderer Herausforderungen in der Anästhesie in die Praxis eingeführt werden?	262
Literatur		263

Im vorigen Kapitel wurde ein Stufenschema zur Bearbeitung ethischer Herausforderungen in der Anästhesie vorgestellt. Dieses sieht auf Stufe 3 die Durchführung einer retrospektiven Fallbesprechung vor. In diesem Kapitel wird der Ablauf dieser Besprechung beschrieben und mit dem Fallbeispiel aus Kap. 18 illustriert.

B. Meyer-Zehnder (✉)
Klinik für Anästhesiologie, Universitätsspital Basel, Basel, Schweiz
E-Mail: b.meyer-zehnder@bluewin.ch

F. Müller
Klinik für Anästhesiologie, Universitätsspital Basel, Basel, Schweiz
E-Mail: florian.mueller@usb.ch

© Der/die Autor(en), exklusiv lizenziert an Springer-Verlag GmbH, DE, ein Teil von Springer Nature 2025
B. Meyer-Zehnder und T. Girard (Hrsg.), *Bitte bleiben Sie ruhig liegen!*,
https://doi.org/10.1007/978-3-662-69490-9_19

19.1 Überlegungen bei der Entwicklung

Fallbesprechungen können prospektiv – also vorausschauend – oder retrospektiv, das Geschehene analysierend, durchgeführt werden. Wenn eine Herausforderung in der Anästhesie, also im Schockraum, im Operationsraum oder im Aufwachraum auftritt, muss die Situation in der Regel unmittelbar angegangen und geklärt werden. Es bleibt keine Zeit, eine Besprechung zu planen, eine Gruppe zusammenzurufen und die Situation strukturiert zu besprechen. Diese Herausforderungen können also nur retrospektiv analysiert und bearbeitet werden, mit dem Ziel, für künftige ähnliche Herausforderungen Handlungsvorschläge zu erarbeiten oder sie im Idealfall gar nicht erst entstehen zu lassen.

Der im Folgenden beschriebene Ablauf einer retrospektiven Fallbesprechung im interprofessionellen Team stützt sich auf zwei bereits etablierte Verfahren. Zum einen ist das die prospektive ethische Fallbesprechung nach dem Modell METAP, die sich in der Praxis bestens bewährt hat (Meyer-Zehnder et al. 2021). Die für die Durchführung konzipierten Hilfsmittel – das sind die Checkliste zur Informationssammlung und die Problemmatrix – wurden für die retrospektive Anwendung angepasst (s. Tab. 19.1 und 19.2). In unserem klinischen Schmerzdienst wiederum werden gelegentlich retrospektive Fallbesprechungen durchgeführt, auf deren Ablauf ebenfalls zurückgegriffen wurde.

Eine retrospektive Fallbesprechung muss mehrere Voraussetzungen erfüllen:

- Sie muss zeitlich so gestaltet sein, dass sie im dicht getakteten klinischen Alltag Platz findet.
- Es sollten möglichst alle am Fall beteiligten Personen und Berufsgruppen partizipieren können.
- Sie muss klar strukturiert sein und keine speziellen Vorkenntnisse erfordern.

Tab. 19.1 Checkliste zur Informationssammlung

	Diagnosen/Operationen	Anästhesierelevantes	Prognose
Behandlung und Betreuung	- Was sind die größten medizinischen Probleme, die Hauptdiagnosen? - Gibt es relevante Nebendiagnosen? - Sind alle sinnvollen diagnostischen Maßnahmen durchgeführt worden? - Welche Operationen wurden durchgeführt?	- Gibt, gab es relevante anästhesiologische Probleme, Schwierigkeiten? - Gibt, gab es Besonderheiten im Zusammenhang mit der Anästhesie?	- Wie ist die Prognose ohne Behandlung, Operation? - Wie ist die kurzfristige Prognose? - Wie ist die langfristige Prognose?
	Präferenzen/bisheriger Lebensentwurf	**Patientenwille**	**Risikokonstellation für Über-/Unterversorgung**
Patient, Patientin	- Was ist wichtig für den Patienten, die Patientin? - Wie ist er, sie bisher mit seiner Krankheit, seinem Zustand umgegangen? - Was ist über die Weltanschauung und den Glauben der Patientin, des Patienten bekannt? Ist das relevant für die Situation? - Wie waren die Lebensqualität und die Selbständigkeit vor Spitaleintritt?	- Ist der Patient, die Patientin urteilsfähig, unsicher oder nicht urteilsfähig? - Wie ist über den aktuellen Willen bekannt? Was will er, sie sicher nicht? - Gibt es Äußerungen aus der Vergangenheit? - Gibt es eine Patientenverfügung? Liegt sie vor und wurde bei Eintritt besprochen? - Wie zuverlässig sind die Aussagen der Angehörigen, Stellvertreter? - Wurde klar zwischen dem Willen des Patienten und dem Angehörigen, Stellvertreter unterschieden?	Für Unter- und Ungleichversorgung, zum Beispiel: - Fortgeschrittenes Lebensalter? - Weibliches Geschlecht? - Alleinstehend? - Multimorbidität und hohe Pflegeintensität? - Psychische Erkrankung und Demenz? - Terminale Erkrankung? Für Überversorgung: - Fragliche Wirksamkeit und Verhältnismäßigkeit der Maßnahme? - Maßnahmen widersprechen den Zielen des Patienten
	Soziales Umfeld (Angehörige etc.)	**Strukturelles**	**Zusammenarbeit mit anderen Berufsgruppen**
Umfeld, Rahmenbedingungen	- Wie ist die Lebenssituation des Patienten, der Patientin? - Inwieweit spielen Angehörige eine Rolle?	- Ist, war genügend Personal und Zeit vorhanden?	- Gab es Schwierigkeiten in der Zusammenarbeit mit anderen Berufsgruppen? - Gab es mangelnden, fehlenden Informationsfluss innerhalb oder zwischen den Berufsgruppen?

- Sie muss zielorientiert sein, heißt, die Lösungssuche muss im Vordergrund stehen.
- Gleichzeitig muss aber auch genug Platz für den Informationsaustausch und die Schilderung der unterschiedlichen Sichtweisen bestehen.

Diese Punkte wurden bei der Entwicklung weitestgehend berücksichtigt.

19.2 Vorbereitung der retrospektiven Fallbesprechung

Die Vorbereitung der retrospektiven ethischen Fallbesprechung (rFB) ist ein wichtiger Teil. Wenn im Vorfeld möglichst alle wichtigen Informationen gesammelt und in eine leere Problemmatrix (s. Tab. 19.2) eingetragen werden, ist eine zügige, zielgerichtete Durchführung der Besprechung gewährleistet. Bei der Sammlung hilft die *Checkliste für die Informationssammlung* (s. Tab. 19.1). Die leere Problemmatrix enthält die gleichen neun Felder, in welche die Informationen zur aktuellen Patientensituation eingetragen werden. Dabei sollte ein Augenmerk auf die Felder in der Mitte der Tabelle gelegt werden, auf die beiden Felder *Präferenzen/bisheriger Lebensentwurf* und *Patientenwille*. Im Krankenhausalltag liegt der Fokus meist auf den medizinischen und pflegerischen Informationen und Fakten. Die Diagnosen, Behandlungen und Therapien stehen im Vordergrund und sind bekannt. Wie ein Patient, eine Patientin vor der akuten Erkrankung gelebt hat, was für ihn, sie besonders wichtig war und ist, darüber ist häufig nur wenig bekannt.

Tab. 19.2 Leere Problemmatrix

Diagnosen/Operationen -	Anästhesierelevantes	Prognose Prognose ohne Behandlung: Kurzfristig: Langfristig:
Präferenzen/bisheriger Lebensentwurf	Patientenwille	Risikokonstellation (Über-/Unterversorgung) Für Unter- und Ungleichversorgung: Für Überversorgung:
Soziales Umfeld (Angehörige etc.)	Strukturelles	Zusammenarbeit mit anderen Berufsgruppen

Diese Informationen sind aber wichtig, um beurteilen können, ob eine Therapie im Sinn des Patienten ist und mit seinen Werten und Zielen übereinstimmt.

Folgende Punkte müssen bei der Vorbereitung abgearbeitet werden:

- Festlegung eines geeigneten Termins
- Reservation eines geeigneten Raums
- Teilnehmerliste, wenn möglich interdisziplinär (je nach Fallkonstellation) zusammenstellen
- Einladung der Teilnehmenden
- Ggf. Organisation der Freistellung der Teilnehmenden für die Besprechung
- Vorbereitung der Problemmatrix
- Moderator, Moderatorin benennen
- Protokollführer, -führerin benennen

Auf den ersten Blick scheint die Vorbereitung aufwendig zu sein. Jede Aufgabe lässt sich aber delegieren, resp. die Arbeit kann und soll auf mehrere Personen aufgeteilt werden. Außerdem gilt auch hier das Sprichwort „*Übung macht den Meister*". Je häufiger eine rFB organisiert und durchgeführt wird, desto kleiner wird der Zeitaufwand. In der ersten Box mit Tipps für die Praxis sind einige Punkte notiert, die bei der Vorbereitung hilfreich sein können.

▶ **Tipps aus der Praxis**
- Die Diagnoselisten aus der elektronischen Krankengeschichte sind häufig sehr lang und müssen deshalb gekürzt werden. In die Problemmatrix eingefügt werden sollen diejenigen Diagnosen, die für die Beurteilung der aktuellen Situation relevant sind. Dabei sollen nur zurückhaltend Resultate von diagnostischen Untersuchungen (nur wenn sie hochrelevant sind) eingefügt werden. Nebendiagnosen werden genannt, wenn sie einen Einfluss auf die Diskussion und die Beurteilung der Situation haben. So ist es beispielsweise irrelevant, ob einem Patienten vor 20 Jahren die Tonsillen entfernt wurden, aber es kann wichtig sein, zu wissen, dass bei einer Patientin vor 5 Jahren ein Mamma-Ca diagnostiziert wurde, auch wenn diese Diagnose in der aktuellen Situation nicht im Vordergrund steht.
- Wenn immer möglich, sollen alle relevanten Informationen auf einer Seite Platz finden.
- Die Beurteilung der Prognose erfolgt erst während der rFB und wird dann ergänzt.

19.3 Ablauf der retrospektiven ethischen Fallbesprechung

Der Ablauf der rFB wird in diesem Abschnitt beschrieben und mit dem Fallbeispiel aus Kap. 18 illustriert. In der dort beschriebenen herausfordernden Situation sieht die ausgefüllte Problemmatrix so aus (Tab. 19.3):

Tab. 19.3 Ausgefüllte Problemmatrix Beispielfall

Diagnosen/Operationen	Anästhesierelevantes	Prognose
- Männlicher Patient - Verlegung von extern bei resp. Verschlechterung bei Pneumonie - REA bei PEA unter initialem Krampfanfall - 1mg Adrenalin, Dormicum, Fentanyl, Relaxation - SPO2 60%, FiO2 1.0, unter REA - St.n. Kolon-Ca 2018 mit Resektion (kurativ behandelt)	- I.o. Zugang vorhanden - Im Verlauf ECMO und ZVK jug. - Diffuses Hirnödem bei CT im Verlauf sichtbar - LUCAS, Akkus alle aufgebraucht - Abbruch REA nach Rücksprache mit Ehefrau -> Stopp ECMO	- Ohne Behandlung: Exitus - Mit: eher fragliches Outcome Bei cerebralem CT diffuses Hirnödem
Präferenzen/bisheriger Lebensentwurf	**Patientenwille**	**Risikokonstellation (Über-/Unterversorgung)**
- Akute Notfallsituation daher schnelle Entscheide nötig - Ehefrau wohl anwesend, kann Auskunft geben	- Direkter PW kann nicht evaluiert werden Pat. unter REA + Sedation) - Ehefrau kann nach Einlage ECMO befragt werden: Entscheid mit Ehefrau: REA-Stopp	Für Unter- und Ungleichversorgung: - REA-Situation - Vorgeschichte teils unklar - Informationen spärlich Für Überversorgung: - Prognose? - Alles machen vs. REA früher Stopp
Soziales Umfeld (Angehörige etc.)	**Strukturelles**	**Zusammenarbeit mit anderen Berufsgruppen**
- Ehefrau, sonst nichts bekannt	- Personal sehr gebunden, hoher personeller Aufwand - Schichtwechsel von Nacht- auf Frühdienst - Informationsfluss schwierig - Informationen kommen verspätet, werden nicht weiter geleitet	- Lead im Schockraum unklar - Viele beteiligte Berufsgruppen

Abkürzungen: *REA*: Reanimation, PEA: pulslose elektrische Aktivität, *SPO2*: Sauerstoffsättigung, Ca: Carcinom, *LUCAS*: Thorax-Kompressions-System, ECMO: extrakorporelle Membran-Oxygenation, *i.o.*: intra-ossär, cCt: zerebrales Computertomogramm, *ZVK*: zentralvenöser Katheter, PW: Patientenwille.

Die rFB ist in 4 Phasen eingeteilt: Phase1: Beschreibung der Situation und wichtigste Informationen, Phase 2: Identifizierung ethischer Herausforderungen/Probleme, Phase 3: Identifizierung von Maßnahmen zur Bearbeitung und Verhinderung dieser Herausforderungen und Probleme, Phase 4: Planung der Umsetzung /Dokumentation (s. Abb. 19.1).

Die moderierende Person begrüßt zu Beginn alle Anwesenden und nennt den Auslöser für die Einberufung der Besprechung. In der nachfolgenden Box sind einige Punkte aufgeführt, die der moderierenden Person dabei helfen können, den vorgegebenen Zeitrahmen einzuhalten. Der Krankenhausalltag ist so kleinräumig getaktet, dass es unabdingbar ist, die Besprechung nicht länger dauern zu lassen als geplant.

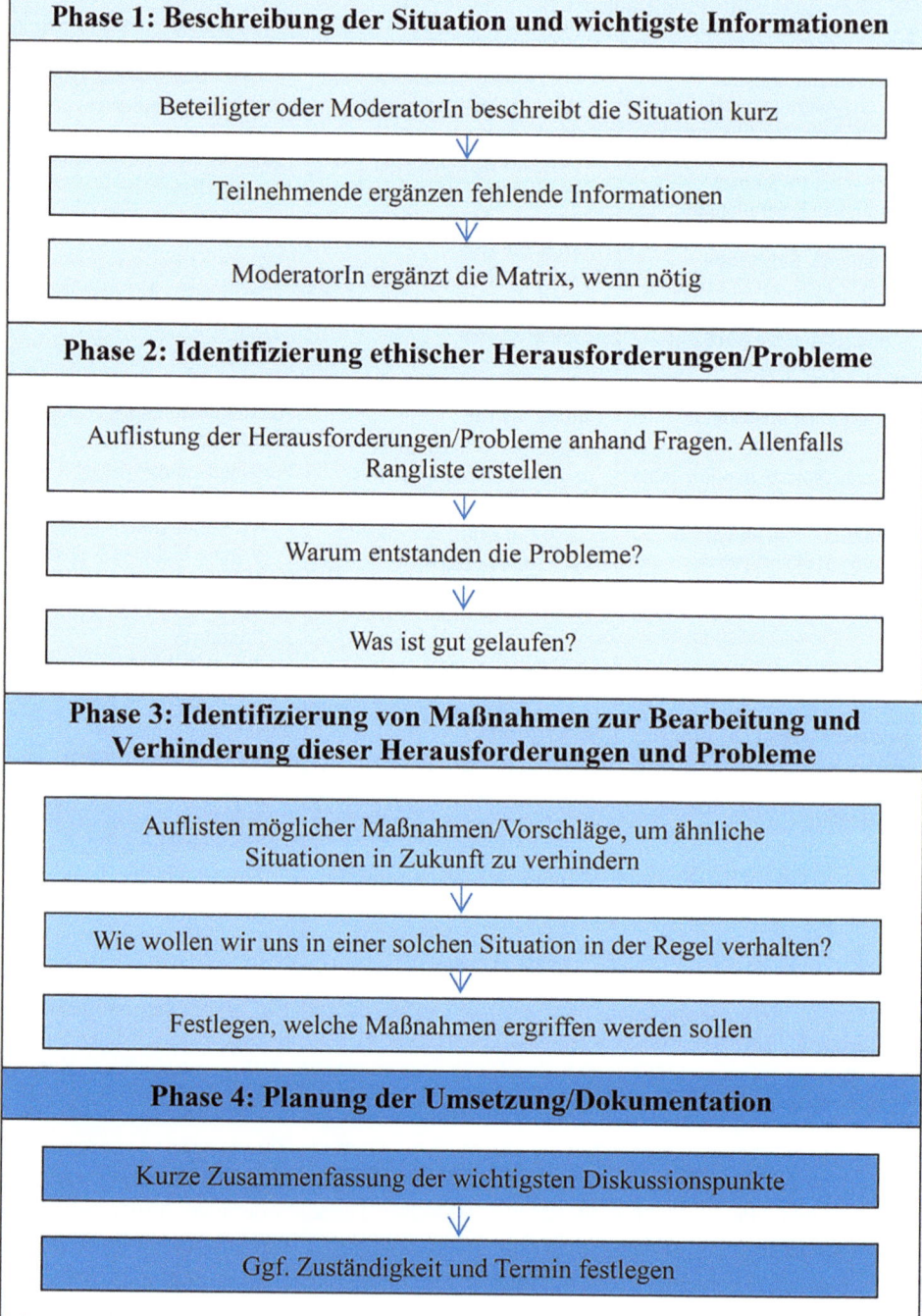

Abb. 19.1 Ablaufschema der retrospektiven ethischen Fallbesprechung

▶ **Tipps aus der Praxis**
Es hat sich als hilfreich erwiesen, die Rahmenbedingungen der rFB zu Beginn zu erläutern. Das ist besonders wichtig, wenn eine oder mehrere Personen zum ersten Mal an einer rFB teilnehmen. Das sind:

- Gesprächsregeln klären:
    - Alle sollen gleichberechtigt mitdiskutieren.
    - Ermuntern, noch unbekannte Informationen einzubringen.
- Zeitrahmen festlegen:
    - Sagen, wie lang das Gespräch dauert.
    - Statements sollen kurz und „knackig" sein.
    - Moderator, Moderatorin sollte für sich selbst festlegen, wie lang die einzelnen Phasen dauern sollen und sich unbedingt an diesen Zeitplan halten.
- Den Ablauf des Gesprächs kurz erläutern (bei sehr geübter Runde nicht mehr nötig).

19.3.1 Phase 1: Beschreibung der Situation und wichtigste Informationen

Der erste Teil des Gesprächs dient der Kontrolle der Informationssammlung und -verarbeitung. Außerdem können alle Beteiligten schildern, wie sie die besprochene Situation erlebt haben und was für sie besonders problematisch war.

Damit alle Teilnehmenden die ausgefüllte Problemmatrix optimal sehen, kann eine großer Bildschirm, ein Projektor oder ein Flipchart verwendet werden. Die moderierende Person oder Personen aus der Runde stellen den Fall möglichst kurz vor. Ein Arzt, eine Ärztin kann beispielsweise die medizinischen Informationen zusammenfassen und die zuständige Pflegefachperson die pflegerischen Herausforderungen benennen. Der Moderator, die Moderatorin fragt alle Beteiligten explizit nach fehlenden Informationen und ergänzt fehlende Informationen in der Matrix.

Wenn die Matrix vollständig ist, wird zu Phase 2 übergegangen.

▶ **Tipps aus der Praxis**
- Es sollte unbedingt vermieden werden, sich in Detailfragen zu verlieren.
- Sollte ein Teilnehmer zu stark ins Detail gehen und zu viel Redezeit in Anspruch nehmen, kann an die bei der Einleitung genannten Regeln erinnert werden (Zeitrahmen, kurze Statements).
- Bei einer straffen Gesprächsführung und konzentrierter Runde wird die Phase 1 nicht mehr als 10 min in Anspruch nehmen.

19.3.2 Phase 2: Identifizierung ethischer Herausforderungen/ Probleme

Nachdem in Phase 1 die Situation dargelegt wurde, wird im nächsten Schritt eine Aufstellung der Punkte erstellt, die für die Beteiligten besonders belastend und herausfordernd waren. Dadurch wird möglicherweise sichtbar, dass nicht für alle Beteiligten die gleichen Aspekte und Herausforderungen im Vordergrund standen. Zur Strukturierung der Diskussion kann die *Identifizierung der ethischen Herausforderung* herangezogen werden (s. Tab. 18.1). Inhalt der Diskussion soll auch sein, anzusprechen und aufzuzählen, was gut gelaufen ist. Diese positiven Aspekte können allenfalls wieder aufgenommen werden bei der Suche nach zukünftigen Herangehensweisen an ähnlich gelagerte Herausforderungen.

Der Moderator, die Moderatorin notiert die von der Runde genannten Punkte, z. B. auf einem Flipchart. Sollte die Aufzählung viele Punkte umfassen, muss eventuell eine Rangliste zur Gewichtung erstellt werden. Aus Zeitgründen kann es dann nötig werden, danach in der Phase 3 nur für die vordringlichsten Herausforderungen Maßnahmen zur künftigen Verhinderung zu identifizieren.

> **Fallbeispiel**
> In unserem Fallbeispiel identifizierten die Teilnehmenden folgende Herausforderungen:
>
> - Mangelhafter Kommunikationsfluss
>   - Informationen werden spät weitergegeben
>   - Schichtwechsel
>   - Führung zu wenig präsent
> - Zusammenarbeit der verschiedenen Disziplinen nicht optimal
> - Zweifel über Sinnhaftigkeit der Maßnahmen ◄

Die Phase 2 der retrospektiven Fallbesprechung dauert je nach Komplexität der Situation, die besprochen wird, 15–20 min.

19.3.3 Phase 3: Identifizierung von Maßnahmen zur Bearbeitung und Verhinderung dieser Herausforderungen und Probleme

Phase 3 hat einen Hauptfokus: die Verhinderung ähnlicher Herausforderungen in der Zukunft oder, wenn das nicht möglich ist, die Formulierung einer Handlungsempfehlung.

Die Teilnehmenden werden aufgefordert, offen anzusprechen, wie sie sich in Zukunft in ähnlichen Situationen verhalten möchten und was sie von den anderen beteiligten Personen erwarten, welche Unterstützung hilfreich wäre. Welche gut in die Praxis umsetzbaren Maßnahmen könnten in der Zukunft ähnliche Situationen verhindern? Die

Moderatorin, der Moderator notiert dazu Strichworte und fasst dann die Diskussion gemeinsam mit den Teilnehmenden strukturiert zusammen.

Die Phase 3 der retrospektiven Fallbesprechung dauert in der Regel 15–20 min.

Fallbeispiel

Im Beispielfall resultierte folgende Liste mit Maßnahmen aus der angeregten Diskussion:

- Time-out
  - Wunsch nach Time-out kann von allen kommen
  - Wellenartig oder festes Intervall (z. B. 10 s/10 min) je nach Situation
  - Günstigen Zeitpunkt wählen, z. B. wenn alle Informationen, Resultate vorliegen oder wenn neue Informationen dazukommen
  - Sich trauen, zu fragen
- Schichtwechsel/Übergabe:
  - Strukturierte Übergabe wichtig (z. B. nach Vorlage)
  - Muss geschult werden
  - Informationen möglichst objektiv weitergeben
- Debriefing im Team nach belastenden Situationen durchführen
- Allenfalls professionelle Unterstützung suchen zur Bewältigung sehr belastender Situationen
- Daran denken, dass Patienten Gespräche möglicherweise hören können. Kommunikation entsprechend anpassen
- Patientenwille steht im Vordergrund, nicht eigene Vorstellung ◄

19.3.4 Phase 4: Planung der Umsetzung /Dokumentation

Die letzten 5–10 min der rFB sind dafür reserviert, zu überlegen, wie die von der Runde identifizierten Maßnahmen umgesetzt werden können. Folgende Fragen strukturieren diese Überlegungen:

- Welche Umsetzungsschritte sind nötig?
- Braucht es eine Anpassung der Abläufe? Allenfalls verantwortliche Person und Termin setzen.
- Braucht es weitere Gespräche, z. B. Klärung mit der Klinikleitung, oder ähnlichen Personen? (für übergeordnete Entscheidungen z. B. Anpassungen SOP)
- Überlegen, wer von wem informiert werden muss.
- Wer informiert andere Teammitglieder, die nicht an der Besprechung haben teilnehmen können?

Es ist wichtig, dass aus der rFB konkrete, umsetzbare Maßnahmen resultieren. Wenn immer möglich, sollte eine Person benannt werden, die beobachtet, wie die Umsetzung vorankommt und der Gruppe Rückmeldung gibt.

Ebenso wichtig ist die Protokollierung der Inhalte der rFB. Personen, die nicht an der Besprechung teilnehmen konnten, sollen darin nachlesen können, was besprochen wurde. In der Regel verfasst die moderierende Person das Protokoll, außer es wurde vorgängig etwas anderes abgemacht. Es sollte innert nützlicher Frist verfasst und an alle Teilnehmenden verschickt werden, die begründete Korrekturen einfordern können.

Folgende Punkte enthält das Protokoll:

- Datum und Dauer der rFB
- Name, Geburtsdatum des besprochenen Patienten oder Datum der besprochenen Situation
- Damit Rückfragen gestellt werden können, sollten die Namen aller Teilnehmenden und des Moderators, der Moderatorin aufgeführt sein
- Welche ethischen Herausforderungen/Probleme wurden identifiziert?
- Welche Maßnahmen, künftige Vorgehensweisen wurden besprochen?
- Welche Abmachungen wurden getroffen? Welche Umsetzungsschritte wurden identifiziert?
- Wer ist für die Umsetzung verantwortlich?
- Datum, Name Verfasser, Verfasserin

19.4 Wie kann eine niederschwellige Struktur zur Bearbeitung ethischer und anderer Herausforderungen in der Anästhesie in die Praxis eingeführt werden?

Es ist eine Binsenwahrheit, dass es häufig schwierig ist und große Anstrengung erfordert, Resultate aus der Forschung in die Praxis zu überführen und eingespielte Abläufe zu verändern. Viele Untersuchungen haben sich in den letzten Jahrzehnten mit Forschungsfragen zur Implementierung, zur Einführung neuer Erkenntnisse in die Praxis beschäftigt (Proctor et al. 2023). Es gibt auch seit etwa 20 Jahren eine englischsprachige Zeitschrift mit dem Namen *Implementation Science* mit ansprechendem Impact Factor.

Die Implementierungsforschung hat sich in den letzten Jahren erheblich weiterentwickelt, insbesondere in Bezug auf Messmethoden, Theoriebildung und empirische Untersuchungen der Implementierungsstrategien. Einige der Schlüsselentwicklungen umfassen:

- Fortschritte bei der Messung: Die Entwicklung neuer Messinstrumente und die Verfeinerung bestehender Methoden haben dazu beigetragen, die Genauigkeit und Praktikabilität von Implementierungsbewertungen zu verbessern.

- Theoriebildung: Die Forschung hat sich von deskriptiven zu kausalen Fragestellungen verlagert, wobei die Rolle von Implementierungsergebnissen in erfolgreichen Implementierungsprozessen untersucht wird. Dies ist entscheidend für die Entwicklung testbarer Theorien, die beschreiben, erklären und vorhersagen, wie und warum Implementierungsprozesse funktionieren.
- Empirische Untersuchung von Implementierungsstrategien: Die Forschung konzentriert sich zunehmend darauf, die Wirksamkeit von Implementierungsstrategien zu testen und die Mechanismen zu verstehen, die erklären, wie diese Strategien Implementierungsergebnisse beeinflussen.

Die Implementierungsforschung ist ein dynamisches Feld, das sich darauf konzentriert, evidenzbasierte Innovationen effektiv in die Praxis umzusetzen. Dabei wird zunehmend Wert auf interdisziplinäre Zusammenarbeit und die Entwicklung neuer Werkzeuge und Methoden zur Unterstützung der Implementierung in verschiedenen Sektoren gelegt.

Die Einführung einer niederschwelligen Struktur zur Bearbeitung ethischer und anderer Herausforderungen in der Anästhesie muss sorgfältig an die vorhandenen Strukturen und die herrschende Kultur angepasst werden (Meyer-Zehnder et al. 2017). Hier einige Punkte, die es zu berücksichtigen gilt resp. die geplant werden müssen:

- Gleich zu Beginn sollte eine kleine Kerngruppe gebildet werden, welche die Einführung plant, steuert und durchführt. Die Gruppe muss interprofessionell zusammengesetzt sein und unterschiedliche Hierarchiestufen abbilden.
- Angepasst an die vorhandenen Strukturen wird ein Einführungskonzept erarbeitet.
- Material zur Anwendung (z. B. Tab. 18.1 „Identifikation der ethischen Herausforderung") sollte allen Mitarbeitenden niederschwellig zugänglich gemacht werden (z. B. Intranet, digitale Ablage).
- Durchführung einiger Informationsveranstaltungen zur Schulung der anderen Mitarbeitenden und Bekanntmachung der Kerngruppe.
- Durchführung regelmäßiger retrospektiver Fallbesprechungen, damit die Mitglieder der Kerngruppe vertraut werden mit dem Ablauf und der Bekanntheitsgrad der Struktur steigt.

Literatur

Albisser Schleger H, Mertz M, Meyer-Zehnder B, Reiter-Theil S (2019) Klinische Ethik – METAP. Leitlinie für Entscheidungen am Krankenbett. Springer, Berlin, Heidelberg

Meyer-Zehnder B, Albisser Schleger H, Tanner S, Schnurrer V, Vogt DR, Reiter-Theil S, Pargger H (2017) How to introduce medical ethics at the bedside – factors influencing the implementation of an ethical decision-making model. BMC Med Ethics 18(1):16

Meyer-Zehnder B, Barandun Schafer U, Wesch C, Reiter-Theil S, Pargger H (2021) Weekly internal ethical case discussions in an ICU – results based on 9 years of experience with a highly structured approach. Crit Care Explor 3(3):e0352

Proctor EK, Bunger AC, Lengnick-Hall R, Gerke DR, Martin JK, Phillips RJ, Swanson JC (2023) Ten years of implementation outcomes research: a scoping review. Implement Sci 18(1):31

Stichwortverzeichnis

A
Ablenkung, 92, 183
Advance Care Planning, 4, 105, 108, 142
Ageism, 113, 119
Anästhesieaufklärung, 21, 51
Anästhesiepflege, 221–224, 226, 230–232, 251
Anästhesiesprechstunde
    präoperative, 32, 74, 162, 170, 172
Ansatz
    kasuistischer, 18
    prinzipienbasierter, 18
Assessment, 46, 48, 114, 162–164
Äthernarkose, 85
Aufwachraum, 5, 51, 64, 66, 74, 209, 210, 212–215, 217, 218, 254

B
Behandlungsziel, 47, 52
Berufsethos, 10, 12, 15
Best Outcome, 100, 101, 104, 106
Betreuung
    postoperative, 79, 95
Burnout, 76, 78
Burnout-, 76

C
Care-Ethik, 18, 19
Charlson Comorbidity Index, 165
Choosing wisely, 45
Clinical Frailty Scale, 52, 114, 165

D
Debriefing, 137, 144, 186, 188, 231, 261
Delegation in der Narkoseführung, 225
Delir
    postoperatives, 212
der Futility, 52
die Urteilsfähigkeit, 32
DNR-Order, 135, 201, 204

E
Einwilligung, 17, 21, 22, 28, 32, 34, 38, 105, 128, 132, 162, 185
    informierte, 12, 16, 21, 22
Elderspeak, 118, 119
Entscheidung am Lebensende, 17, 24, 153
Entscheidungsfindung
    Gemeinsame, 22
    gemeinsame, 52
Entscheidungshilfe, 10, 136, 203
Erkenntnisfähigkeit, 30
Ethik, V, 10–13, 15, 18, 24, 30, 114, 128, 145
    angewandte, 11
    deskriptive, 11
Ethikberatung, 28, 250
Ethikstruktur, 16
Evidence-Based Medicine, 132
Evidenzbasierte Praxis, 226

F
Fachhochschule, 223, 226

Fallbesprechung
  retrospektive, 186, 253–255, 260, 261
Fehlverhalten
  professionelles, 23, 24
Folgenethik, 13–15
Frailty, 50, 52, 114, 115, 164, 165
Fried Frailty Index, 164
Futility, 4, 43, 46–49, 129, 143

G
Gerechtigkeit, 15–18, 24, 114, 145, 249

H
Herz-Kreislauf-Stillstand
  perioperativer, 62, 197
Herzstillstand, 143
  außerklinischer, 138
Holding Area, 210

I
Implementierung, 98, 232, 262, 263
Indikation, 10, 15, 18, 32, 47–49, 96, 103, 108, 152, 157, 185, 229, 230
Indikationsstellung, 43–46, 50, 52, 91, 96, 100–102, 116
Informed Consent, 17, 22, 36, 128, 156
Intensivstation, 19, 51, 66, 74, 101, 103, 105, 112, 154, 157, 167, 187, 196, 210, 211, 217, 230, 250
Intermediate-Care-Station, 117, 157, 210, 218

K
Kategorischer Imperativ, 13
Klischee, 93
Künstliche Intelligenz, 51, 80

L
Lärm, 181, 182, 216
  Quellen, 181
  Reduktion, 182

M
Medizinethik, 4, 10–12, 23, 24, 67, 99, 114
Metaethik, 11

Modell der akkumulierten Defizite, 165
Moral, 11, 13, 130
Morbidität, 50, 52, 86, 95, 101, 115, 167, 168, 239
Mortalität, 50, 52, 78, 95, 100, 101, 115, 117, 120, 131, 165–168, 185, 203, 239
Multidimensionales Modell, 165
Multiorganentnahme, 187, 188
Multitasking, 183, 184
Musik im OP, 182

N
Negativeinfluss, 58, 63, 68
Negativsuggestion, 58, 63, 64
Nichtschaden, 16
Nocebo-Effekt, 57, 58, 61–63, 65
Notfallanordnung, 108
  ärztliche, 105, 108
Nutzenethik, 14

O
Operationsbesprechung
  präoperative, 94
Opiatabhängigkeit, 77
Opioidkrise, 241, 242
Overuse, 4, 43, 44

P
Palliative Care, 20
Partizipationsrecht, 39
Patientenverfügung, 20, 32, 34–37, 40, 50, 101, 103, 107, 114, 116, 135, 138, 140, 141, 143, 155, 156, 202, 228, 249
Perioperativer Herz-Kreislauf-Stillstand, 197
  Ätiologie, 197
  Inzidenz, 62, 65, 66, 197
  Prognose, 198, 199
Pflege
  personenzentrierte, 227
Pflichtethik, 12, 13
Phänotyp-Modell nach Fried, 164
Placebo-Effekt, 57, 59, 62
Plötzlicher Säuglingstod, 139
Prähabilitation, 170, 171
Prediction of Outcome for In-Hospital Cardiac Arrest Score, 199
Prinzip, 12, 16, 114

der Medizinethik, 23, 24
des Nichtschadens, 12, 17
des Wohltuns, 12, 17
ethisches, 114, 128–130, 145, 250
militärmedizinisches, 130
Prinzipien, 28
Prinziplismus, 16
Propofolabhängigkeit, 78

R
Reanimation, 19, 51, 67, 79, 104, 116, 128, 132, 133, 137–139, 143, 144, 150–152, 155, 158, 194, 196, 200–205, 251, 257
Respekt vor dem Patientenwillen, 99, 249
Respekt vor der Autonomie, 16, 17, 28
Retrospektive Fallbesprechungen, 5

S
Schmerz, 169, 214
  chronischer, 169, 214, 240, 241
  Verarbeitung, 236
Schmerzpatient, 169, 213
  chronischer, 213
Schockraum, 2, 4, 74, 133–135, 137, 138, 143, 144, 149–154, 157, 158, 185, 228, 251, 252, 254
Sectio
  notfallmäßige, 188
Selbstbestimmungsfähigkeit, 17
Selbstbestimmungsrecht, 28, 33, 34, 37, 49, 194, 200
Shared Decision Making, 17, 22, 45, 48, 50, 115, 135, 202, 203
Shared-Decision-Making, 53
Sign-out, 95, 96
Speak-Up, 151, 225, 230, 231
Standard Operating Procedure, 95, 188, 190
Stellvertreterentscheid, 28, 38
Stereotypisierung, 113
Störung, 34, 92, 178, 183, 184
Stufenschema, 5, 186, 247, 248, 253
Suchterkrankung, 77
Suizid, 78, 79, 140
  Prävention von, 79
Suizidrate, 78
Surgical Risk Calculator, 166

T
Teamarbeit, 23, 74, 84, 85, 150, 151, 158, 179
Teamleader, 150, 151, 154, 158
Therapieabbruch, 143
Therapieziel, 47–49, 53, 100, 107, 116, 139
Time-out, 94, 96, 261
Triage, 130, 141, 142, 157, 158
Tugendethik, 13, 15

U
Überversorgung, 7, 44, 50, 53
Urteilsfähigkeit, 4, 7, 17, 21, 22, 28–35, 37–40, 103, 104, 116, 117, 140, 156, 228, 229
  eingeschränkte, 30
Urteilsunfähigkeit, 4, 20, 29, 34, 39, 40, 102, 143
Utilitarismus, 14
  Vertreter, 14

V
Verlaufskontrolle
  postoperative, 95
Verteilungsgerechtigkeit, 17
Vertreter, 36–38, 156, 201
Vertretung, 35–37
Vertretungsperson, 36
Vier-Prinzipien-Ansatz, 16
Vorausplanung
  gesundheitliche, 101
Vorsorgeauftrag, 36
Vulnerabilität, 113, 164

W
Wechselzeit, 88, 89, 180
Wertungsfähigkeit, 30
Wille
  mutmaßlicher, 20, 34, 35, 37, 39, 105
  natürlicher, 39
Willensbildungsfähigkeit, 30
Willensumsetzungsfähigkeit, 30
Withdrawal, 128, 144
Withholding, 128, 144
Wohltun, 16

If you have any concerns about our products,
you can contact us on
ProductSafety@springernature.com

In case Publisher is established outside the EU,
the EU authorized representative is:
**Springer Nature Customer Service Center GmbH
Europaplatz 3, 69115 Heidelberg, Germany**

Printed by Libri Plureos GmbH
in Hamburg, Germany